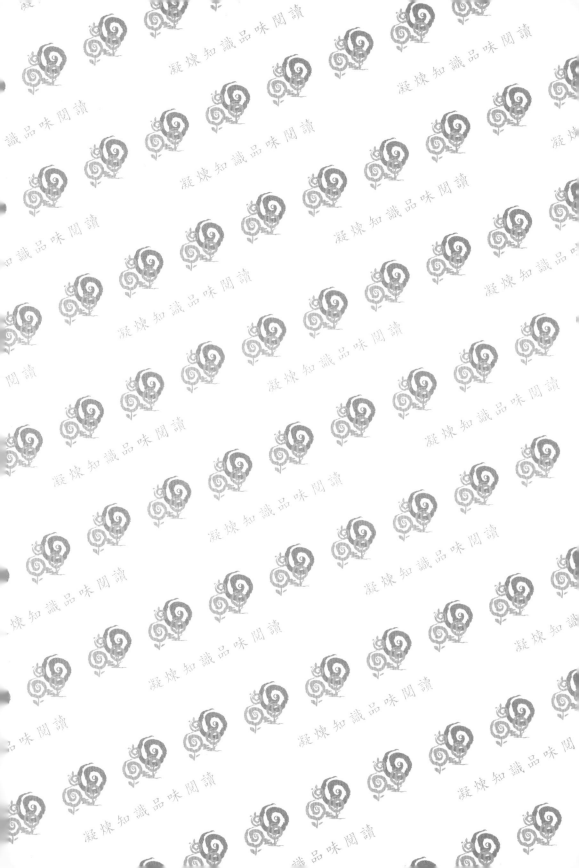

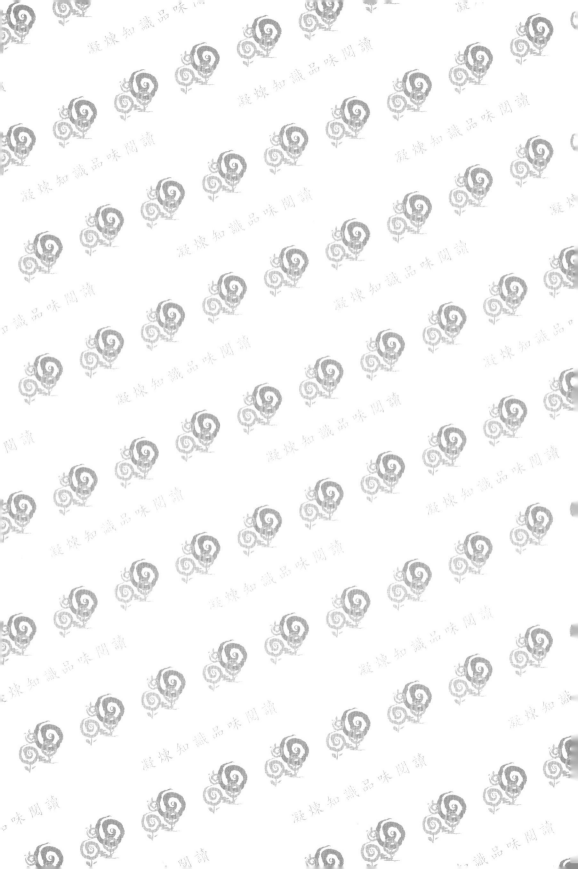

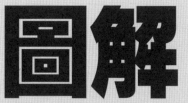

圖解

五南圖書出版公司 印行

圖解系列

金匱要略

第二版

閱讀文字

理解內容

觀看圖表

圖解讓

金匱要略

更簡單

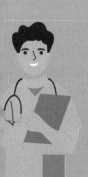
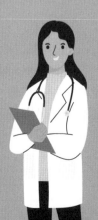
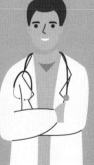
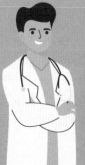

推薦序一

　　21 世紀最幸運的社交方法就是社群網路，人生之幸運，往往與身邊的人有因果關係，將人際關係納入社群網路世界，讓我們可以一探究竟。十年前我參加完成鯉魚潭鐵人三項比賽，也連續參加了五年來的世界級帆船大賽，我一直有備而動，更用動養身心。李醫師是不同醫道，卻又默默同謀著養生大道。中藥不如西藥快速見效，西藥不如中藥慢工出細活。以下是我所知道的：

　　本書的第 1 章 1-5「11.脈脫入臟即死，百病皆然。譬如浸淫瘡，從四肢流來入口者不可治」，現代自體免疫疾病，從全身性紅斑性狼瘡到自體免疫性肝炎，生活品質多不好。通常從腳底的湧泉穴開始長濕疹或膿瘡，一定是過勞；從腳底或腳趾縫間長瘡疹，一定要注意生活習慣，而不是醫療。《傷寒論》太陽病刺風府、風池卻與桂枝湯則愈，單桂枝湯就可以大大改善，不會往各種慢性痼疾方向惡化，掌握診治時機最好。

　　我曾看過一名患者，罹患紅斑性狼瘡十八年，三十八歲懷第一胎，懷孕三十二週時，因合併「紅斑性狼瘡腎症候群」及「子癲前症」入院治療，提早引產。順利娩出三十二週又五天的健康女嬰。三天後，該患者擠奶時，因肺水腫而呼吸困難，情況危急，氣管插管，轉入呼吸治療加護病房，兩天後再轉往內科加護病房，每日三次的靜脈注射類固醇 125mg。病情穩定後，類固醇減量為 32.5mg，最後改服類固醇。治療過程中，肺炎等高危險性感染方面，經抗生素治療後，情況大幅改善。此外，體液容積過量經十二次洗腎治療後，水腫情況改善，腦部電腦斷層發現「腦脊髓病變」，是可逆性白質腦病變，使用類固醇與降血壓藥物，入院後五十天出院。類固醇可補充腎上腺皮質功能不全，但對身體會產生下列作用：「首先，會提高胺基酸（蛋白質）、脂肪和糖胺的代謝率，加快製造葡萄糖；其次會抑制免疫系，類固醇在醫療上的效用，包括消炎、抗敏感、調節過度活躍的免疫系統、收縮血管、賀爾蒙替代藥物，用途十分廣泛。但要注意的是，其副作用包括影響情緒，使其興奮或憂鬱等，正面或負面的情緒反應。」

　　本書的第 5 章 5-7「66.病歷節，不可屈伸，疼痛，烏頭湯主之，《傷寒論》『柴胡加龍骨牡蠣湯』治實證是越動越痛；『柴胡桂枝湯』治虛證則是有動較不痛。肢節疼痛，動脈的血液運輸不良，造成的疼痛是越動越痛；反之，靜脈的疼痛是越動越不痛。」烏頭湯已成為罕用藥方，我常對年輕的醫學生們說「懷抱夢想，致力醫學研究以諾貝爾獎為志！那就是天邊的星星！」我最大的夢想，就是照顧好身邊的女人們！那就是「身邊的玫瑰才芬芳！」

　　原發性痛經（Primary Dysmenorrhea，簡稱 PDM），是指沒有器官性骨盆腔問題的經痛，為女性最常見的婦科問題，約影響全球 3/4 的女性，是最常被忽視的一項問題。在疼痛醫學與疼痛科學的領域中，被歸類為慢性疼痛。引發 PDM 的真正原因仍未明，但普遍被接受的理論，是子宮內的發炎因子、子宮肌攣縮與血管收縮的共同作用所致。至於原發性痛經，保守性的療法十分有效，例如用暖水袋熱敷下腹，有助於腹盆腔血液循環、紓緩痛楚；溫水浴也有鬆弛肌肉、緩和經痛的效果。如果痛得厲害，可服用減少前列腺素產生的止痛藥，約七成二婦女的經痛會得以緩解，但不要服食過量，以免引起胃痛或十二指腸潰瘍…等副作用。此外，避孕藥亦可抑制經期及排卵周期，減少經血量及有效減少經痛。

　　本書的第 6 章 6-4「75. 虛勞腰痛，少腹拘急，小便不利者，八味腎氣丸。76. 虛勞諸不足，風氣百疾，薯蕷丸。77. 虛勞虛煩不得眠，酸棗仁湯。78. 五勞虛極羸瘦，腹滿不能飲食，食傷、憂傷、飲傷、房室傷、飢傷、勞傷、經絡營衛氣傷，內有乾血，肌膚甲錯，兩目黯黑，緩中補虛，大黃䗪蟲丸。」開車上高速公路，經常會看到「不疲勞開車」、「疲勞開車有如酒駕」這類的告示標語，顯然大家都清楚疲勞開車的危險性。同樣的，如果學者專家與醫師的工時愈長，愈容易傷害自己，影響情緒，不但導致身體健康狀況不穩定，過勞的企業家與醫師更往往無法做出正確判斷，百害而無一利。四個藥方中，李醫師養護妻子四十多年的紅斑性狼瘡症候群，八味腎氣丸據說是其中的重要的藥方之一。李醫師認為自體免疫疾病也屬於虛勞證之一。

　　本書的第 21 章 21-3「353. 病解能食，七、八日更發熱者，此為胃實，大承氣湯主之。354. 產後腹中疼痛，當歸生薑羊肉湯主之，並治腹中寒疝，虛勞不足。」中醫強調人本診治，導引按蹻與針灸治療都以防治疾病為主，要「治未病」（大承氣湯、當歸生薑羊肉湯幾乎都是食材）。現代醫學發現經痛患者經期時，腦部掌管疼痛和情緒區塊出現功能性改變。負責神經訊息傳遞的「視丘」，和掌管個人情緒經驗的「框上皮質區」呈活化現象，但與疼痛感覺相關的「旁背側前額葉區」，和負責傳遞疼痛訊息的「次級本體感覺區」都呈活性減低現象。身體變得更不耐痛，部分腦額葉萎縮。這些變化導致身體對疼痛的敏感度提高，一點點疼痛會擴大成更嚴重的疼痛，情緒也易隨經痛影響波動起伏，動不動就發脾氣、想哭。

　　本書的第 22 章前言「女性激素（Estrogen）來自卵巢，男性激素（Androgen）來自睪丸，全靠腦下垂體調和陰陽，影響健康及生命。停經後的女性，Estrogen 減少很多，影響健康及壽命甚大，心臟與腦血管得病機會大很多。養益心、肝、脾經脈和心臟與腦血管很重要。肝經脈起於腳大拇趾，上行入陰毛，過生殖器（腹腔）進入

體軀，挾著腸胃，歸屬於肝臟，聯絡著膽囊，上貫橫膈膜，再上行入顛顙（耳鼻咽喉），與督脈交會於巔（腦部），最後注入肺。」

　　男性生育的賀爾蒙調控，似蒙著眼睛的樂團指揮（下視丘分泌促進性腺賀爾蒙釋放素，簡稱 GnRH），手上拿著一根鞭子（腦下垂體分泌促進性腺賀爾蒙，包括黃體生成賀爾蒙和濾泡刺激賀爾蒙，簡稱 FSH、LH），坐在牛車（睪丸內有製精細小管和間質組織中的 Leydig 細胞。製精細小管占睪丸體積的 60~80%，負責製造好品質的精子，而 Leydig 細胞可將膽固醇轉變成睪脂酮），準備運米（睪固酮、精子）到城裏。指揮只要揮一鞭，牛就拖著牛車往前走。如果牛不走（睪固酮低下、無精症），第一個原因可能是指揮偷懶（下視丘 GnRH 疾病），忘了用鞭子（FSH、LH 疾病），導致牛車（製精細小管、Leydig 細胞）不會動，下視丘腦垂體疾病造成的次發性性腺功能低下症就是這種情況；第二個原因可能是牛車壞了或是牛腿斷了（睪固酮低下、無精症），樂團指揮矇著眼，感覺牛沒走，以為牛偷懶，用鞭子拚命鞭策（腦垂體 FSH、LH 升高），這就是原發性睪丸衰竭。男性生育的賀爾蒙調控，就以 FSH、LH、睪固酮最為關鍵，也是男性不孕賀爾蒙檢查的主要指標。睪固酮雖然可以用來治療性腺低下症，但會讓睪丸萎縮，反而造成無精症，男性不孕病人不可不慎，應該立即停用睪固酮。

　　李醫師半路出家，用傳統針灸與導引按蹻，以及中醫藥方治病，我則是一路走來始終如一，我們兩人都知道「愛」是根；好好愛自己是苗（勞筋骨與苦心志），才可以愛護親友與病患們，如此因緣際會，欣然應允為《圖解金匱要略》作序。

趙湘台醫師

陽明大學臨床醫學研究所博士
陽明大學醫學院婦產科副教授
北榮婦產部主治醫師

推薦序二

　　李家雄醫師所著的《圖解金匱要略》是一本極為實用的養生醫學書,該書將《金匱要略》以現代圖解化方式進行編輯。其中,古今中西醫學穿梭結合饒富旨趣,能讓讀者在茫茫醫海中,有一盞明燈指引,無懼無畏的前行。

　　家雄兄的《圖解金匱要略》大作中,以案例配合論述,期望能充分提供給讀者更詳細的病情解析。例如醫案一:「小孩熱性痙攣,或是婦女妊娠子癇,甚至是腦脊髓損傷等,都必須參考其他症狀以確診,脈診很重要,惟不能只依脈診治病,由於痙攣可能是癲癇的副反應之一,診治時不能掉以輕心。暫時性腦缺血發作(TIA)與古中醫的類中風相似,因為腦部循環障礙,出現一時性的局部神經症狀。TIA 又稱為迫切性腦中風(Impending Stroke),常是腦血管病變重症的發作前兆。」

　　再如醫案二:「胸痛除了肺血管的知覺疼痛、胸膜痛與橫膈膜疼痛之外,狹心症在胸骨裏側會有緊縮感,心肌梗塞常出現左肩及左上肢的放射性疼痛。主動脈循環出現狀況引起劇烈的撕裂性胸痛或背痛。食道炎等胸部深部疼痛,腹部消化器官疼痛是胸部下部的疼痛,也會牽連胸痛。」

　　三如醫案三:「五臟六腑以胃腸為之根本,脈診主要以診寸口脈,察太淵、列缺、經渠等穴之寸關尺脈動,主診呼吸氣之宗氣;趺陽脈診衝陽穴、解溪穴之脈動,主診消化氣之中氣。『趺陽脈微弦,法當腹滿,不滿者必便難』與『腹滿時減,復如故,此為寒,當與溫藥』,依然存在很高的診治價值。生命循環中,體液循環、血液循環、淋巴循環等屬於體內的循環,其脈浮脈與沉脈都很有力。呼吸循環與營養循環屬於體內與體外間的循環,浮脈與體外相繫而力,體內的情況反應在沉脈上很有力。體內循環與體內、體外相互的循環,所表現的脈象截然不同。」上述三個例子,結合了中西醫學,加以深入淺出的論述,並配合現代的圖解說明,頗富創意。

　　我在醫學大學任教及行醫三十餘年,以傳承典章制度為終生職志。自 2012 年在慈濟大學擔任教授及系主任,教授中醫基礎理論、傷寒論及中醫診斷現代化等課程。期勉學生同學們,除了解中醫傳統陰陽五行學說、針灸經絡學說外,也能應用現代化中醫診斷儀器,創造師生未來能共同發展中醫證據醫學之契機。慈濟大學設有約 1500 坪之中草藥園,綠福田守護大地、與萬物共生息,典章的理念為之生生不息。回顧以往,我曾任職衛生署中醫藥委員會主任委員(2002-2009 年),曾辦了許多學術活動。對於家雄兄努力推展中華文化及中醫學術,十分敬佩。今年(2016)與台灣中西醫藥界多位同道,一起到日本琉球參加國際東洋醫學會學術大會(18th ICOM),有幸與家雄兄分享彼此經驗,受益良多。因此,我於 2016 年 4 月 27 日邀請他到慈

濟大學為學士後中醫學系演講，分享其治學、臨床及如何調和中醫臨床與生活之經驗。演講結束後，家雄邀我為《圖解金匱要略》作序，我深感榮幸。

中國唐朝著名詩人李白以詩傳世，我則一向來以傳承典章為使命；有感於家雄以傳承愛為職責，愛是 Love，也是生命 Life，更是生活 Live，令人敬佩。

今家雄兄《圖解金匱要略》大作即將出版，我願與家雄共同傳承著本書中「謹候其時，氣可與期，以治未病。病有急當救裏，救表者先宜導引、吐納、針灸、膏摩，勿令九竅閉塞，後諸病在臟欲攻之，當隨其所得而攻之。」及《老子》三十三章「知人者智，自知者明，勝人者有力，自勝者強。」旨意，以此序文鄭重推薦。

林宜信醫師

中國醫藥大學中醫學系醫學士、醫學碩士
國立清華大學生命科學院理學博士
慈濟大學學士後中醫學系教授兼系主任

自序

　　唐朝醫聖張仲景（西元150~219年）是中國醫學的開路先鋒，著《傷寒雜病論16卷》（西元205年出版）。經晉朝王叔和整理，至宋代始分為《傷寒論》與《金匱要略》（雜病部分）。《金匱要略》最珍貴的是，用天然的藥材改善症狀，治療疾病與過勞症。一開始用枝葉如桂枝、麻黃，然後慢慢加上根莖如葛根、生薑、半夏，最後當歸、阿膠、礬石等等；《金匱要略》更重要的是穴道方面，也是較常被忽略的。第20章「勞宮與關元」、第22章「期門」與第1章「若人能養慎，不令邪風干忤經絡；適中經絡，未流傳臟腑，即醫治之。四肢才覺重滯，即導引、吐納、針灸、膏摩，勿令九竅閉塞；更能無犯王法，禽獸災傷，房室勿令竭乏，服食節其冷、熱、苦、酸、辛、甘，不遺形體有衰，病則無由入其腠理。」即使是飽讀經書的唐宋文人名仕，好幾位賢者是誤用礦石藥過度而亡，用藥不可不慎。

　　張仲景的方子是寶，診治理念更是珍貴，扁鵲《難經》81難，將《內經》抽絲剝繭，化繁為簡；張仲景《傷寒雜病論》，穿針引線，精益求精，將診治合而為一，針、灸、砭、藥、導引按蹻盡在其間。中國醫學在漢朝已經很完備了，後來的發展仍無法超越它的根基。《圖解金匱要略》延續《圖解內經》與《圖解傷寒論》的精神，讀者可實用於生活起居之間。

　　《傷寒雜病論》是人類史上，第一部「理、法、方、要」充備之醫典，完整闡述流行病與內科雜病的病因、病理、治療原則及方法，華陀稱之「此真活人書」，喻嘉言「為眾方之宗，群方之首」。張仲景將秦漢以前的臨床醫療資料整編的非常實用，抽絲剝繭、歸納分析，可以發現其一脈的傳承，後人該好好珍惜享用。

　　《論語》「苗而不秀者有矣乎！秀而不實者有矣乎！」講的就是「根」（苗）、「秀」（花）、「實」（果）。中藥植物方面用的不外乎是根（莖）、葉（枝）、花（蕊）、實（籽），再配合動物方面的禽獸蟲魚等，以及礦物方面，多方面採集於天地的生化萬物，點滴滋潤心肺、灌溉肝脾腎。

　　《圖解金匱要略》承續《內經》「不失人情」、「藏之藏府，每旦讀之」及「分而論之，參而合之」（讀書與診治要領）、「坐起有常，出入有行，以轉神明，必清必淨，上觀下觀，司八正邪（外因），別五中部（內因）」（醫生自修要則）開始著手抽絲剝繭而交集璀璨。

　　病人緊張與忙碌的生活習慣常常是病本，醫生如何軟硬兼施，循循善誘患者改善生活飲食習慣，是循證醫學（Evidence Basic Medicine, EBM）最重要的守則，首先要Approach，接近病人的心靈深處；Communicate，溝通順暢無比；Efficiency，才能達到高效率的療效，簡稱ACE，EBM到ACE就在「不失人情」，而不是只在病症、

療法下功夫而已。《金匱要略》22 章中，第 1 章強調臟腑經絡，明白生理，進而了解病理，病人敘述病症、病情時，醫生分析病理要回歸生理，讓病人生意盎然。內服藥從豬苓湯、栝蔞桂枝湯開始到小建中湯、腎氣丸、豬膏髮煎為止，醫生從「上工治未病」來要求自己「經曰『虛虛實實，補不足，損有餘』，以及『內因、外因、不內不外因』」就可以達到 EBM 與 ACE 的及格境界以上。

　　《傷寒論》如《華盛頓醫療手冊，The Washington Manual of Medical Therapeutics》於住院病患，《金匱要略》如《華盛頓門診內科手冊，The Washington Manual of Outpatient Internal Medical》於門診病患，這兩本美國華盛頓醫學大學 2010 年出版的著作，讓我參考分辨急診與慢性病患診治同異處。

　　兩者篇章差異是，《華盛頓醫療手冊》分成 24 篇章，第 1 章是內科患者的照料 (care)，第 2 章是營養療法，第 14 章是臟器移植醫學，第 18 章貧血、輸血療法，第 24 章是內科急救疾病。

　　《華盛頓門診內科手冊》分成 45 篇章，第 1 章是門診患者的接應 (approach)，第 2 章是手術患者的管理，第 14 章是睡眠障礙，第 18 章是營養與肥胖，第 31 章是癌症患者的照料，第 32 章是緩和照料，第 33 章是疼痛管理，第 34 章是老年醫學，第 36 章是耳鼻咽喉科疾病，第 37 章是女性的健康問題，第 38 章是男性的健康問題，第 39 章是皮膚科疾病，第 40 章是精神科疾病，第 41 章是神經疾病，第 42 章是眼科疾病，第 43 章是疫苗接種，第 44 章是禁菸指導，第 45 章是酒精問題。

　　《金匱要略》共 22 篇章，第 1 章是臟腑、第 2 章是痙濕暍病……、第 20~22 章是女性的疾病，在門診病人的診治大同小異，最重要的是「不失人情」，如何接應 (approach) 與照料 (care)，如何溝通 (communication)，讓病人願意接受治療；每位醫師都會治病，但不是所有的醫師都能說服病人好好接受診治；換言之，在診治臟腑經絡種種病症中，醫者的「接應、溝通與照料」就含括在其中了。

　　本書除了觀念上參考華盛頓醫學大學的兩本手冊外，實際編排篇章的寫作，參考哈佛醫學院的教授所著《醫藥手冊，Pocket Medicine》(The Massachusetts General Hospital Handbook of Internal Medicine Editor Marc S. Sabatine M.D.M.P.H associate Professor of Medicine Harvard Medical School) 分 10 篇章，依序為循環器、呼吸器、消化器、腎臟、血液與腫瘍、感染症、內分泌、膠原病、神經、體溫等。總和以上三本書的精神，回歸到《圖解金匱要略》，其中不乏與《圖解傷寒論》有所交集，取捨不易，無非希望讓讀者「默而識之，學而不厭」，得以精益求精。

　　《圖解金匱要略》與《圖解傷寒論》把持著古今中外醫生治病的要則，協助患者改善生活習慣，同時治療其慢性病症，進而建立良好生活品質。

第17章 嘔吐噦下利病

第18章 瘡癰腸癰浸淫病脈

第19章 趺蹶手指臂腫轉筋陰狐疝蚘蟲病

第 20 章 婦人妊娠病脈

第 21 章 婦人產後病

第 22 章 婦人雜病

導讀

《圖解金匱要略》與《圖解傷寒論》

　　《圖解金匱要略》將《金匱要略》從文字，條理衍化成圖像，也是《圖解傷寒論》的後續，《傷寒論》共 552 條文，以六經病與六經欲解時辰貫穿全書；《金匱要略》共 382 條條文，以 22 章篇幅論說病症，兩者導讀方向大不相同，各自獨立，然可相互交集；讀者將《圖解傷寒論》與《圖解金匱要略》的導讀反覆解讀，即可抽絲剝繭，順著要領讀、背與運用，自能根深蒂固，瞭然於心。

　　欲熟稔《圖解金匱要略》，第一要領是認識 22 章，並熟背 22 字訣：「臟痙百瘧中血肺，奔胸腹五驚痰消，水黃嘔瘡跗婦婦婦」，朗朗上口，烙印於腦，進而觸類旁通，猶如電腦，輸入關鍵字，即有一系列的關係出現，再試著逐條剖解，又會有另一境界的領會。

　　《論語》「人而無恆，不可以作巫醫」與「不恆其德，或承之羞」，研習《圖解金匱要略》一定要從背誦 22 字訣入門，學者要領不外乎秉持《內經》「藏之臟府，每旦讀之」與《論語》「學而時習之，默而識之」。

　　22 字訣先是「每旦讀之」，如修道者晨醒誦經做早課，卻也一生都要「時習之」，如週日上教堂，初一、十五上寺廟一樣，就是要「恆承其德」必得之。千萬記得 3 字訣在前，22 字訣在後，3 字訣是「臟奔水」，即「臟痙百瘧中血肺」、「奔胸腹五驚痰消」和「水黃嘔瘡跗婦婦婦」的第 1 個字。這 25 個字要如暮鼓晨鐘常在腦中迴繞，日積月累，枝節盤纏，脈絡也分明，就可與《圖解傷寒論》、《圖解內經》融會貫通，歸納整理以往的背誦，三、五年下來，一定可以分析實踐。

時間與藥方

　　人生活在陰陽五行軌跡中，在陽陰之中取得和諧，即可活得更長、更燦爛。農業社會日出而作，日落而息，因為大氣污染很少，人類與天地之間，取得互相尊重的和諧狀態；現代人類，處心積慮，為對抗疾病與延年益壽，進步再進步，取得一時的效果，整體而觀卻不少人生猶如死，貧窮國家苦於營養不良與生計困頓，先進國家苦於競爭壓力與環境品質，科技越發達，找不到病因的高科技污染疾病患者就越多；免疫力低落、基因體質弱化，罹患疾病與早逝的機率相對加大，唯有尊重天地，陽界良性活動，陰界適度休息，才能取得和諧。

　　張仲景的六經欲解時辰，與十二經脈十二時辰，各有立論，六經欲解時辰以腦下垂體、間腦、內分泌、自律神經系統為主論，相當於腦脊髓液的新陳代謝速度；十二經脈十二時辰涉及營氣、衛氣，即呼吸、血液循環系統為論，相當於胃腸新陳代謝速度，十二經脈十二時辰在前（經脈生理時辰），六經欲解時辰在後（經脈病理時辰），前者領軍，後者亦步亦趨。

　　多數人的休息時間，是六經欲解時辰的三陰欲解時辰與少陽欲解時辰，即亥、子、丑、寅、卯、辰（9:00pm~9:00am）之際，其間會因年齡、季節和體況，而睡眠時間不一。

　1.太陰欲解時辰：亥、子、丑（pm9:00pm~3:00am）

　2.少陰欲解時辰：子、丑、寅（11:00pm~5:00am）

　3.厥陰欲解時辰：丑、寅、卯（1:00am~7:00am）

　4.少陽欲解時辰：寅、卯、辰（3:00am~9:00am）

　　正常的生活作息，要從十二經脈十二時辰來著手：

　1.亥時（9:00pm~11:00pm）是三焦經脈時辰，為睡眠次要時辰，亦是補養與入睡時間。

　2.子、丑時（11:00pm~3:00am）是膽、肝經脈時辰，為睡眠主要時辰，是睡眠與美容時間。

　3.寅、卯時（3:00am~7:00am）是肺、大腸經脈時辰，生活開始活動的當值時辰，是熟睡與晨動時間。

　4.辰、巳時（7:00am~11:00am）是胃、脾經脈時辰，開始補充營養當值時辰，是人體需求營養的時間。

　　《金匱要略》第6章血痹虛勞病、第8章奔豚氣病、第10章腹滿寒疝宿食病、第15章臟風寒積聚病、第20章婦人產後病、第21章婦人雜病等，可說是以診治「過勞」與「自律神經失調」為多，其中的黃耆建中湯、八味腎氣丸、薯蕷丸、酸棗仁湯、大黃蟅蟲丸等，入睡前1~2小時服藥效果加成；附子粳米湯、當歸生薑羊肉湯、大建中湯，全天可服用，但晚上是最關鍵的服用時機；膠艾湯、溫經湯、當歸芍藥散也是全天服用，晚上服用再加強藥效，這都是在促進副交感神經運作，讓五臟六腑得到更好的養護。

　　亥時辰非常重要，尤其是腦部與心臟、肝臟，過度勞累的人，一是服藥讓五臟六腑休養生息的時辰，再者這也是熬夜的極限，該睡覺了！

　　辰是脾經脈時辰（7:00am~9:00am），是一天開始工作、讀書的時間，第2、5、7、9、12、13、14章等所列藥方，如栝蔞桂枝湯、葛根湯、防己黃耆湯、桂枝

附子湯、頭風摩散方、桂枝芍藥知母湯、甘草乾薑湯、越婢加半夏湯、桂枝生薑乾薑湯、苓桂朮甘湯、大青龍湯、小青龍湯、五苓散、越婢加朮湯、桂枝加黃耆湯、桂枝去芍藥加麻辛附子湯等，適症啟動交感神經，最適合活動能力不足的人。

辰時辰的重要性，在於一方面服藥加強五臟六腑的循環功能與活動能力，一方面則排除體內的障礙。

時間與穴道

體內十二經脈、體外十二時辰（因應日夜、四季寒暑，而有五臟之一日應四時）與內分泌系統及神經系統關係密切。晚上副交感神經亢奮，氣管分泌隨之亢進，如支氣管氣喘因為夜間血中組織胺濃度低，夜間咳痰量會少，日間血中組織胺濃度高，咳痰量為多，且併見咳出困難的痛苦。

心臟功能不全（衰竭）者，或見夜間要起坐以利呼吸，尤其是併見肝腫大或脾腫大的患者。子、丑時辰（11:00pm~3:00am）是美容時間，也是睡眠時辰，交感神經較不亢奮，心跳較不如白天來得活潑；此為膽、肝經脈時辰，屬肝經脈的足五里穴在大腿內側，是股動脈的要穴（另一穴為屬脾經脈的箕門穴），股動脈的聽診擴張期出現雜音（正常是收縮期才聽診到雜音），是心臟功能不全（衰竭）的徵候之一。

足五里穴感應著肝腫大，要養護子、丑（11:00pm~3:00am）的膽、肝經脈時辰，重視睡眠主要時辰（睡眠與美容時間），多休息少勞累。脾經脈的箕門穴感應著脾腫大，要養護辰、巳（7:00am~11:00am）的胃、脾經脈時辰，重視補充營養的當值時辰（需求營養時間），均衡攝取營養，禁偏食忌暴飲暴食。

太衝是肝經脈的俞穴，是肝經脈灌注肝臟的穴道；肝俞、魂門是肝經脈的背俞穴，是肝經脈灌注入肝臟的背部穴道；期門是肝經脈腹募穴，是肝經脈灌注入肝臟的胸腹部穴道，它們都是養護肝臟與消化器官的重要穴道。第 11 章五臟風寒積聚病「肝著，其人常欲蹈其胸上，先未苦時，但欲飲熱，旋覆花湯主之。」肝臟與橫膈膜、食道之間或是肝門靜脈循環出現任何問題，都可能有以上的症狀，除了旋覆花湯以外，針灸太衝穴是最快最有效的，導引按蹺太衝穴也是最方便快速的。「腎著之病，其人身體重，腰以下冷痛，腹重如帶五千錢，甘薑苓朮湯主之。」下半身功能有問題或下腔靜脈循環不良，針灸太溪穴效果很好。

肝著用旋覆花湯（欲蹈其胸上）與第 10 章腹滿寒疝宿食病，脇下偏痛用大黃附子湯（服後如人行四、五里，再服一次，此方以一小時左右頻服為重點），兩方都在促進上半身的循環，前者欲蹈胸，後者如行四、五里（實際上如此步行藥

效更彰顯），導引按蹻配合手腳的動作與按摩，效果也會很好。張仲景強調解說病情之餘，要注重人情之拿捏收放，醫生診治病人，對證下藥固然重要，順乎人情、合乎人性更重要。

腎著用甘薑苓朮湯與第 2 章痙濕暍病，風濕身重用防己黃耆湯（服後腰下如冰，後坐被上，又以一被繞腰以下，溫令微汗），現代人都在空調環境中活動，下半身的氣血循環多不良，所以這兩方都可以用來保健下半身的氣血循環，並配合加大雙腳的活動量，效果會更好。

太衝穴，在大拇趾與第二趾之間，與脾經脈的太白穴，兩穴分別在第一蹠骨內側與外側。在考古學上，第一蹠骨可以確定記錄著個人過去的成長、病變的千變萬化，在現代醫技 X 光線等的檢視下，一覽無遺。站立、行走、坐臥只要屈曲腳趾，尤其是大拇趾用力，牽動屈拇長肌與屈拇短肌，就會激活太衝穴，忍耐再忍耐，到受不了的時候才放鬆，反覆再三，可以激活大隱靜脈回流到淺腹股溝鼠蹊部淋巴結。另外，用力翹起腳大拇趾，激活伸拇長肌與外展拇趾肌，如此屈拇趾與伸拇趾，強化腳底第四層肌肉（腓骨長肌與脛骨後肌終止於第一蹠骨底下），進而活絡肝、膽、脾、胃經脈相關的骨骼肌幫浦，讓相關靜脈順暢回流心臟，心臟也順利將動脈血輸送養益肝、膽與胃。睡覺前與醒來時，躺在床上，確實活動3~5 分鐘，激活第一蹠骨及相關生理功能，可以提升睡眠品質，起床更有精神。太溪與太衝是方便針灸又效果很快的穴道，尤其是以「亥」時辰為主要治療時辰的病患，除非是不治之症，通常，女人以太衝為多，男人以太溪為多，灸治可改善下腔靜脈循環。養護太溪以申、酉時辰（3:00pm~7:00pm）為主，養護太衝以戌、亥時辰（7:00pm~11:00pm）為主。

《傷寒論》277. 少陰病，吐、利，手足不逆冷，反發熱者，不死；脈不至者，灸少陰 7 壯，以照海、太溪、大鐘、復溜、交信為主要穴區。相對的，刺期門，可灸厥陰 3 至 7 壯，以行間、太衝、蠡溝為主要穴區。

再者，最便捷、效果快速的導引按蹻「箏曳鷹展操」，兩手向上抬舉，雙手向左右展開至極限，再咬緊牙關，舌頂上顎，似風箏搖曳天空中，似大鷹展翅飛翔，忍耐越久越有功效，透過肩關節的鼓動（肩胛骨與肱骨的球形關節），啟動三角肌、胸小肌、前鋸肌、肱二頭肌、小圓肌、大圓肌、肱三頭肌、斜方肌、背闊肌、肩胛下肌、小菱形肌、大菱形肌、岡上肌、岡下肌、喙肱肌、提肩胛肌、肩胛舌骨肌等十七塊肌肉，進而活化橫膈膜與肋間肌及腹部肌群，以及背部的肝俞、魂門（第九胸椎旁開 1.5 寸與 3 寸），與胸部的期門（乳下第五、六肋間），操作時口水越多，吞嚥也多，耳咽管及舌骨也隨之活化，強化自體免疫機能。

　　奇靜脈系統有很重要的生理功能，當腹腔的下腔靜脈或肝門靜脈（或上腔靜脈）發生問題或堵塞時，奇靜脈就成了側副循環路徑（Bypass），負責將它們的血液運送到上腔靜脈（或下腔靜脈），長期大量有氧運動有助強化奇靜脈功能。奇靜脈通常從腰靜脈或下腔靜脈分出來。奇靜脈連接了上腔靜脈與下腔靜脈，腹腔的下腔靜脈出現問題，多是下肢或外生殖器官、肝臟、腎臟等出現血液循環問題；肝門靜脈發生問題時則是脾臟、胰臟、胃或腸道出現血液循環問題，就要透過奇靜脈系統回流上腔靜脈。膀胱經脈的背俞穴（肺俞、心俞、膈俞、肝俞、膽俞、脾俞、胃俞、腎俞）於針、灸、導引按蹻上，都可以養護奇靜脈系統；病入膏肓，幾乎是奇靜脈系統功能無法正常運作的縮影。

藥方與劑量

　　《傷寒論》261.「發熱脈沉者，麻黃附子細辛湯主之」、262.「少陰病，得之二、三日，麻黃附子甘草湯微發汗」，麻黃治表只煮一、二沸就去渣，麻黃的劑量只及於附子或甘草的十分之一，取其微發汗，附子治裏之勞累、疲憊、精神不濟。

　　《金匱要略》第 10 章，論證腹滿寒疝「脇下偏痛，脈緊弦，寒也，溫藥下之，宜大黃附子湯（大黃、附子、細辛）」，如人行走四、五里服一次，即半小時至一小時一次；另，大黃附子湯組成中，附子的劑量是麻黃附子細辛湯及麻黃附子湯的三倍之多，適合二至三小時服一劑；症狀嚴重者，一天服飲二至五劑。臨床上，科學中藥麻黃附子甘草湯（麻黃 0.3 克、甘草 2 克、附子 0.7 克），治療黃昏症候群，無精打采者，一天服一至三次，連服二至五天；若兼煩躁不安，則改服麻黃附子細辛湯（麻黃 0.8 克、細辛 1.2 克、附子 1 克）。脇下疼痛則是肝氣不舒，適合大黃附子湯（大黃、附子各 1.2 克、細辛 0.6 克）。觀念上，麻黃附子甘草湯助益肝動脈循環，麻黃附子細辛湯助益肝靜脈循環，大黃附子湯助益肝門靜脈與下腔靜脈循環，三藥方都對肝臟與腎臟氣血循環深具影響力，只要對證下藥，養益經脈臟腑，減少罹患大病機率。

　　第 15 章言及桂枝去芍藥加麻辛附子湯，治心下堅大如盤，有如桂枝湯與麻黃附子細辛湯的合方，用來改善下食道括約肌、橫膈膜和胃的功能。

第1章
臟腑經絡先後病脈證

　　基本的生理與病理，言簡意賅，看病「視所以，觀所由，察所安」、「謹候其時，氣可與期」以治未病。「唇口青，身冷，入臟即死；身和，汗自出，入腑即愈」以救危疾。

　　治病「肝虛要補脾，肝實要瀉脾」、「虛虛實實，補不足，損有餘」、「門診小病，急診大病」、「病有急當救裏救表者」先宜導引、吐納、針灸、膏摩，勿令九竅閉塞，後諸病在臟欲攻之，當隨其所得而攻之，渴者豬苓湯。

1-1 上工治未病，補不足損有餘

1.問曰：「上工治未病，何也？」
師曰：「夫治未病者，見肝之病，知肝傳脾，當先實脾，四季脾王不受邪，即勿補之；中工不曉相傳，見肝之病，不解實脾，惟治肝也。」

2.夫肝之病，補用酸，助用焦苦，益用甘味之藥調之。酸入肝，焦苦入心，甘入脾。脾能傷腎，腎氣微弱，則水不行；水不行，則心火氣盛；心火氣盛，則傷肺，肺被傷，則金氣不行；金氣不行，則肝氣盛。故實脾，則肝自愈。此治肝補脾之要妙也。肝虛則用此法，實則不再用之。

3.經曰：「虛虛實實，補不足，損有餘。」是其義也。餘臟準此。

上工治未病，首先瞭解《金匱要略》第10章腹滿寒疝宿食病的8條文，確實將「虛虛實實，補不足，損有餘」烙印在腦海裡，隨時都會浮現，尤其是：

108.趺陽脈微弦腹滿，不滿必便難，兩脇疼痛，虛寒從下上，當與溫藥服之。

109.病者腹滿，按之不痛為虛，痛者為實，可下之；舌黃未下者，下之黃自去。

110.腹滿時減，復如故，此為寒，當與溫藥。(是虛，要補不足)

117.腹中寒氣，雷鳴切痛，胸脇逆滿，嘔吐，附子粳米湯主之。

119.按之心下滿痛者，此為實也，當下之，宜大柴胡湯。

120.腹滿不減，減不足言，須下之，大承氣湯(是實，要損有餘)。

121.心胸中大寒痛，嘔不能飲食，腹中滿，上下痛而不可觸近，大建中湯主之。

122.脅下偏痛，發熱，其脈緊弦，此寒也，以溫藥下之，宜大黃附子湯。

肝病，多是飲食出問題，或是休息、睡眠不足，源自於先天體質、基因不良或是感染的比例相對較低。因此，「見肝之病，知肝傳脾，當先實脾。」

透過肝臟五大生理功能(負責多達五百多項精細的生理功能)，生產合成血液供給心臟，加工轉化成優質的血液，儲存調整血液的量，解毒改善血液的品質，排泄血液中的毒素與廢物；肝臟是人體最大的器官，是設備完整的化學工廠(分泌膽汁，代謝，解毒，免疫)，人在休息階段，人體一半以上的血液都儲存在肝臟裡。

五味以酸味入肝為主。肝臟要將血液送回心臟，肝臟的肝門靜脈要靠消化道吸收營養，消化道就是廣義的脾臟，肝臟未病將要生病，如果是營養不良者，要從飲食著手，加強肝、心、脾、肺、腎五臟的生理作業，最重要的是要靠新陳代謝中心——肝臟來帷幄運作，即是從調整飲食與均衡營養以實脾。「病者腹滿，按之不痛為虛，痛者為實」是張仲景診病知虛實的第一要領，比脈診與問診還重要。「腹不滿便難，兩脇疼痛，虛寒從下上也，當與溫藥服之。」「腹滿時減，復如故，此為寒，當與溫藥。」「腹中寒氣，雷鳴切痛，胸脇逆滿，嘔吐，附子粳米湯主之。」「心胸中大寒痛，嘔不能飲食，腹中滿，上下痛而不可觸近，大建中湯主之。」「脅下偏痛，發熱，其脈緊弦，此寒也，以溫藥下之，宜大黃附子湯。」全都是溫藥，附子粳米湯有米類，大建中湯有蜀椒，大黃附子湯有附子，由此可見，腸道的黏膜組織需要溫養，始能保護其黏膜，提升免疫防病機制。

人體中段消化器官及相關管道

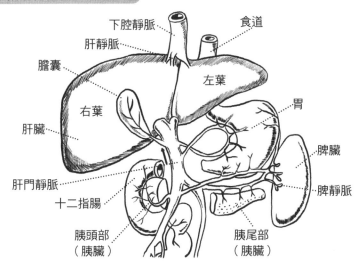

五臟與五行、五味及相關生命機能

五臟	五行	五味	生命機能
肝	木	酸	營養（飲食提供營養）
心	火	苦	血液（營養養益血液）
脾	土	甘	免疫（血液維護免疫）
肺	金	辛	氧氣（免疫保障氧氣）
腎	水	鹹	體液（氧氣助益體液）

➕ 知識補充站

　　肝臟是沉默的器官，經常自覺乏力、疲勞或嗜睡，都可能是肝臟功能有狀況。西方醫聖Hippocrates說：「Your food is the best medicine」，飲食是最好的藥。東方醫聖張仲景，在《傷寒論》厥陰病篇中指出「厥陰病，渴欲飲水，少少與之癒」與「厥陰之為病，消渴，氣上衝心，心中疼熱，饑不欲食，食則吐蚘，下之利不止」。

　　肝臟與脾臟的藏血量，可高達全身血液總量約70%，兩臟負責製造血液的大部分工作；飲食控制不良會妨礙它們的生理作業效率，「中工不曉相傳，見肝之病，不解實脾」，只是聚焦於肝臟之虛與實，來瀉肝臟之鬱，或補肝臟之虛，忽略了肝臟的能量來自消化道(脾臟與胃腸)，是臨床上常發生的事。

1-2 四肢重滯、九竅閉塞，將病

4.夫人稟五常，因風氣而生長，風氣雖能生萬物，亦能害萬物，如水能浮舟，亦能覆舟。若五臟元真通暢，人即安和。客氣邪風，中人多死。千般疢難，不越三條：一者，經絡受邪，入臟腑，為內所因也；二者，四肢九竅，血脈相傳，壅塞不通，為外皮膚所中也；三者，房室、金刃、蟲獸所傷。以此詳之，病由都盡。

5.若人能養慎，不令邪風干忤經絡；適中經絡，未流傳臟腑，即醫治之。四肢才覺重滯，即導引、吐納、針灸、膏摩，勿令九竅閉塞；更能無犯王法，禽獸災傷，房室勿令竭乏，服食節其冷、熱、苦、酸、辛、甘，不遺形體有衰，病則無由入其腠理。腠者，是三焦通會元真之處，為血氣所注；理者，是皮膚臟腑之文理也。

　　四肢活動屬周圍神經功能表現，心臟輸出的動脈送達四肢末梢，透過動脈、靜脈血液循環管道，再從四肢末梢的靜脈送回心臟，《內經‧靈樞‧本輸篇》十二經脈的井、滎、輸、原、經、合穴，就是從四肢末梢的井穴走向體軀，再由肘部與膝部的肱靜脈與股靜脈，將血液送回心臟。

　　「四肢九竅，血脈相傳，壅塞不通，為外皮膚所中也」，肱靜脈回流不良，肱動脈輸出血流量明顯減少時，手指手臂就會麻痺腫脹疼痛；股靜脈回流不良，股動脈血液送到腳的量減少，腳趾與小腿抽筋機會將增加，甚至影響到腹部肌肉群；提睪肌與腹內斜肌的血流量也與疝氣有關。

　　四肢重滯，可施以針灸與按摩，減少九竅閉塞的機率，臨床上可與第19章〈跗蹶手指臂腫轉筋陰狐疝蚘蟲病篇〉互為比較參合：

332.「病跗蹶……，刺腨入二寸」，腓腸肌、脛骨後肌，承山穴。

333.「手指臂腫動……，身體瞤瞤」，伸拇長肌、伸趾長肌，肩井穴。

334.「轉筋入腹者」，腹外斜肌、腹直肌，關元穴。

335.「陰狐疝氣者，偏有大小，時時上下」，腹內斜肌、提睪肌，氣衝穴。

　　大腦十二對腦神經功能表現，主司上七竅活動及感覺能力。

1.嗅神經：受器位於鼻腔黏膜，主司嗅覺。

2.視神經：受器位於眼睛視網膜，主司視覺。

3.動眼神經：支配眼球轉動及瞳孔收縮。

4.滑車神經：支配眼睛上斜肌的活動。

5.三叉神經：感覺神經傳送臉部的感覺，並支配咀嚼肌群的活動。

6.外旋神經：支配眼外斜肌活動。

7.顏面神經：支配顏面肌肉群活動，傳送舌前部味覺。

8.聽神經：分耳蝸神經與前庭神經，前者傳送聽覺訊息，後者主司平衡。

9.舌咽神經：咽部肌肉的活動、舌後味覺及咽部的感覺，並配合迷走神經調節動脈壓和心跳。

10.迷走神經：支配咽部肌肉、聲門，及傳送內耳道、內臟黏膜的訊息。

11.副神經：支配頸部與肩部肌肉活動。

12.舌下神經：支配舌肌的活動與傳送舌頭的感覺。

　　下二竅活動屬自律神經功能表現，內臟器官如心臟、胃腸和膀胱，都受自律神經系統控制，其中，迷走神經負責消化道的大部分功能，與骶骨神經叢的排泄功能。

十二經脈之是動病與所生病

經脈	是動病	所生病
肺	缺盆中痛，甚則交兩手而瞀，此為臂厥	臑臂內前廉痛厥，掌中熱
大腸	病齒痛，頸腫	目黃，口乾，鼽衄，喉痺，肩前臑痛，大指次指痛不用（食指）
胃	腹脹，是為骭厥	鼽衄，口喎唇胗，頸腫喉痺，大腹水腫，膝臏腫痛，循膺乳、氣街、股、伏兔、骭外廉、足跗上皆痛，中指不用（足中趾）
脾	舌本強，食則嘔，胃脘痛，腹脹	心下急痛，溏瘕泄，水閉黃疸，不能臥，強立，股膝內腫，厥足大指不用
心	嗌乾，心痛，渴而欲飲，是為臂厥	目黃，脇痛，臑臂內後廉痛，厥掌中熱痛
小腸	嗌痛頷腫，不可以顧，肩似拔，臑似折	耳聾，目黃，頰腫，頸、頷、肩、臑、肘、臂外後廉痛
膀胱	衝頭痛，目似脫，項如拔，脊痛腰似折，髀不可以曲，膕如結，踹如裂，是為踝厥	痔瘧狂癲疾，頭顖項痛，目黃，淚出，鼽衄，項背、腰尻、膕、踹、腳皆痛，小指不用（足小趾）
腎	欬唾則有血，喝喝而喘，坐而欲起，目䀮䀮無所見，心如懸，若飢狀。氣不足則善恐，心惕惕如人將捕之，是為骨厥	口熱舌乾，咽腫上氣，嗌乾及痛，煩心心痛，黃疸，腸澼，脊股內後廉痛，痿厥，嗜臥，足下熱而痛
心包	手心熱，臂肘攣急，腋腫，甚則胸脇支滿，心中憺憺大動，面赤目黃	煩心，心痛，掌中熱
三焦	耳聾，渾渾焞焞，嗌腫喉痺	目銳眥痛，頰痛，耳前、肩、臑、肘、臂外皆痛，小指次指不用（無名指）
膽	口苦，善太息，心脇痛，不能轉側，甚則面微有塵，體無膏澤，足外反熱，是為陽厥	頭痛頷痛，目銳眥痛，缺盆中腫痛，脇下痛，馬刀俠癭，汗出振寒瘧，胸脇肋、髀、膝外至脛絕骨外髁前及諸節皆痛，小指次指不用（足四趾）
肝	腰痛，不可以俛仰，丈夫㿗疝，婦人少腹腫，甚則嗌乾，面塵脫色	胸滿嘔逆，飧泄，狐疝，遺溺閉癃

✚ 知識補充站

　　自律神經系統屬於周邊神經系統，透過非潛意識控制體腔內許多器官和肌肉，通常我們無法察覺其運作。所以，我們感覺不到血管管徑的變化或心跳加快，但可藉由訓練得以控制諸如心跳、血壓一類的自律神經運作。

　　「導引、吐納、針灸、膏摩，勿令九竅閉塞」，是要強化自律神經系統的運作能力，當壓力過大產生緊急狀況時，交感神經負責正確去選擇「面對」或「躲避」。反之，副交感神經則負責「休息」和「消化」養精蓄銳的狀態。

1-3 氣色見於面部，已病之兆

6.問曰：「病人有氣色見於面部，願聞其說。」

師曰：「鼻頭色青，腹中痛，苦冷者死。鼻頭色微黑者，有水氣；色黃者，胸上有寒；色白者，亡血也，色微赤非時者死；其目正圓者痓，不治。又色青為痛，色黑為勞，色赤為風，色黃者便難，色鮮明者有留飲。」

師曰：「病人語聲寂然喜驚呼者，骨節間病；語聲喑喑然不徹者，心膈間病；語聲啾啾然細而長者，頭中病。」

師曰：「息搖肩者，心中堅；息引胸中上氣者，咳；息張口短氣者，肺痿唾沫。」

師曰：「吸而微數，其病在中焦，實也，當下之即愈；虛者不治。在上焦者，其吸促，在下焦者，其吸遠，此皆難治。呼吸動搖振振者，不治。」

師曰：「寸口脈動者，因其王時而動，假令肝王色青，四時各隨其色。肝色青而反色白，非其時色脈，皆當病。」

消化器官的疾病是逐漸形成的，鼻唇周圍的色澤、組織……等，都會隨著病況而改變。胃經脈起於鼻之交頞中(承泣穴)，旁約太陽之脈(睛明穴屬膀胱經脈)，下循鼻外(迎香穴屬大腸經脈)，入上齒中(人中穴屬督脈)，還出挾口環唇下(地倉穴)，交承漿(屬任脈)，卻循頤後下廉，出大迎(穴)，循頰車(穴)，上耳前(下關穴)，過客主人(上關穴屬膽經脈)，循髮際(頭維穴)至額顱(神庭穴屬督脈)；其支者，從大迎前，下人迎，循喉嚨(水突穴與氣舍穴)入缺盆，胃經脈循行路線含括諸多相關的生理作業。胃經脈循行宛如顏面靜脈與頸外靜脈，從頭面回心臟，消化不良則顏面無華，嚴重時鼻唇色灰黑，下唇紅腫或乾裂，最後紫黑乾澀。

大腸經脈循行從缺盆(穴屬胃經脈)循頸(天鼎穴與扶突穴)，上頰車(穴屬胃經脈)，入下齒(承漿穴屬任脈)，交人中(穴屬督脈)，上挾鼻孔(迎香穴)。大腸經脈有如頸動脈與顏面靜脈，上行頭面供應五官生理作業所需。大腸排泄順暢則鼻唇乾淨明亮；排泄不暢則上唇與人中部位膚質、色澤隨之不佳。

頭顱內的靜脈與鼻頭色澤關係密切，上矢狀靜脈竇位於頭顱表面硬膜的部位，從雞冠開始，終止於內枕隆突起，此區域，上矢狀靜脈竇、直靜脈竇、枕靜脈竇、左右橫靜脈竇等合成靜脈竇交會。《傷寒論》條文10.「大煩，目重瞼，內際黃」、398.「面黃而喘，頭痛鼻塞而黃」，是頭顱部靜脈回流心臟不良，也反應肝臟、膽囊、胰臟的生理作業狀況。上矢狀靜脈竇交流額、鼻及頭皮(含括膽經脈、胃經脈、膀胱經脈與督脈的循行路徑)，乙狀靜脈竇交流後耳靜脈(膽經脈、三焦經脈與任脈)和枕下靜脈(膀胱經脈)，以上所有經脈與相關血管會反應體況，寫實在鼻頭及其周圍部位。

鼻頭顏色與病證及其代表藥方

鼻頭顏色	容易波及部位	主要病證	代表藥方	
			虛證	實證
青	鼻子及鼻下	腹寒、痛	附子粳米湯	大承氣湯
黃	鼻骨及兩眉之間	胸寒、便難	黃耆建中湯	大黃蟅蟲丸
黑	下巴	水氣、勞	八味腎氣丸	大承氣湯
白	雙唇	亡血、寒	當歸芍藥散	桂枝茯苓丸
赤	額部與顴部	風	防己地黃湯	大柴胡湯
鮮明	不定位	留飲	防己黃耆湯	防己茯苓湯

《金匱要略》與《內經》望診比較

顏色	《金匱要略》	《內經・靈樞・五色篇》	主要症狀
青或黑	腹中痛，苦冷者難治（死）	青黑為痛 很青黑，痛甚，痙攣	靜脈回流重度不良 腰部淋巴幹管功能不良
微青或微黑	水氣	疼痛	靜脈回流輕度不良 腰部淋巴幹管功能不良
黃	胸上寒	淡赤黃為風 很黃為鬱膿	動脈供應不良 支氣管縱膈幹管功能不良
白	亡血（失血、動脈血不足）	淡白為寒 很白為寒凝	動脈供應不良 左淋巴總幹管功能不良
微赤非一時	難治（死）	淡紅帶白為失血 紅帶紫黯為瘀血	動脈或靜脈栓塞 左淋巴總幹管功能極不良

1-4 脈浮在前病表，在後病裏

7.問曰：「有未至而至，有至而不至，有至而不去，有至而太過，何謂也？」

師曰：「冬至之後，甲子夜半少陽起，少陽之時，陽始生，天得溫和。以未得甲子，天因溫和，此為未至而至也；以得甲子而天未溫和，為至而不至也；以得甲子而天大寒不解，此為至而不去也；以得甲子而天溫如盛夏五六月時，此為至而太過也。」

8.師曰：「病人脈，浮者在前，其病在表；浮者在後，其病在裏，腰痛背強不能行，必短氣而極也。」

9.問曰：「經云：『厥陽獨行』，何謂也？」

師曰：「此為有陽無陰，故稱厥陽。」

《內經‧素問‧六節藏象論》「……春未至而至，此謂太過，則薄所不勝，而乘所勝也，命曰氣淫。……至而不至，此謂不及，則所勝妄行，而所生受病，所不勝薄之也，命曰氣迫；所謂求其至者，氣至之時也，謹候其時，氣可與期，失時反候，五治不分，邪僻內生，工不能禁也。」

《內經‧靈樞‧九宮八風篇》「……冬至之日居葉蟄之宮，……必應之以風雨。……夏至之日，有變占百姓。」氣溫變化與體溫調節關係密切，特別是體況不良的時候，溫差變化起伏大會致命的。夏熱中暑的死亡率高，冬冷心臟病變、猝死的機率也不小。自體免疫疾病患者的體溫變化，對氣溫感應相對敏感。

《內經‧素問‧病能論》「病厥者，冬診之，右脈固當沉緊，此應四時，左脈浮而遲，此逆四時，在左當主病在腎，頗關在肺，當腰痛也。……少陰脈貫腎絡肺，今得肺脈，腎為之病，故腎為腰痛之病。」左尺脈為腎，右寸脈為肺，左尺脈浮而遲，右寸脈沉緊，腎經脈上貫膈絡肺，左尺脈不沉緊反浮而遲，即病人脈浮者在前，其病在表；浮者在後，其病在裏，腰痛背強不能行，必短氣而極也。

《內經‧素問‧大奇論》「脈至如喘(滑疾)名曰暴厥，不知與人言。脈至如數，使人暴驚，三四日自已。」

《內經‧素問‧調經論》「……血之與氣并走於上，則為大厥，厥則暴死；氣復反則生，不反則死。」氣復反則脈微續者生，氣不反則脈絕者危。

「厥陽獨行」為有陽無陰，立夏至夏至期間，為心臟血管與胸腔養護期，要養護腰部以上的器官，特別是腦心血管疾病患者。「厥陰獨行」為有陰無陽，立冬至冬至期間，為腎臟與肝臟養護期，要養護腰部以下的器官，慢性疾病與過勞者尤其輕忽不得。

《內經‧素問‧病能論》「有病怒狂者，……奪其食即已，夫食入於陰，長氣於陽，故奪其食則已，使之服以生鐵洛為飲，夫生鐵洛者下氣疾也。」「厥陽獨行」為有陽無陰，諸如礬石湯、侯氏黑散、風引湯、天雄散、滑石代赭湯、豬苓湯等，各依其症，補充微量礦物質得以提挈精神、穩定情緒。

甲子夜半少陽起

甲子	氣溫變化	到至
未得甲子	天因溫和	未至而至
得甲子	天未溫和	至而不至
	天大寒不解	至而不去
	天溫如盛夏五六月時	至而太過

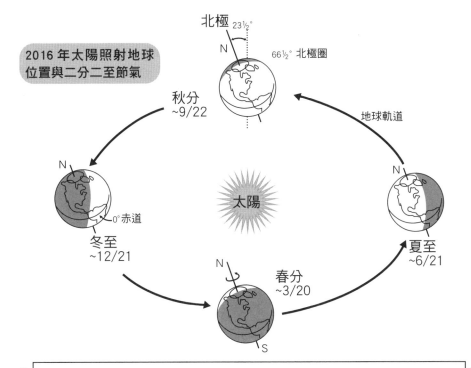

2016 年太陽照射地球位置與二分二至節氣

✚ 知識補充站

　　將《傷寒論》敘及四季的脈象條文,與本節互為參考,更能掌握病狀。

501.脈病人不病,名曰行尸。(人病脈不病,名曰內虛)

471.春脈弦,夏脈洪,秋脈浮,冬脈沉。(春分與秋分太陽直射赤道時,人的脈多弦脈與浮脈,冬至時太陽直射南緯約23.5度,多脈沉,夏至時太陽直射北緯約23.5度,多脈洪。)

482.肝病,二月得毛浮脈,至秋當死,他皆倣此。

484.心病,立夏得洪大脈者愈,是其時脈,四時倣此。

　　古代沒有空調設備,氣溫變化大,當體溫調節功能失調時,就是生病之時;尤其是有病在身者,其體溫、心臟和脈動,隨氣溫之變化更明顯。現代因有空調設備,脈象診治或有落差,然而,臨床上重大疾病患者的脈診依舊是絕對必要的。

1-5 血氣入臟即死，入腑即愈

10.問曰：「寸脈沉大而滑，沉則為實，滑則為氣，實氣相搏，血氣入臟即死，入腑即愈，此為卒厥，何謂也？」

　師曰：「唇口青，身冷，為入藏，即死；如身和，汗自出，為入府，即愈。」

11.問曰：「脈脫入藏即死，入府即愈，何謂也？」

　師曰：「非為一病，百病皆然。譬如浸淫瘡，從口起流向四肢者，可治；從四肢流來入口者，不可治；病在外者，可治，入裏者即死。」

　主動脈傳輸到橈動脈的寸口，橈動脈經過了手腕上的舟狀骨，到了大菱形骨的太淵穴區，寸脈就這樣呈現浮而澀，是為常脈。如果是沉大而滑，則為反常之脈。心臟(左寸口脈)或肺臟(右寸口脈)的脈管淤滯，多呈現寸脈沉大而滑，「脈脫」入臟即死，入腑即愈。

　病症或臉色由中央向四方，動脈血管方面的問題少，多是六腑之病或小病。「鼻頭色青，腹中痛，苦冷者死」，病症或臉色由四方向中央，靜脈血管方面的問題多，多是五臟之病或大病；初期，多會在頸部出現靜脈突顯，即便只是少數青筋在下頜骨下緣明顯浮現，都已經是心臟血管阻塞的前兆。

　一爬樓梯即上氣不接下氣，不一定有心臟病，但是，心臟功能弱化者，一定要靠運動與調整飲食來改善及強化。

　「心肌梗塞」多會出現呼吸困難、胸悶、短氣等現象，臨床診治時，都可能遇到持續幾天或幾週「感冒的樣子」，或是有上呼吸道症狀，如呼吸困難，可能是致命的心肌梗塞。

　至於「唇口青，身冷」之現象，以循環器官疾病為多。長期消化器官疾病的患者，主動脈血液無法輸送到臉部，尤其是嘴唇與鼻孔之間的人中區域，顏面動脈轉彎幅度大，加上鼻唇肌肉需要的血流量大，心臟情況的反應很迅速，人在暈眩欲倒仆之際，臉色變化最快的就是嘴唇失色變白。身冷，如果不是發燒卻身熱，多是核心體溫控制出狀況，有可能危及生命；唇口青，身冷，沒有發燒現象，多是心臟出現緊急病變，在古代是即死，現代醫學多可及時急救而安。

　「唇口青，身冷，為入臟，即死；如身和，汗自出，為入腑，即愈。」自體免疫系統疾病，男人多見僵直性脊椎炎，女人多全身性紅斑狼瘡，多終生結緣，只有緩解期，無痊癒之期。身體冷與熱是病情安危的指標，汗出多時是緩解期，汗少，甚至無汗時，常是危機四伏，一有風吹草動，都可能成為致命因子。充分的休息(睡眠與休閒)，與相當的活動(勞動或運動)，促使肝臟、脾臟與皮膚的貯藏血液(約占全身70%的血液量)功能可以進行優質作業，強化血液新陳代謝，減少身冷入臟的機率，使身和汗出，促進健康，改善生命品質。

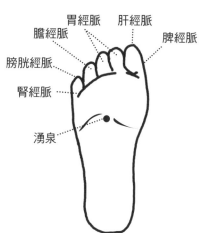

五趾、趾縫間及腳底長濕疹，
多肇因於流布的經脈循環有礙

胃經脈　肝經脈
膽經脈　　　脾經脈
膀胱經脈
腎經脈
湧泉

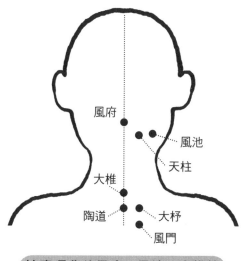

風府
風池
天柱
大椎
陶道　　大杼
風門

按摩項背的風府、風池、大椎等
穴，可改善滿頭大汗與汗流浹背

＋ 知識補充站

　　「浸淫瘡入裏即死」，自體免疫疾病，從全身性紅斑性狼瘡到自體免疫性肝炎，含括疾病種類很多。汗腺，是人體腺體中最後進化的組織，也是最先退化的，經常滿頭大汗與汗流浹背的人是很辛苦的，但是「身冷無汗，為入臟多死；身和汗自出，為入腑多愈」，能夠適時的流汗，亦是一項健康的表徵。

　　局部的流汗有預警之示：腋下黃汗，呼吸器官功能不良；腹股溝黃汗，排泄器官多有礙。兩者都出黃汗或體臭，即使不生病，也見健康指數下降，生活品質低落。如果腳底湧泉穴區長濕疹或膿瘡，是過勞所致，多缺乏有氧運動或休閒渡假(遊山玩水)，以致無法全身冒汗，缺少「身和汗自出，入腑多愈」的機制。觀察腳底或腳趾縫間長瘡疹，第四、五趾間是膽經脈，第一、二趾間是肝經脈，第二、三趾間是胃經脈，腳底是腎經脈，第一趾內側是脾經脈，第五趾外側是膀胱經脈，「從四肢流來入口者，不可治」，一定要改進生活步調，而不是全靠醫藥治療。

　　《金匱要略》22章中諸多藥方都可以對證調理，如桂枝湯即可「令身和汗自出即愈」，第20章「妊娠之服用桂枝湯」，及《傷寒論》之「太陽病刺風府、風池，卻與桂枝湯則愈。」依證服用桂枝湯即可大大改善病狀，防範演變成各種慢性痼疾，掌握診治時機是最見效的。

1-6 清邪、濁邪；大邪、小邪

12.問曰：「陽病十八，何謂也？」

師曰：「頭痛、項、腰、脊、臂、腳掣痛。」

陰病十八，何謂也？

師曰：「咳、上氣、喘、噦、咽、腸鳴、脹滿、心痛、拘急。五臟病各有十八，合為九十病；人又有六微，微有十八病，合為一百八病。五勞、七傷、六極、婦人三十六病，不在其中。清邪居上，濁邪居下，大邪中表，小邪中裏，檠飪之邪，從口入者，宿食也。五邪中人，各有法度，風中於前，寒中於暮，濕傷於下，霧傷於上，風令脈浮，寒令脈急，霧傷皮腠，濕流關節，食傷脾胃，極寒傷經，極熱傷絡。」

　　陽病是十二經脈的是動病，多見於頭項肢節。陰病是十二經脈的所生病，多見於五臟六腑。風寒濕霧各有法度，霧氣起於地表，大範圍的暖空氣團，吹拂過溫度低的地表面，因為暖空氣冷卻，加上水氣含量增加（加濕），從地面漸漸起霧，冬季日夜溫差大，尤其在深秋初冬之時，特別容易起霧，霧是大氣懸浮的水氣凝結而成，早霧晴，晚霧陰，乾旱地區多短霧，一小時內可消散；潮濕地區多長霧，可持續六小時左右。清邪居上，霧傷於上，因霧氣上薰鼻腔，易傷損呼吸器官；霧傷皮腠，即霧氣瀰漫皮膚腠理。濁邪居下，濕氣傷於下，濕留關節。

　　《溫病條辨·雜說》「……春風自下而上，夏風橫行空中，秋風自上而下，冬風刮地而行。 其方位也，則有四正四隅，此方位之合於四時八節也。立春起艮方，從東北隅而來，名之曰條風，八節各隨其方而起，常理也。如立春起坤方，謂之衝風，又謂之虛邪賊風，為其乘月建之虛，則其變也。春初之風，則夾寒水之母氣；春末之風，則帶火熱之子氣；夏初之風，則木氣未盡，而炎火漸生；長夏之風，則挾暑氣、濕氣、木氣（未為木庫），大雨而後暴涼，則挾寒水之氣；久晴不雨，以其近秋也，而先行燥氣，是長夏之風，無所不兼，而人則無所不病矣。 初秋則挾濕氣，季秋則兼寒水之氣，所以報冬氣也。初冬猶兼燥金之氣，正冬則寒水本令，而季冬又報來春風木之氣，紙鳶起矣。……」

　　《金匱要略》最後三章妊娠病、產後病與雜病，診斷與治療充分呈現出人性，內服藥、外用藥與針灸，各有效益，又提高對五勞、七傷、六極之療效。蛇床子散方溫陰中坐藥，狼牙湯洗之，膏髮煎導之，都是外用藥；小柴胡湯助益肝膽循環，腎氣丸養護肝腎真陰，桂枝湯養和營衛氣血，桂枝茯苓丸通暢腹腔，附子湯溫養腹腔。寒令脈急，桂枝湯是傷寒論第一方，也是妊娠養胃藥方，極寒傷經，宜附子湯或腎氣丸。

起於五邪之病因與其病證

病因	病證
風中於前	脈浮
寒中於暮	脈急
濕傷於下	濕流關節
霧傷於上	霧傷皮腠
食傷脾胃	漿飪之邪，從口入者，宿食
極寒	傷經
極熱	傷絡

婦人三十六病

施治	條文	三十六病症狀	治療方法
內服藥	333	婦人妊娠	桂枝湯
	334	婦人宿有癥病	桂枝茯苓丸
	335	婦人懷娠六七月	附子湯溫其臟
	345	產婦鬱冒	小柴胡湯
	369	婦人轉胞	腎氣丸
	355	婦人熱入血室	小柴胡湯
針灸與食療	356	婦人熱入血室，治之無犯胃氣及上二焦	自愈
	357	婦人熱入血室	刺期門
	358	陽明病熱入血室	刺期門，隨其實而瀉之，濈然汗出者愈
外用藥	370	溫陰中坐藥	蛇床子散方
	371	陰中生瘡	狼牙湯洗之
	372	陰吹正喧	膏髮煎導之

1-7 諸病在臟，隨其所得攻之

13.問曰：「病有急當救裏救表者，何謂也？」
師曰：「病，醫下之，續得下利，清穀不止，身體疼痛者，急當救裏；後身體疼痛，清便自調者，急當救表也。夫病痼疾加以卒病，當先治其卒病，後乃治其痼疾也。」
師曰：「五臟病各有所得者愈，五臟病各有所惡，各隨其所不喜者為病。病者素不應食，而反暴思之，必發熱也。夫諸病在臟，欲攻之，當隨其所得而攻之，如渴者，與豬苓湯。餘皆仿此。」

「痼疾」是指長期慢性疾病與慢性生活習慣病，如糖尿病、高血壓、肝硬化、貧血、僵直性脊椎炎、全身性紅斑狼瘡、肥胖症、慢性支氣管炎、慢性胃炎、慢性腎臟病……等，病人的配合度愈高，醫療愈見效。診病要知道病人的喜惡，「五臟病各有所惡，各隨其所不喜者為病」。治療要確實掌握疾病的來源，「諸病在臟，欲攻之，當隨其所得而攻之」，病因所不喜而得，治其所不喜而癒。

「卒病」是急證，有致死之虞，要注意當下症狀變化，如心肌梗塞、腦中風、急性胰臟炎、急性腸胃炎、急性盲腸炎、急性腎衰竭、急性呼吸道感染、急性中毒……等，都要在第一時間救急，必要時非外科手術治療不可。

五臟六腑感受著天地暖熱涼寒的變化，都會有喜惡之情，腦部血液循環也難免隨之變快變慢；「隨其所得而攻之」，得失之間，如飲食之飪，「飪之邪，從口入者，宿食」是消化性問題；是飲食不當，一時無法消化吸收？還是消化系統機能早有問題？需要明為辨症，「病者素不應食，而反暴思之，必發熱」，吃不下或毫無胃口時，卻突然想要吃，必是體內發生問題，有發炎狀況，體溫會上升或因此發燒。

「五臟病各有所得者愈，五臟病各有所惡，各隨其所不喜者為病。」所得者因為喜歡而有所得，五臟肝、心、脾、肺、腎，喜歡酸、苦、甘、辛、鹹；所惡者因為不喜歡而有所忌。肝喜歡酸，腎喜歡鹹，少者養之，多則害之。過度疲勞必造成肝、腎不足，真陰虧損，喜歡酸、鹹之味。孕婦孕吐，喜歡鹹、酸、甜的蜜餞，就是養益肝、腎、脾經脈。情緒變化很大與極度勞累的，多喜歡酸辣湯，因為肝魂不守，肝需要酸味，肺魄不寧，肺需要辛辣的味道。

「續得下利，清穀不止，身體疼痛者，急當救裏；後身體疼痛，清便自調者，急當救表也。夫病痼疾加以卒病，當先治其卒病，後乃治其痼疾」，急性肺炎與慢性肺栓塞症共同出現時，先治急性肺炎，若急性肺栓塞症出現，則急治急性肺栓塞症以救命，總是先以維持呼吸功能為主，根治慢性痼疾，一定要配合改善生活習慣才能見效。

豬苓湯之煮服法及療效

藥方

豬苓湯

組成

豬苓（去皮）、茯苓、阿膠、滑石、澤瀉各 1 兩

煮服法

水 4 升，先煮四味，取 2 升，去滓，內膠烊消，溫服七合，日三服

藥效

激活腦下垂體前葉、腎上腺和腎臟之間的生理作業

《內經 · 素問 · 宣明五氣篇》天地之間六合之內，不離於五，人亦應之

五味所入	五精所并	五臟所惡	五味所禁	五脈應象	五臟所藏	五臟所主
酸入肝	并於心則喜	心惡熱	辛走氣，氣病無多食辛	肝脈弦	心藏神	心主脈
辛入肺	并於肺則悲	肺惡寒	鹹走血，血病無多食鹹	心脈鉤	肺藏魄	肺主皮
苦入心	并於肝則憂	肝惡風	苦走骨，骨病無多食苦	脾脈代	肝藏魂	肝主筋
鹹入腎	并於脾則畏	脾惡濕	甘走肉，肉病無多食甘	肺脈毛	脾藏意	脾主肉
甘入脾	并於腎則恐	腎惡燥	酸走筋，筋病無多食酸	腎脈石	腎藏志	腎主骨

＋ 知識補充站

　　體溫調節最重要的，是下視丘與腦底部的視索前野的小領域，這是體溫調節中樞。視索前野的「活動變化溫度感受性神經元」反應溫度變化，即溫度上升時衝動發放頻率增加者為「溫敏神經元」，以及溫度下降時衝動發放頻率增加者的「冷敏神經元」。換句話說，體溫調節反應的回饋信號中，來自皮膚的情報是很重要的。

第2章
痙濕暍病脈證治

一言一行都是承諾,看在眼裡、烙在心底,醫生父母心。

「頸項強急……獨頭動搖,卒口噤,背反張者,痙病」,小孩熱性痙攣,或是婦女妊娠子癇,甚至是腦脊髓損傷等,都必須參考其他症狀以確診。

脈診很重要,惟不能只依脈診治病。

「暴腹脹大者,為欲解」是發生痙攣當下腹部機能的反應,由於痙攣可能是癱瘓的副反應之一,診治時不能掉以輕心。

2-1 太陽病與剛痙、柔痙

14.太陽病，發熱無汗，反惡寒者，名曰剛痙。

15.太陽病，發熱汗出，而不惡寒，名曰柔痙。

16.太陽病，發熱，脈沉而細者，名曰痙，為難治。

17.太陽病，發汗太多，因致痙。

18.夫風病，下之則痙，復發汗，必拘急。

19.瘡家雖身疼痛，不可發汗，汗出則痙。

20.病者身熱足寒，頸項強急，惡寒，時頭熱，面赤，目赤，獨頭動搖，卒口噤，背反張者，痙病也。若發其汗者，寒濕相搏，其表益虛，即惡寒甚。發其汗已，其脈如蛇。

21.暴腹脹大者，為欲解。脈如故，反伏弦者，痙。夫痙脈，按之緊如弦，直上下行。《脈經》云：痙家，其脈伏，堅直上下。痙病有灸瘡，難治。

　　痙病是一種疾病的名稱，主要症狀是「頸項強急，獨頭動搖，卒口噤，背反張者」，或是小孩熱性痙攣，也可能是婦女妊娠子癇，甚至是腦脊髓損傷等，必須參考整合其他症狀，始能確診施治。

　　「剛痙」與「柔痙」也是疾病名稱，加上「頸項強急，獨頭動搖，卒口噤，背反張者」等症狀，可歸納為痙病症候群。在平時「未病」階段，時下有不少人濫用藥物，浮現濫用藥物的副作用現象，隱藏在內的健康問題反而被忽略了，如未經確診，急於施治，後果不堪設想。古人說「醫生緣，主人福」是極富禪意的雙關語；是以，臨床的判斷非常重要。

20.「脈如蛇或滄滄，如掙扎扭捏奔逃之狀」、21.「按之緊如弦，直上下行或築築而弦，其脈伏堅，直上下」、22.「身體強，几几然，脈反沉遲，此為痙」。以上，都屬痙脈，脈象參考是必要的。張仲景的脈診是參考要據，《傷寒論》六經之為病，有言及脈象的，只有1.「太陽之為病，脈浮，頭項強痛而惡寒」、260.「少陰之為病，脈微細但欲寐」。臨症時，脈診固然重要，惟不能只依脈象診病施治。

　　「暴腹脹大者，為欲解」是發生痙攣的當下，腹部機能的反應；痙病患者腹診機會較少，切記腦脊髓液與神經網路必如影隨形的反應症狀。痙，風邪也，六氣皆會致痙，以寒(如虛弱又冷的時候)與熱(如小孩發燒的時候)最常見。發汗太多而成痙，非因濕因風，而是因燥者也。婦人脫血或妊娠子癇，跌撲破傷風，俱能致痙。

　　「為欲解」是張仲景診治的指標，《傷寒論》所言「欲解時辰」，生物進化理論隱約呈現在其間，其中，掌控生理韻律的生理時鐘，可說就是六經病的『欲解時辰』，與書中的「自愈」、「欲解」(10、265)、「欲愈」(258)、「雖劇當愈」(11)、「欲知何時得，何時愈」(13)、「十二日愈」(15)、「胃和則愈」(216)、「脈緊則愈」(140)……等概念，當相互呼應。

　　歸納之，醫生掌握診治契機，卒病急救，痼疾緩治，是最基本的治則。

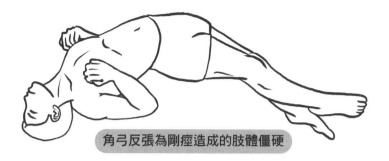

角弓反張為剛痙造成的肢體僵硬

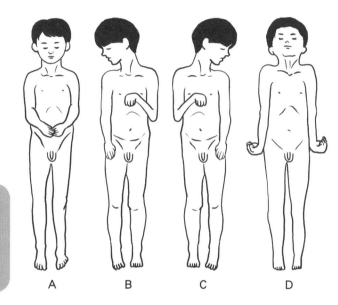

大腦損傷造成肢體僵直：
A 仰睡時頭部姿勢正常，
但上肢半屈
B 和 C 為頭部轉動
D 為上下肢皆伸直

A　　B　　C　　D

╋ 知識補充站

　　痙病就是痙攣，是一塊肌肉、一組肌肉，或一個空心器官(如胃、陰道)急遽不自主收縮，俗稱抽筋。

　　痙攣多數無害，會在數分鐘內，甚至數秒鐘即消失，常因過勞，造成張力障礙等。如因控制隨意肌運動的大腦或脊髓節段損傷所導致，也可能與脊髓損傷、多發性硬化症腦性麻痺、缺氧性腦損害、腦外傷、嚴重頭部傷，或某些代謝疾病等合併發生；起因於中樞神經系統疾病，或急性傳染病，情況可能相對嚴重。

　　痙攣也常是癱瘓的副反應之一，輕度者肌肉強直或肌肉痙攣，重度者腿部無法運動，雙腿不自主交叉、關節僵直，可能妨礙步態、運動及言語功能，影響肢體癱瘓的復健效果，並干擾日常生活。

2-2 太陽病為痙與藥方

22.太陽病，其證備，身體強，几几然，脈反沉遲，此為痙，栝蔞桂枝湯主之。(脈浮、頭項強痛)

23.太陽病，無汗而小便反少，氣上衝胸，口噤不得語，欲作剛痙，葛根湯主之。

24.痙為病，胸滿口噤，臥不著席，腳攣急，必齘齒，可與大承氣湯。(常見刷牙時牙齦流血)

臨床上，可整合第21章婦人產後病之症狀，以確診太陽病為痙。351.「新產婦人有三病，一者病痙，二者病鬱冒，三者大便難，何謂也?」師曰：「新產血虛，多汗出，喜中風，故令病痙。」、353.「病解能食，七、八日更發熱者，此為胃實，大承氣湯主之。」、354.「產後腹中疼痛，當歸生薑羊肉湯主之，並治腹中寒疝，虛勞不足。」、357.「產後七、八日，無太陽證，少腹堅痛，此惡露不盡，不大便，煩躁發熱，切脈微實，更倍發熱，日晡時煩躁者，不食，食則譫語，至夜即愈，宜大承氣湯主之，熱在裡，結在膀胱也。」

無汗惡風，實邪也，宜葛根湯發之，即桂枝湯加麻黃、葛根，兩解太陽、陽明之邪也。麻黃解太陽以發汗，葛根解陽明以實腠理。

項背強几几，反汗出惡風者，桂枝加葛根湯主之。桂枝湯和營衛、養益腸胃，葛根養益腸胃、柔順筋骨。

若太陽病發汗太多，津液大亡，表氣不固，邪風乘虛而入，因成痙者，乃內虛血液循環無法養益肌肉；柔痙是消化道循環不良造成，剛痙是血液循環不良所致，兩者結果不同，用藥亦不同，如桂枝加附子湯，以固表祛風為主，適合太陽痙兼少陰痙，多病出汗過多所致。新產亡血過多，變生此證者，或多兼及厥陰痙，臨床上，皆依此類推診治。

六經皆有痙證，不專在太陽一經，六氣皆能致痙，不獨在濕一氣。

1.太陰痙，多腹部絞痛的痙攣形式，由特定器官(如膽管)的平滑肌發生痙攣形成。絞痛會導致反胃或嘔吐，持續痙攣稱為胃腸痙攣症。

2.少陰痙，脊髓疾病、腫瘤、中風等都會發生痙攣。神經系統周邊疾病如膀胱感染或皮膚潰瘍，也會引起痙攣。破傷風導致肌肉痙攣，可能出現肌腱和韌帶撕裂。

3.厥陰痙，如陰道痙攣，會與情緒問題糾纏，如自尊低、恐懼、抑鬱。盆膈肌構成女性的陰道口，與臨近的直腸與子宮息息相關，影響便秘與性高潮。

熱性痙攣是孩童發燒，類似癲癇發作，失去意識，身體不停抖動，四肢不斷揮舞，眼球上吊，嘴唇發紺，一般不會超過十分鐘，甚至不到一分鐘就停止，此類病童多發燒超過38℃，常發生在發燒的第一天。

剛痙與柔痙之比較

痙病	症狀比較	代表藥方
剛痙	關節強直，屬於風，其勢勁急，發熱無汗，反惡寒	麻黃湯類、葛根湯、小青龍湯
柔痙	頸項強直，屬於濕，其勢濡弱，發熱汗出，不惡寒	桂枝湯類、桂枝加葛根湯、栝蔞桂枝湯

六經痙證

六經痙	症狀比較
太陽痙	頭項強急，項背几几，脊強反張，腰似折，髀不可以曲，膕如結
陽明痙	頭動搖，口噤齒齘，缺盆紐痛，腳攣急
少陽痙	口眼喎邪，手足牽引，兩脇拘急，半身不遂
太陰痙	腹內拘急，因吐利後而四肢攣急
少陰痙	惡寒踡臥，尻以代踵，脊似代頭，俯而不能仰
厥陰痙	睪丸上升，宗筋下注，少腹裏急，陰中拘攣，膝脛拘急

栝蔞桂枝湯、葛根湯與大承氣湯之比較

藥方	栝蔞桂枝湯	葛根湯	大承氣湯
組成	栝蔞根 2 兩、桂枝 3 兩、芍藥 3 兩、甘草 2 兩、生薑 3 兩、大棗 12 枚	葛根 4 兩、麻黃 3 兩（去節）、桂枝 2 兩（去皮）、芍藥 2 兩、炙甘草 2 兩、生薑 3 兩（切）、大棗 12 枚（擘）	大黃 4 兩（酒洗）、厚朴 0.5 斤（炙去皮）、枳實 5 枚、芒硝 3 合
煮服法	水 9 升，煮取 3 升，分溫三服，取微汗。汗不出，食頃，啜熱粥發之	水 1 斗，先煮麻黃、葛根，減 3 升，去沫，內諸藥，煮取 3 升，去滓，溫服 1 升，覆取微似汗，不須啜粥，餘如桂枝湯法將息及禁忌	水 1 斗，先煮枳、朴，取 5 升，去滓，內大黃，煮取 2 升，去滓，內芒硝，更上微火 1、2 沸，分溫再服，得下止服
	溫熱服藥，用力漱口 20 下，令後腦發熱，再緩緩嚥下，激活口腔唾液腺，腦幹及汗腺等		
症狀	太陽病，其證備，身體強，几几然，脈反沉遲，此為痙	太陽病，無汗而小便反少，氣上衝胸，口噤不得語，欲作剛痙	痙為病，胸滿口噤，臥不著席，腳攣急，必齘齒

2-3 太陽病濕痺與汗尿

25.太陽病，關節疼痛而煩，脈沉而細者，此名濕痺(中濕)，濕痺之候，小便不利，大便反快，但當利其小便。

26.濕家之為病，一身盡疼，發熱，身色如熏黃也。(《傷寒論》397.)

27.濕家，其人但頭汗出，背強，欲得被覆向火。若下之早則噦，或胸滿，小便不利，舌上如胎者，以丹田有熱，胸上有寒，渴欲得飲而不能，則口燥煩也。(《傷寒論》400.)

28.濕家下之，額上汗出，微喘，小便利者死；若下利不止者，亦死。(《傷寒論》401.)

29.風濕相搏，一身盡疼痛，法當汗出而解；值天陰雨不止，醫云此可發汗，汗之病不愈者，何也？蓋發其汗，汗大出者，但風氣去，濕氣在，是故不愈也。若治風濕者，發其汗，但微微似欲汗出者，風濕俱去也。(《傷寒論》403.)

　　類風濕性關節炎，目前尚未找到確切病因，但是可以確認與自體免疫系統相關，癒後有可能造成心臟方面重大疾病。防治於先，對風與濕要有所認識。治風濕，以俟天氣晴明，發其汗，令汗微微似欲出狀，則風與濕俱去，汗出當風，多風濕，身體必為腫脹。久傷取冷，多寒濕，必然小便不利。

　　「濕家之為病，一身盡疼，發熱，身色如似薰黃」(風病多在上，溫病多在下)，濕之為病，或因外受濕氣，則一身盡痛，或因內生濕病，則發熱身黃；若內外同病，則一身盡痛發熱，身色如薰黃也。

1.薰黃者，濕盛之發黃，屬脾之瘀濕，故其色暗如煙薰也。

2.不似傷寒熱盛之發黃，屬陽明之鬱熱，故其色明如橘子色也。

3.同為太陽經中之病，而虛實施治不同，宜以人參白虎湯主治之。

4.痛風以汗之，濕熱以利之，暍暑以消之，以風汗去痛，去濕利去重，清消去暑熱痛重也。

　　「重」是淋巴腺循環不良，內臟的淋巴管將脂肪化成乳糜狀送往胸管，送回心臟。「腫」是局部間質液的蓄積，四肢關節的淋巴排出不良就會腫，就會重，以致肢節屈伸困難。「痛」是神經系統循環不良，如知覺神經，或是運動感覺神經，神經系統持續對應與對付體內與體外的身體變化，統御身體各種活動，尤其是呼吸與循環方面；神經系統構造上分中樞(CNS)與末梢(PNS)，機能上分身體(SNS)與自律性(ANS)。

　　疼痛是神經功能不良的表現，越動越痛多肇因於動脈循環不良，越動越不痛者多因靜脈循環不良；淋巴方面問題大者，則以腫、脹、重來表現，神經方面問題大過淋巴方面，則疼痛表現加大；反之，淋巴方面問題大過神經問題，則腫脹重的現象加大。

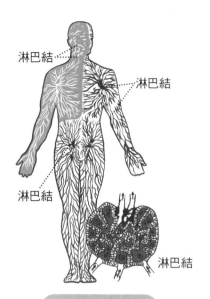

淋巴結
淋巴結
淋巴結
淋巴結

左右側淋巴結分布

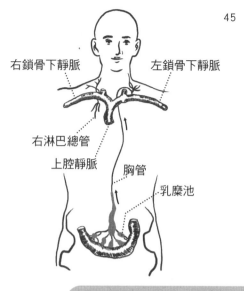

右鎖骨下靜脈
左鎖骨下靜脈
右淋巴總管
上腔靜脈
胸管
乳糜池

右淋巴總管與胸管，胸管是大部分淋巴回流至靜脈系統的主要通道

《傷寒論》濕家病篇與太陽病篇之濕痺診治比較

篇名	肢體症狀	脈象	藥方	組成	臨床實用方
濕家病篇	身體疼痛、轉身不自在（軀體）	脈浮虛而濇	桂枝附子湯	桂枝、生薑、甘草、附子、大棗	真武湯
	肢節疼煩或屈伸不便、小便不利、呼吸不順或身體不爽（上肢下肢）	脈浮虛而濇	甘草附子湯	甘草、附子、白朮、桂枝	柴胡桂枝湯
太陽病篇	身疼痛（軀體上肢）	脈沉遲	桂枝新加湯	桂枝、炙甘草、生薑、紅棗、芍藥、人參	桂麻各半湯
	四肢屈伸不便、汗多、怕風、小便不利（上肢下肢）	脈沉遲	桂枝加附子湯	桂枝、炙甘草、生薑、紅棗、芍藥、附子	當歸四逆湯
	腳抽筋、汗出、怕冷或畏寒（下肢）	脈沉遲	芍藥甘草附子湯	甘草、附子、芍藥	大柴胡湯或小建中湯

✛ 知識補充站

　　掌握桂枝湯與麻黃湯的差異後，將單味藥如附子、芍藥、大黃、葛根、麥芽糖等，加入桂枝湯中，可治療的病症就大不同。科學中藥，其藥效發揮固然不如藥方快速，然而，更適合用來長期調養身體，改善體況。

2-4 濕家，病頭痛鼻塞發熱

30.濕家，病身疼發熱，面黃而喘，頭痛鼻塞而煩，其脈大，自能飲食，腹中和無病，病在頭中寒濕，故鼻塞，內藥鼻中則愈。

31.濕家，身煩疼，可與麻黃加朮湯，發其汗為宜，慎不可以火攻之。

32.病者一身盡疼，發熱，日晡所劇者，名風濕。此病傷於汗出當風，或久傷取冷所致也，可與麻黃杏仁薏苡甘草湯。

　　麻黃加朮湯與麻黃杏仁薏苡甘草湯，其成分差異不大，惟兩者原設計藥方與針對之症狀，卻大不相同。即使現代臨床上以科學中藥為主，醫者要切確辨證施治，亦須通過理論與實務的經驗累積，才能心領神會，施用自如。

　　身體內濕氣過重，上半身腫脹疼痛，是血液透過上腔靜脈回流心臟不良；下半身腫脹疼痛，是下腔靜脈回流心臟不良；全身疼痛則是上腔靜脈與下腔靜脈回流心臟皆不良。治療上，先除濕氣，提高皮膚貯藏的血液流動性，就可以減少「胸痺短氣」與「血痺虛勞」等症狀。防治未然，要從「痙濕暍病」開始。同為太陽經中之病，而虛實施治各不同，宜以人參白虎湯主治之。

　　痛風以汗之，濕熱以利之，暍暑以消之，以風汗去痛，去濕利去重，清消去暑熱痛重也。

　　鼻鳴就是喘鳴，鼻子不舒服，呼吸也不可能順暢，這與氣喘是不一樣的。鼻腔內有黏膜，佔據臉部上眼窩與口腔之間相當大的空間，是氣管的起始部，也負責嗅覺與構音；因為有鼻腔負責加濕、加溫、除塵等空調作用，肺泡才能順暢交換空氣。鼻腔黏膜下分布有豐富的血管來發揮空調作用，鼻腔上部的天庭區域，以篩板與大腦額葉作分界，透過這些血管(特別是上矢狀靜脈竇、海綿靜脈竇)、淋巴管、神經的交流，使得鼻與腦關聯密切。

　　除了內服桂枝湯治療鼻鳴之外，《傷寒論》398.「濕家病，身上疼痛，發熱，面黃而喘，頭痛鼻塞而煩，其脈大，自能飲食，腹中和無病，病在頭中寒濕，故鼻塞，內藥鼻中則愈」，則是以外用藥治療。

小博士解說

　　額竇炎是常見疾病，前額部悶脹，患側較明顯。額竇引流受阻，導致頭痛，三叉神經分布區反射性頭痛，鼻塞明顯，多上午較重，多持續性患側鼻塞，鼻分泌物為黏膿性或膿性，嗅覺減退。額竇炎初開始為全頭痛，逐漸局限在患側眼眶內上角和前額部，疼痛有明顯時間規律，每天晨起後發作，漸加重，中午最重，午後逐漸緩解，至晚上頭痛消失，次日重複發作。觸壓眼眶內上角有明顯壓痛。鼻竇炎本身可以向外擴散，引起中耳炎、咽喉炎、扁桃體炎等，持恆大量的有氧運動，都可以改善，甚至痊癒。

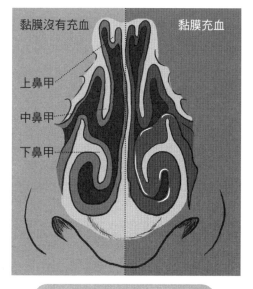

黏膜沒有充血　　黏膜充血

上鼻甲

中鼻甲

下鼻甲

鼻腔黏膜有助調節空氣溫濕度

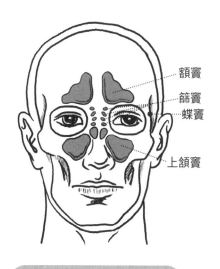

額竇

篩竇

蝶竇

上頜竇

鼻腔有四個鼻竇，內部充滿
空氣，可緩衝外力衝擊

麻黃加朮湯、麻黃杏仁薏苡甘草湯之比較

藥方	麻黃加朮湯	麻黃杏仁薏苡甘草湯
組成	麻黃 3 兩（去節）、桂枝 2 兩（去皮）、甘草 2 兩（炙）、杏仁 70 個（去皮尖）、白朮 4 兩	麻黃 0.5 兩（去節、湯泡）、甘草 1 兩（炙）、薏苡仁 0.5 兩、杏仁 10 個（去皮尖，炒）
煮服法	水 9 升，先煮麻黃，減 2 升，去上沫，內諸藥，煮取 2.5 升，去滓，溫服八合，覆取微似汗	銼麻豆大，每服 4 錢匕，水盞半，煮八分，去滓，溫服，有微汗，避風
症狀	濕家，身煩疼	病者一身盡疼，發熱，日晡所劇者，名風濕

✚ 知識補充站

　　鼻塞嚴重時，因為鼻腔急激抵抗而併見以口腔呼吸，正常狀態下，談話時、歌唱間、激烈運動時，都會以鼻、口共同分擔呼吸，形成非病態的口鼻呼吸。

　　桂枝湯適症「鼻鳴」加「乾嘔」，就是治療鼻腔與口腔之合併症狀。感冒初期，鼻乾燥感也會加重鼻鳴症狀；另外，萎縮性鼻炎、乾燥性鼻炎、急性鼻炎都會出現鼻乾燥感，有些降壓藥及抗組織胺也會造成此現象。

2-5 風濕，脈浮身重疼煩

33.風濕，脈浮身重，汗出惡風者，防己黃耆湯主之。

34.傷寒八、九日，風濕相搏，身體疼煩，不能自轉側，不嘔不渴，脈浮虛而濇者，桂枝附子湯主之；若大便堅，小便自利者，去桂枝加白朮湯主之。

35.風濕相搏，骨節疼煩，掣痛不得屈伸，近之則痛劇，汗出短氣，小便不利，惡風不欲去衣，或身微腫者，甘草附子湯主之。

　　麻黃加朮湯覆取微似汗治身體煩疼；麻黃杏仁薏苡甘草湯溫服有微汗治一身盡疼；防己黃耆湯溫令腰以下微汗，治風濕身重。此三藥方都可以提升腸道免疫機能，分別改善不一樣的功能障礙。

　　《傷寒論》言及風濕相搏者，如404.桂枝附子湯、白朮附子湯(桂枝去桂加白朮湯)與405.甘草附子湯，都是溫服，並增加服量與服用次數，以「微汗」、「輕微麻痺狀」(胸部或肢節有麻麻的感覺，感覺輕重因人而異)或暈狀(頭微暈，藥眩，如針灸之得氣)為解。不同於服用桂枝湯、桂枝加附子湯後，要再喝熱稀粥來助藥力，服用五苓散後則要多飲暖水，令汗出則癒。

　　369.「兩脛拘急而讝言」可能是腹腔虛弱引起，「虛則兩脛攣，病形象桂枝，因加附子參其間，增桂令汗出、附子溫經，亡陽故也」。至此，指標性的是404.「身體疼煩不能自轉側，桂枝附子湯」，或405.「骨節疼煩，掣痛不得屈伸，近之則痛劇，汗出短氣，小便不利，惡風不欲去衣，或身微腫者，甘草附子湯主之」，改善之後，才有368.「厥愈足溫，更作芍藥甘草湯與之」。平時小腿抽筋，用手抓住抽筋側的大腳拇趾，再慢慢伸直腳，小腿肌肉就會鬆弛；或雙手緩緩使勁按摩小腿肚，最重要的是不要急與恐慌。

　　《內經‧素問‧至真要大論》「諸痙項強，皆屬於濕。」又云「諸暴強直，皆屬於風。」太陽病，發汗太多，因成痙。痙因筋急，凡六經筋病，皆得以痙稱之。腦脊髓液防護腦部與脊椎，同時也參與體液循環和免疫機能作業，相當於任、督二脈，督導四肢九竅的血脈循環。

小博士解說

　　臨床上，鼻腔狹窄或閉塞，常併見有變動性(可逆性、一時性)鼻塞或固定性(非可逆性、持續性)鼻塞，變動性鼻塞如鼻過敏症(過敏性鼻炎、血管運動性鼻炎)、呼吸道發炎初期；至於適合投以桂枝湯之「鼻鳴」，是要鼻塞程度相當嚴重者，如固定性鼻塞之肥厚性鼻炎(鼻中膈彎曲症)、慢性鼻竇炎、上咽頭腫瘤等。上咽頭疾病所致之鼻塞，可能併發滲漏性中耳炎(耳道機能障礙)；鼻音重者，濕氣重，多伴有「四肢九竅，壅塞不通」症狀，不是單純的鼻病。

桂枝湯加減方治療風濕

藥方	治療症狀	主治部位
桂枝湯加附子	怕風、汗多、小便不暢、四肢不輕爽	上肢、下肢血液循環不良
桂枝加桂湯	胸悶腹痛（氣從小腹上衝胸部）	胸部、腹部血液循環不良
桂枝加芍藥湯	腹滿悶，時而疼痛	腹部血液循環不良（肝門靜脈循環不良）
桂枝加大黃湯	腹滿悶，時而很疼痛	腹部血液循環不良（下腔靜脈循環不良）
桂枝加葛根湯	後項不舒服	頸項血液循環不良（上腔靜脈循環不良）
小建中湯（即桂枝湯加麥芽糖）	腹中急痛，心悸煩悶	胸部、腹部血液循環不良（主動脈循環不良）

治痙脈與風濕之代表藥方

病症	症狀	代表藥方
痙脈	脈緊弦而直，或無汗，或汗出，或惡寒，或不惡寒	麻黃湯、桂枝湯、葛根湯
風濕	脈浮身重，汗出惡風	防己黃耆湯、防己茯苓湯、甘薑苓朮湯、桂枝湯加附子

防己黃耆湯、桂枝附子湯、白朮附子湯與甘草附子湯之比較

藥方	組成	煮服法	主要症狀
防己黃耆湯	防己 1 兩、甘草 0.5 兩（炒）、白朮 7.5 錢、黃耆 1.1 兩（去蘆）	剉麻豆大，每抄 5 錢匕，生薑 4 片，大棗 1 枚，水盞半，煎八分，去滓，溫服，良久再服。喘者加麻黃 0.5 兩，胃中不和者加芍藥 3 分，氣上衝者加桂枝 3 分，下有陳寒者加細辛 3 分。服後當如蟲行皮中，從腰下如冰，後坐被上，又以一被繞腰以下，溫令微汗，差	風濕，脈浮身重，汗出惡風
桂枝附子湯	桂枝 4 兩（去皮）、生薑 3 兩（切）、附子 3 枚（炮去皮，破 8 片）、甘草 2 兩（炙）、大棗 12 枚（擘）	水 6 升，煮取 2 升，去滓，分溫三服	風濕相搏，身體疼煩，不能自轉側，不嘔不渴，脈浮虛而濇
白朮附子湯	白朮 2 兩、附子 1.5 枚（炮，去皮）、甘草 1 兩（炙）、生薑 1.5 兩（切）、大棗 6 枚（擘）	水 3 升，煮取 1 升，去滓，分溫三服。一服覺身痺，半日許，再服，三服都盡，其人如冒狀，勿怪，即是朮附並走皮中，逐水氣未得除故耳	風濕相搏，身體疼煩，不能自轉側，不嘔不渴，脈浮虛而濇，若大便堅，小便自利
甘草附子湯	甘草 2 兩（炙）、白朮 2 兩、附子 2 枚（炮去皮）、桂枝 4 兩（去皮）	水 6 升，煮取 3 升，去滓。溫服 1 升，日三服，初服得微汗則解，能食，汗出復煩者，服五合。恐 1 升多者，服六、七合為妙	風濕相搏，骨節疼煩，掣痛不得屈伸，近之則痛劇，汗出短氣，小便不利，惡風不欲去衣，或身微腫

2-6 太陽中暍中熱，惡寒身重痛

36.太陽中暍，發熱惡寒，身重而疼痛，其脈弦細芤遲。小便已，灑灑然毛聳，手足逆冷，小有勞，身即熱，口開，前板齒燥。若發其汗，則惡寒甚；加溫鍼，則發熱甚；數下之，則淋甚。

37.太陽中熱者，暍是也。汗出惡寒，身熱而渴，白虎加人參湯主之。

38.太陽中暍，身熱疼重，而脈微弱，此以夏月傷冷水，水行皮中所致也，一物瓜蒂湯主之。

「中熱(中暑)，汗出惡寒，身熱而渴，白虎加人參湯」，其煮服法：米熟，湯成，去滓，溫服一升，日三服。以粥水促進新陳代謝，養益胃腸，並降火寧心去煩躁，特別養護腸道黏膜系統。

「中暍(中暑)，身熱疼重，而脈微弱，此以夏月傷冷水，水行皮中所致也，一物瓜蒂湯主之」，其煮服法：去滓，頓服。頓服瓜蒂濃汁，藥效一方面刺激食道括約肌蠕動，一方面養益胃腸黏膜，促進血液循環。

痛風以汗之，濕熱以利之，暍暑以消之；發汗去痛，利濕去重，清消去暑熱。濕，濕邪也，風濕關節炎、香港腳、富貴手、異位性皮膚炎等都與濕邪有關。濕多傷於下，多令人沉重或腫脹；風多傷於上，中風與感冒風寒最常發生。環境的濕度收關體內的濕氣，環境溫度高低，與風氣互動，春風暖化雨，冬風寒結冰。暍，暑邪也，就是中暑。夏月，溫度高濕度大，循環系統問題多，暑暍傷於多飲冷水。冬月，溫度低濕度小，多傷於外寒，呼吸道症狀多。

一日當中體溫最低時，也是死亡率相對高的時候。清晨3~5點寅時，是氣喘、胃腸道、心臟方面較容易惡化的時候。夏季是中暑季節，冬季是中風季節，上吐下瀉的霍亂多見於魚鮮蟹肥的秋季，花粉過敏多見於春暖花開時。

冬季冷基礎代謝升高，夏季熱基礎代謝降低，夏季溫熱負荷，短時間內出汗，發汗量多，體內的鈉濃度會降低；現代空調設備普及和飲食的改變，季節變化對人體的影響減弱。每個人的體質、免疫力不同，自律神經的協調機制不一，自律神經可調整免疫力，免疫力也可協調自律神經。夏季高氣溫之下，濕度高，悶熱難耐時，免疫力低下的人，中暑機會就很大，平日即鍛鍊身體，充分休息，補充高蛋白及維生素、礦物質是必要的。

午未時辰(11:00am~3:00pm)是中暑機率較高的時候，先夏至日為病溫，即夏至之前(立夏至夏至之間即入夏)，可能提早到巳時(9:00am~11:00am)，夏至之後為病暑，即夏至之後(夏至至立秋之間即出夏)會延伸到申時(1:00pm~3:00pm)。夏天待冷氣房，與戶外炙熱，其溫差大，易中暑；冬季室內暖氣，戶外低溫，裡外溫差大，易中風。

人體舒服溫濕度

溫度	舒適度	濕度	舒適度
-35~-10 度	防凍傷	20~39%	乾燥
-10~17 度	寒冷	40~70%	舒適濕度
18~23 度	舒適溫度	71~100%	潮溼
24~40 度	炎熱		
41~50 度	防暑		

人體舒服溫濕度：18~23 度、45~65% RH
植物適宜溫濕度：22~32 度、60~80% RH

濕痹、濕熱與中暍

病名	脈象	症狀	治療與預後
濕痹	沉而細（緩）	小便不利，大便反快	當利其小便
濕熱	必浮而實	初病不過欲飲水	傳經，變病不一
中暍	必浮而虛	以暑熱傷氣，一病即大渴引飲	不傳，不愈即死

白虎加人參湯與一物瓜蒂湯之比較

藥方	組成	煮服法	症狀
白虎加人參湯	知母六兩、石膏一斤（碎）、甘草二兩、粳米六合、人參三兩	一斗，煮米熟，湯成，去滓，溫服一升，日三服	太陽中熱者，暍是也。汗出惡寒，身熱而渴
一物瓜蒂湯	瓜蒂二十個	水一升，煮取五合，去滓，頓服	太陽中暍，身熱疼重，而脈微弱，此以夏月傷冷水，水行皮中所致

NOTE

第3章
百合狐惑陰陽毒病脈證治

　　百合病是因腦神經衰弱，引起自律神經失調，造成精神功能異常症狀，常見的如腦神經衰弱、焦慮症、憂鬱症，精神分裂……等，症狀有心悸、肌肉緊繃、覺得疲累、心跳加快、呼吸急促、盜汗等，多因生活步調緊張，人際關係複雜，壓力太多，腦力不足以應付而引起，非單獨「一種疾病」，是腦「症候群」引起眾多疾病。

　　陰陽二毒，是感天地疫癘非常之氣，沿家傳染，所謂時疫證；陰毒者，非陰寒之病，乃感天地惡毒異氣入於陰經，故曰陰毒耳。陽毒似斑疹傷寒，臨床症狀為寒戰、高熱、皮疹、淋巴結腫大、肝脾腫大等。

　　流行性（人蝨型）斑疹傷寒，經體蝨傳播，冬春季為多。

　　地方性（蚤型）斑疹傷寒，以鼠蚤為媒介，夏秋季為多。

　　陰毒似紅斑性狼瘡，狼瘡會影響全身各個器官系統，諸如關節、皮膚、腎臟、腦部、心肺、血液等，臨床表現十分多樣，有的全身抽搐、意識不清，甚至妄想、幻覺，類似精神神經方面疾病，有人稱為偉大模仿者，即指全身性紅斑狼瘡在病程演變中，能以不同的症狀表現其多形多樣的一面。

3-1百合病，百脈一宗，悉致其病

3-2百合病辨證及治療

3-3狐惑之為病

3-4陽毒之為病，陰毒之為病

3-1 百合病，百脈一宗，悉致其病

39.論曰：百合病者，百脈一宗，悉致其病也。意欲食復不能食，常默默然，欲臥不能臥，欲行不能行，欲飲食，或有美時，或有不用聞食臭時，如寒無寒，如熱無熱，口苦，小便赤，諸藥不能治，得藥則劇吐、利，如有神靈者，身形如和，其脈微數。

40.每溺時頭痛者，六十日乃愈；若溺時頭不痛者，淅然者，四十日愈；若溺快然，但頭眩者，二十日愈。

41.其證或未病而預見，或病四、五日而出，或病二十日或一月微見者，各隨證治之。

39.「百合病者，百脈一宗，悉致其病」與40.「溺時頭痛，六十日愈；溺時頭不痛，淅然者，四十日愈；溺快然，但頭眩，二十日愈」，是反應腦下垂體後葉與下視丘的生理作業，此與臟器安危和個人生活方式息息相關。

41.「其證或未病而預見，或病四、五日而出，或病二十日或一月微見者，各隨證治之」，就是因應病症隨證治療；第1章7.「冬至之後，甲子夜半少陽起，少陽之時，陽始生，天得溫和。以未得甲子，天因溫和，此為未至而至也；以得甲子，而天未溫和，為至而不至也」，從半夜(子時)到雞鳴(丑時)是人睡得最沉的時候，也是甲子少陽要啟動的時候。

百合病近似腦神經衰弱及自律神經失調，在科學未萌發時期，精神功能引起的症狀，如覺得累、突然心跳加快、呼吸急促、盜汗等等，常被認為是觸犯鬼神。因腦神經負責人體不同功能，如腦神經衰弱、焦慮症、憂鬱症、精神分裂……等，病患並無法一一了解病因，一旦有症狀，攸關呼吸、心跳、肌肉活動等的「自律神經」就可能出現異狀。自律神經影響的部位非常多，憂思多慮、擔心操煩而睡不著、腹瀉、頻尿……，都可能引發自律神經暫時性失調，因症狀多變，讓人以為得了嚴重怪病。實際上，生活步調太快、人際關係複雜、壓力太多、腦力不夠，都會引起自律神經失調，這是眾多疾病引起腦反應的「症候群」，並非單獨「一種疾病」。

通常是煩惱過、心情平復後，很快可以恢復過來，這是透過一個共同神經機轉自律神經的作用。如果自律神經系統平衡力高，會很快好轉；自律神經系統平衡力不足，長時間下來就會造成自律神經失調。

壓力太多、太大，無抒發管道，造成腦力應變不足，讓人耐不住衝動的壓力，自律神經就會失調。面對(1)環境壓力如對天氣變化的耐受力、(2)生理壓力如月經來潮的荷爾蒙變化或疾病引起的耐受力、(3)情緒壓力的腦力因應不良時，都可能造成自律神經失調，好發於精神困擾、休息不足、工作太忙、家庭及情感關係不良或疾病纏身者。

四季時辰養益臟器

四季	一日	臟器	功能
春	清晨	養肝	肝門靜脈與胸管送營養到心臟，睡眠品質好，肝臟能展現良好的消化、吸收、解毒與造血功能
夏	中午	養心	飲食營養透過肝臟送到心臟，營養足夠且均衡，心、肝才會健康。肺臟將氧氣送到心臟，生長環境好、活動量夠，肺臟才能輸送足夠氧氣到心臟
秋	傍晚	養肺	五臟六腑心為之海。透過肺動脈與肺靜脈，心、肺做氣體交換，同時副交感神經與交感神經做交接工作，傍晚是腎臟最疲憊與肺臟最需要放鬆休息的時候
冬	半夜	養腎	腎臟過濾全身體液，肺臟交換氣體，兩者功成身退，把大部分的擔子交給肝臟，如果熬夜加班、過勞，傷損肝臟，必也傷及腎臟、心臟

＋ 知識補充站

要調節自律神經，一言以蔽之，就是「緩慢」。緩慢呼吸、緩慢行動、緩慢生活；自律神經失調常起因於交感神經過度亢奮，「緩慢」能提升低下的副交感神經，讓自律神經失調恢復平衡。

呼吸啟動副交感神經，吸氣時交感神經較活絡，呼氣時換副交感神經佔優勢，藉呼吸來調節自律神經，尤其是腹式呼吸，緩慢、深深地吸氣，讓腹部微微鼓起，然後緩慢吐氣。這樣可以啟動副交感神經，讓心跳和緩下來，人得以放鬆。

平躺時腹式呼吸效果很好，因橫膈膜與肝臟生理功能會更優勢。醒來時和睡前各練10分鐘腹式呼吸，持之以恆，能感受放鬆的愉悅，特別是失眠和淺眠者，可改善睡眠障礙。瑜珈、易筋經、禪坐、有氧運動，都可以使身心鬆、靜、定，有益健康並安神定心。

3-2 百合病辨證及治療

42.百合病，發汗後者，百合知母湯主之。

43.百合病，下之後者，滑石代赭湯主之。

44.百合病，吐之後者，百合雞子湯主之。

45.百合病，不經吐、下、發汗，病形如初者，百合地黃湯主之。

46.百合病，一月不解，變成渴者，百合洗方主之。

47.百合病，渴不差者，栝蔞牡蠣散主之。

48.百合病，變發熱者，一作發寒熱。百合滑石散主之。

百合病見於陰者，以陽法救之；見於陽者，以陰法救之。見陽攻陰，復發其汗，此為逆；見陰攻陽，乃復下之，此亦為逆。

39.「百合病者，百脈一宗，悉致其病」，古人認為是神靈生病；39.「諸藥不能治，得藥則劇吐利，如有神靈者，身形如和」，是腦的下視丘、腦下垂體、大腦皮質、腦脊髓液，或小腦等有症狀。

42~48就是百合病者的七個藥方，有藥方、粉劑和洗方。每個藥方都平淡無奇，但，最重要的是診治過程中，如何分辨出真正問題，以確定要汗、吐、下或和(補)。處方上，不是把多種藥加一起，而是要精準的對證下藥；如果不必吃藥，即使只用洗方，也要配合食療，一如「百合洗方洗已，食煮餅，勿以鹽豉也」、「桂枝湯服後啜熱粥溫覆取微似汗，禁生冷、黏滑、肉麵、五辛、酒酪、臭物等物」；百合病者，百脈一宗，要注意的不只是生病與否，重要的是即便生病，也不能浮濫吃藥，更重要的即使不吃藥，還是要注意飲食宜忌。

小博士解說

百合病七個藥方與《溫病條辨》治神昏譫語之清宮湯、牛黃丸、紫雪丹、局方至寶丹四個藥方，都是醒腦寧神的藥方，組成互異，治療方向一樣。此十一個藥方可分為二類，百合知母湯、百合地黃湯、百合洗方與清宮湯等，以促進肝門脈循環(水路)為主，其他藥方則以乳糜池與胸管循環(油路)為主。

《溫病條辨》「太陰溫病，不可發汗，發汗而汗不出者，必發斑疹，汗出過多者，必神昏譫語。……神昏譫語者，清宮湯主之，牛黃丸、紫雪丹、局方至寶丹亦主之。溫病忌汗者，……若其表疏，一發而汗出不止，汗為心液，誤汗亡陽，心陽傷而神明亂，中無所主，故神昏。心液傷而心血虛，心以陰為體，心陰不能濟陽，則心陽獨亢，心主言，故譫語不休也。濕溫著於經絡，多身痛身熱之候，醫者誤以為傷寒而汗之，遂成是證。仲景謂濕家忌發汗，發汗則病痙。濕熱相搏，循經入絡，故以清宮湯清包中之熱邪，加銀花、赤豆以清濕中之熱，而又能直入手厥陰也。至寶丹去穢濁，復神明，若無至寶，即以紫雪代之。溫毒神昏譫語者，先與安宮牛黃丸、紫雪丹之屬，繼以清宮湯。」

百合藥方釋例

藥方	組成	煮服法	治療重點
百合知母湯	百合七枚(擘)、知母三兩(切)	以水洗百合,漬一宿,當白沫出,去其水,更以泉水二升,煎取一升,去滓;別以泉水二升煎知母,取一升,去滓;後合和,煎取一升五合,分溫再服	百合病發汗後
滑石代赭湯	百合七枚(擘)、滑石三兩(碎,綿裹)、代赭石如彈丸大一枚(碎,綿裹)	以水洗百合,漬一宿,當白沫出,去其水,更以泉水二升,煎取一升,去滓;別以泉水二升煎滑石、代赭,取一升,去滓;後合和重煎,取一升五合,分溫服	百合病下之後
百合雞子湯	百合七枚(擘)、雞子黃一枚	以水洗百合,漬一宿,當白沫出,去其水,更以泉水二升,煎取一升,去滓,內雞子黃,攪勻,煎五分,溫服	百合病吐之後
百合地黃湯	百合七枚(擘)、生地黃汁一升	以水浸洗百合一宿,去其水;再以泉水0.4升,煎取0.2升,去滓,內地黃汁,煎取0.3升,分溫再服,中病勿更服,大便常如漆	百合病,不經吐、下、發汗,病形如初
百合洗方	百合一升	以百合一升,以水一斗,漬之一宿,以洗身。洗已,食煮餅,勿以鹽豉也	百合病一月不解,變成渴
栝蔞牡蠣散	栝蔞根、牡蠣	栝蔞根、牡蠣熬等分上為細末,飲服方寸匕,日三服	百合病渴不差
百合滑石散	百合一兩(炙)、滑石三兩	為散,飲服方寸匕,日三服。當微利者,止服,熱則除	百合病變發熱者,一作發寒熱

✚ 知識補充站

　　百合味甘微苦,性平。入心、肺及大、小腸四經。潤肺止咳用於肺燥或陰虛之咳嗽、咯血,常配川貝。清心安神用於熱性病後餘熱不清、虛煩不眠、神志恍惚,常配地黃。治肺熱咳嗽,乾咳久咳,熱病後虛熱,煩躁不安。百花膏治咳嗽不已,或痰中有血:款冬花、百合(焙,蒸)等分,煉蜜為丸,食後臨臥細嚼,薑湯嚥下,嚼化尤佳。內服煎湯蒸食或煮粥食。外用洗浴或搗敷。初嗽不宜遽用,風寒痰嗽,中氣虛寒,二便滑泄者忌之。

3-3 狐惑之為病

49.狐惑之為病，狀如傷寒，默默欲眠，目不得閉，臥起不安。蝕於喉為惑，蝕於陰為狐。不欲飲食，惡聞食臭，其面目乍赤、乍黑、乍白。

50.蝕於上部則聲喝，甘草瀉心湯主之。蝕於下部則咽乾，苦參湯洗之。蝕於肛者，雄黃熏之。雄黃上一味為末，筒瓦二枚，合之燒，向肛熏之。(《脈經》云：病人或從呼吸上蝕其咽，或從下焦蝕其肛陰，蝕上為惑，蝕下為狐，狐惑病者，豬苓散主之。)

51.病者脈數，無熱，微煩，默默但欲臥，汗出，初得之三、四日，目赤如鳩眼；七、八日，目四眥(黃)黑。若能食者，膿已成也，赤豆當歸散主之。

　　黏膜相關淋巴組織(Mucosa Associated Lymphoid Tissue, MALT)，是一種無明確範圍的低濃度淋巴組織，它分布在身體各處，例如消化道、呼吸道、泌尿生殖道等各種黏膜組織中。基本上，呼吸道黏膜與消化道黏膜的組織結構是不同的。耳鼻咽喉的黏膜與靜脈循環，有微妙的交流關係，是以，耳朵、眼睛、鼻子、口腔等七竅的黏膜發炎，反應免疫力的狀況與相關臟器的問題。「四肢九竅，血脈相傳，壅塞不通」，說明的不只是感官與排泄的順暢度，同時是黏膜相關淋巴組織所反應的免疫能力狀況。

　　肝膽濕熱，前陰之瘡多灼熱疼痛，併見目瀋不爽、耳鳴耳聾、口苦咽乾、脇肋脹痛、帶下色黃腥臭、小便黃濁、大便不暢等，舌苔黃膩，脈弦數。治宜清利肝膽濕熱，方用龍膽瀉肝湯加減、大柴胡湯等。

　　脾胃積熱，陰瘡灼熱疼痛較劇，併見口乾口臭、渴欲飲冷、牙齦腫痛、心中煩熱、面紅目赤、溲赤便乾等，舌紅苔黃，脈洪數或滑數。治宜清胃養陰，方用玉女煎加減、白虎湯等。

　　肝腎陰虛之陰瘡時輕時重，纏綿不癒，併見頭暈目眩、兩目乾瀋、視物不清、顴紅口乾、煩熱盜汗、耳鳴耳聾、腰膝痠軟、月經不調等症狀，舌紅少苔，脈沉細數。治宜補益肝腎，滋陰清熱，方用知母地黃丸加味、腎氣丸等。

　　外傷先陰部破損，後破損處生瘡，瘡處腫脹發熱，疼痛較劇，時流膿血水，甚則形成瘻管，或見發熱身痛、口乾口苦等症狀，舌紅苔薄黃，脈滑數。輕者僅局部生瘡，重者發熱寒顫等；治宜清熱解毒，利濕化濁，用蛇床子煎湯外洗；陰部紅腫熱痛，內服五味消毒飲合二妙散。

　　《傷寒論》腹診用來診斷上部聲喝，以甘草瀉心湯為代表的瀉心湯群為主，共十五方，對證下藥可以改善黏膜相關淋巴組織的症狀，如口瘡、陰瘡，主要是改善消化道的黏膜功能。

《傷寒論》相關胸腹診之條文與藥方

條文	病證	藥方
43	小結胸，病正在心下，按之則痛	小陷胸湯
44	結胸熱實，心下痛，按之石鞕者	大陷胸湯（軍硝遂）
73	心下悸，欲得按者	桂枝甘草湯
74	臍下悸者，欲作奔豚	茯苓桂枝甘草大棗湯
75	心下滿，微痛	桂枝湯去桂加茯苓白朮湯
78	煩，按之心下濡者	梔子豉湯
94	心下痞，按之濡	大黃黃連瀉心湯
95	心下痞，復惡寒汗出	附子瀉心湯
96	腹中雷鳴，心中痞鞕而滿	甘草瀉心湯
97	心下痞鞕，乾噫食臭，脅下有水氣，腹中雷鳴下利者	生薑瀉心湯
98	嘔而發熱	小柴胡湯
	心下滿而鞕痛	大陷胸湯
	滿而不痛為痞	半夏瀉心湯
101	心下痞鞕，噫氣不除者	旋覆代赭石湯
114	心中有水氣，發熱不渴	小青龍湯
151	心下鞕，雖能食，以小承氣湯少少與，微和之，令小安	小承氣湯
206	腹部滿，脅下及心痛，久按之氣不通，鼻乾嗜臥，一身及目悉黃	小柴胡湯

甘草瀉心湯與赤小豆當歸散之比較

藥方	組成	煮服法	病證
甘草瀉心湯	甘草四兩、黃芩三兩、人參三兩、乾薑三兩、黃連一兩、大棗十二枚、半夏半升	水一斗，煮取六升，去滓再煎，取三升，溫服一升，日三服	不欲飲食，惡聞食臭，其面目乍赤、乍黑、乍白。蝕於上部則聲喝
赤小豆當歸散	赤小豆三升（浸，令芽出，曝乾）、當歸	杵為散，漿水服方寸匕，日三服	目赤如鳩眼，七、八日，目四眥（黃）黑。若能食者，膿已成也

3-4 陽毒之為病，陰毒之為病

52.陽毒之為病，面赤斑斑如錦文，咽喉痛，唾膿血，五日可治，七日不可治，升麻鱉甲湯主之。

53.陰毒之為病，面目青，身痛如被杖，咽喉痛。五日可治，七日不可治，升麻鱉甲湯去雄黃、蜀椒主之。

「陽毒之為病，面赤斑斑如錦文，唾膿血」、「陰毒之為病，面目青，身痛如被杖」，現代內科學無法從這些症候確診疾病，但主要是辨陰陽與斟酌處方，可以分辨陽毒面赤，陰毒面青，陰毒去雄黃與蜀椒。此指導學習者要先「分而論之」以診病，再「參而合之」以治病。升麻鱉甲湯不是仙方，醫史上治療案例很少，然，本著這種精神用於診治類似的疾病，即是仲景所期許的。

「陰陽二毒，是感天地疫癘非常之氣，沿家傳染，所謂時疫證。陰毒者，非陰寒之病，乃感天地惡毒異氣入於陰經，故曰陰毒耳。」

陽毒似斑疹傷寒 (scrubtyphus)，臨床症狀為寒戰、高熱、皮疹、淋巴結腫大、肝脾腫大等。流行性(人蝨型)斑疹傷寒，經體蝨傳播，冬春季為多。地方性(蚤型)斑疹傷寒，以鼠蚤為媒介，夏秋季為多。潛伏期為5~21天。有寒戰、高熱、劇烈頭痛、肌肉疼痛及壓痛、顏面潮紅、眼球結膜充血，精神神經症狀如失眠、耳鳴、譫妄、狂躁，甚至昏迷，可能會有脈搏增快或中毒性心肌炎。地方性斑疹傷寒上述表現較輕。採取以滅蝨、滅鼠為核心的綜合性預防措施。發達國家衛生條件好，防止體蝨生長，能有效控制。發展中國家，尤其是在衣蝨孳生的人群中，仍時有流行。

陰毒似紅斑性狼瘡(SLE)，狼瘡會影響全身各個器官系統，諸如關節、皮膚、腎臟、腦部、心肺、血液等，臨床病程中可表現為多發性關節炎，像類風濕性關節炎，可表現成發燒、畏寒，類似感染，可能全身浮腫、倦怠，類似腎臟病，可能呈現白血球缺乏、貧血，甚至流血不止，類似血液病，也有的全身抽搐、意識不清，甚至妄想、幻覺，類似精神神經方面疾病，有人稱為偉大模仿者(Great imitator)，即指全身性紅斑狼瘡在疾病病程演變中，能以不同的疾病症狀表現其多形多樣的一面。

小博士解說

《溫病條辨》「溫毒者，穢濁太甚也。咽痛者，經謂：『一陰一陽結，謂之喉痺。』蓋少陰、少陽之脈，皆循喉嚨，少陰主君火，少陽主相火，相濟為炎也。耳前耳後頰前腫者，皆少陽經脈所過之地，頰車不獨為陽明經穴也。面赤者，火色也。甚則耳聾者，兩少陽之脈，皆入耳中，火有餘則清竅閉也。治法總不能出李東垣普濟消毒飲之外。其方之妙，妙在以涼膈散為主，而加化清氣之馬勃、殭蠶、銀花，得輕可去實之妙；再加元參、牛蒡、板藍根，敗毒而利肺氣，補腎水以上濟邪火。去柴胡、升麻者，以升騰飛越太過之病，不當再用升也。」

美國風濕病醫學會紅斑性狼瘡診斷項目

項目	病變	重點症狀
1	皮膚病變	紅斑在臉頰兩側，常跨過鼻樑，像蝴蝶稱為蝴蝶斑
2		圓盤狀的紅斑
3		皮膚對紫外線敏感，暴露陽光下會有異常紅疹反應
4	黏膜病變	口腔內黏膜有反覆發作無痛性的潰瘍
5		四肢某些關節紅腫熱痛，像類風濕關節炎
6		肋膜炎或心包炎，常積水引起呼吸困難或胸部疼痛
7	腎臟病變	狼瘡使腎臟過濾系統受損，造成蛋白尿，導致水腫
8	血液病變	溶血性貧血或白血球數目小於 4,000，或淋巴球總數目小於 1,500，或血小板少於十萬 因貧血而臉色蒼白、疲倦、虛弱，白血球下降而感染機會增加，因血小板下降而造成體內出血或體表瘀青
9	免疫病變	病人血液檢查可發現有許多異常抗體，例如：梅毒血清反應偽陽性，或抗磷脂抗體，或抗 DNA 抗體
10	免疫病變	血中抗核抗體（Antinuclear antibody，ANA）檢查是陽性反應
11	神經系統病變	出現抽搐或精神異常，心情沮喪是最常見的症狀，輕者記憶力減退、知覺變緩；重者有癲癇、腦中風、癱瘓等狀況，適當治療有機會痊癒

　　十一個項目中，同時或先後出現四項或四項以上，可以確診為紅斑性狼瘡，符合二或三項則需要持續追蹤。有二種以上器官同時患病的症狀，就要考慮紅斑性狼瘡的可能性，應抽血檢查 ANA 做初步篩檢。有一些常見但未列入診斷標準之症狀，如大量掉頭髮造成局部禿頭，或有雷諾氏症狀（手指末梢遇冷時會改變顏色）也要特別注意。

升麻鱉甲湯之煮服法及治療

藥方	組成	煮服法	治療重點
升麻鱉甲湯	升麻二兩、當歸一兩、蜀椒（炒去汗）一兩、甘草二兩、雄黃半兩（研）、鱉甲手指大一片（炙）	水四升，煮取一升，頓服之，老小再服，取汗	《肘後》、《千金方》陽毒用升麻湯，無鱉甲有桂；陰毒用甘草湯，無雄黃

NOTE

NOTE

第 4 章
瘧病脈證並治

《內經‧素問‧刺瘧篇》「先其發時如食頃而刺之，一刺則衰，二刺則知，三刺則已，不已，刺舌下兩脈出血，不已，刺委中盛經出血，又刺項已下俠脊者必已。舌下兩脈者，廉泉也。」

間腦前端部分的下視丘，有數個神經核及核區，下視丘與腦下腺前素有血管（肝門靜脈垂腺血管）連接，與後葉有神經連接，下視丘主要功能是「刺激、整合、反應」作用模式，關係著複雜的行為和情緒反應。

視丘叉上核會影響腎上腺素（ACTH）與褪黑激素（Melatonine）每天的分泌週期，視丘叉上核由網膜下視丘纖維接收來自眼睛的重要輸入，把身體各種節律同步化為24 小時的白天—黑暗週期。體內熱的產生，主要靠肌肉運動、食物同化、基礎代謝過程。

4-1 瘧脈自弦，弦數與弦遲

4-2 陰氣孤絕，陽氣獨發

4-1 瘧脈自弦，弦數與弦遲

54.師曰：「瘧脈自弦，弦數者多熱，弦遲者多寒，弦小緊者下之差，弦遲者可溫之，弦緊者可發汗、針灸也，弦浮大者可吐之，弦數者風發也，以飲食消息止之。」病瘧，以月一日發，當以十五日愈；設不差，當月盡解。如其不差，當云何？師曰：「此結為癥瘕，名曰瘧母，急治之，宜鱉甲煎丸。」

鱉甲煎丸，取鱉甲、射干、黃芩、柴胡、地䗪、乾薑、大黃、芍藥、桂枝、葶藶子、石葦、厚朴、牡丹皮、瞿麥、紫葳、半夏、人參、蟅蟲、阿膠、蜂窩、芒硝、蜣蜋、桃仁，共23味藥為末，化瘀消癥，化痰散結，治瘧母，脅下有痞塊，或疼痛，或拒按、舌紫或瘀斑、脈沉澀或弦。

五臟瘀血痰結，癥塊或在五臟，或在六腑，或在胞中，或莖中，疼處硬而固定、按之不移，肌肉消瘦、飲食不振，或有寒熱，或身倦，或肢困。鱉甲入肝絡而搜邪，活血化瘀，軟堅消癥，為君藥。赤硝破堅散結；大黃攻積祛瘀；蟅蟲、蜣蜋、鼠婦(地䗪)、蜂窩、桃仁、紫葳、丹皮破血逐瘀，助君藥以加強軟堅散結的作用；厚朴舒暢氣機，瞿麥、石葦利水祛濕；半夏、射干、葶藶子祛痰散結；柴胡、黃芩清熱疏肝，調達氣機；乾薑、桂枝溫中通陽，化瘀開結，共為臣藥。人參益氣，阿膠養血，白芍養血活血，入絡破瘀，為佐藥。臨床用於肝硬化、肝癌、慢性肝炎、胰腺癌、胃癌、肺癌以及腹部腫瘤等。

散熱則由輻射、傳導、呼吸道、皮膚水分的蒸發，小量的熱由小便、大便移去，散熱平衡決定了體溫，體內化學反應的速度隨溫度而異。人正常口溫37℃(98.6℉)，有些年輕人清晨口溫平均為36.7℃，有±0.2℃之標準差，95%年輕人早上口溫在36.3~37.1℃之間(97.3~98.8℉)。身體各部分體溫也不同，體溫差異隨環境溫度而異，四肢常比體軀部分冷，陰囊溫度調節在32℃，口溫通常比肛溫低0.5℃，但是喝熱水、冷水、抽菸、嚼檳榔或口香糖，或用口呼吸會影響口溫變化，直腸溫度(肛溫)可代表身體核心溫度，正常人核心溫度會有0.5~0.7℃的規律週期性波動。

小博士解說

瘧疾由瘧原蟲引起，全球每年感染人數約2.07億，死亡人數約62.7萬人。1945年台灣光復初期瘧疾感染極為嚴重，1965年世界衛生組織（WHO）正式將台灣列入瘧疾根除地區。瘧原蟲特性，分為間日瘧、三日瘧、熱帶瘧、卵形瘧；以間日瘧及熱帶瘧最常見。

瘧疾主要存在熱帶和亞熱帶地域，潛伏期(由蚊叮至病發)約7~30日，部分可達數月或更長。瘧疾徵狀有間歇性發燒、發冷、冒汗、頭痛、疲倦、食慾不振和肌肉疼痛。通常會發燒，接著熱度消退幾日，發燒與退燒會循環出現。可能因貧血、肝臟及腎臟衰竭、痙攣、神志不清及昏迷引致死亡。

刺瘧之要穴

病證	針刺部位	治療穴道
先頭痛及重	先刺頭上及兩額兩眉間出血	上星、神庭、眉中
先項背痛	先刺之	大椎、大杼、風門
先腰脊痛	先刺委中出血	委中、委陽、陰谷
先手臂痛	先刺手少陰陽明十指間	合谷、液門、中渚
先足脛痠痛	先刺足陽明十指間出血	行間、太衝、內庭 陷谷、俠溪、臨泣

《內經·素問·刺瘧篇》刺瘧者，必先問其病之所先發者，先刺之

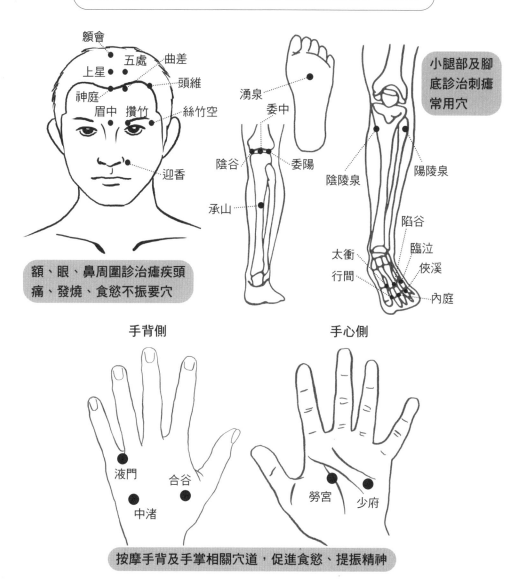

額、眼、鼻周圍診治瘧疾頭痛、發燒、食慾不振要穴

小腿部及腳底診治刺瘧常用穴

手背側　　　　　　手心側

按摩手背及手掌相關穴道，促進食慾、提振精神

4-2 陰氣孤絕，陽氣獨發

55.師曰：「陰氣孤絕，陽氣獨發，則熱而少氣，煩冤，手足熱而欲嘔，名曰癉瘧；若但熱不寒者，邪氣內藏於心，外舍分肉之間，令人消鑠脫肉。」

56.溫瘧者，其脈如平，身無寒但熱，骨節疼煩，時嘔，白虎加桂枝湯主之。瘧多寒者，名曰牝瘧，蜀漆散主之。

溫瘧者，其脈如平，身無寒但熱(白虎加桂枝湯)、牝瘧多寒(蜀漆散、柴胡桂薑湯)。因間腦前端部分的下視丘，有數個神經核及核區，下視丘與腦下腺前素有血管(肝門靜脈垂腺血管)連接，與後葉有神經連接，下視丘主要功能是「刺激、整合、反應」作用模式，關係著複雜的行為和情緒反應。

視丘叉上核會影響腎上腺素與褪黑激素每天的分泌週期，視丘叉上核由網膜下視丘纖維接收來自眼睛的重要輸入，把身體各種節律同步化為24小時的白天─黑暗周期。體內熱的產生，主要靠肌肉運動、食物同化、基礎代謝過程。

心情不好，勞宮必癢，肝功能有障礙，手心易有瘡疹，多搓揉活動勞宮，養心神安肝魂，可降低心臟疾病、肝臟疾病罹患率。體溫調節，出汗會調節人體皮膚真皮層的血流，加上身體周圍溫度升高或運動使出汗量大增，接著從皮膚表面蒸發汗水，以降低體溫，使皮膚真皮層血管擴張，血流量增加，增加身體放熱量；反之，如果真皮層血管收縮(變窄小)，導致皮膚血流量減少，身體放熱量也會隨之減少。

治療瘧疾的藥物氯喹在1960年晚期之後就逐漸失效，取而代之的是新的治療藥物青蒿素。其實，從青蒿植物萃取出來的青蒿素早在1977年就有研究出刊，只是當時沒有研究者掛名。

小博士解說

1950年代，瘧疾抗藥性在北越造成死亡人數甚至高於戰爭本身。中國傳統醫學北京研究院，由有西藥與傳統中藥研究背景的屠呦呦醫師來主導新藥研究。2011年屠呦呦在自然醫藥期刊上寫到「傳統課程引導我找到中藥的完美寶藏」。屠呦呦鑽研古書文獻，發現早在西元340年，醫學家葛洪在其著作《肘後備急方》中提及「以兩公升的水加入一點青蒿，擰出汁一口喝下去。」她隨即了解若加熱萃取可能會破壞植物原有的活性成分，因此使用低溫製程。

每年全球超過2億人感染瘧疾，青蒿素大大降低了死亡率達20%，兒童死亡率降低30%。根據諾貝爾獎官方聲明，屠呦呦的發現每年拯救非洲10萬人性命，世界衛生組織表示現代瘧疾療法包括青蒿素，自2000年以來拯救了超過300萬人。

下視丘各部位主要功能

下視丘部位	功能
前上方	引起副交感反應，使膀胱收縮
外側區	使血壓上升、瞳孔放大、汗毛豎起，體溫恆溫反應，引起腎上腺反應
背內側核及後端區	引起交感神經反應，使腎上腺髓質增加腎上腺素分泌
後部	有睡眠中樞和覺醒中樞，但不直接調節睡眠

下視丘前後對冷熱的功能反應

下視丘			功能反應
前	對熱反應	外側	有進食中樞，冷環境刺激食慾，熱環境抑制食慾
		內側	有飽食中樞，調節食慾機轉，調整進食量，平衡熱量攝取與消耗，維持體重
後	對冷反應		控制渴的食慾機轉

《內經 · 素問 · 刺瘧篇》關於風瘧、瘧與溫瘧的針刺

病名	症狀	針刺穴道
風瘧	瘧發則汗出惡風	刺三陽經背俞之血
瘧	胕髓病，痠痛甚，按之不可	鑱鍼鍼絕骨出血，立已
	身體小痛	刺至陰，諸陰之井無出血，間日一刺
	不渴，間日而作	刺足太陽
	渴而間日作	刺足少陽
溫瘧	汗不出	五十九刺

牡蠣湯等治瘧之藥方示例

藥方	組成	煮服法	治療重點
牡蠣湯	牡蠣四兩、麻黃四兩（去節）、甘草二兩、蜀漆三兩	水八升，先煮蜀漆、麻黃，去上沫，得六升，內諸藥，煮取二升，溫服一升，若吐則勿更服	治牝瘧
柴胡去半夏加栝蔞湯	柴胡八兩、人參、黃芩、甘草各三兩、栝蔞根四兩、生薑二兩、大棗十二枚	水一斗二升，煮取六升，去渣，再煎，取三升，溫服一升，日二服	治瘧病以發渴者，亦治勞瘧
白虎加桂枝湯	知母六兩、甘草（炙）二兩、石膏一斤、粳米二合、桂枝（去皮）三兩	上銼，每五錢，水一盞半，煎至八分，去滓，溫服，汗出愈	溫瘧者，其脈如平，身無寒但熱，骨節疼煩，時嘔
蜀漆散	蜀漆（洗去腥）、雲母（燒二日夜）、龍骨等分	杵為散，未發前以漿水服半錢匕，溫瘧加蜀漆半分，臨發時服一錢七	瘧多寒者，名曰牝瘧
柴胡桂薑湯	柴胡半斤、桂枝三兩、乾薑二兩、栝蔞根四兩、黃芩三兩、牡蠣三兩、熬甘草三兩（炙）	水一斗二升，煮取六升，去渣，再煎，取三升，溫服一升，日三服，初服微煩，復服汗出便愈	治瘧寒多微有熱，或但寒不熱

第 5 章
中風歷節病脈證並治

《醫宗金鑑》雜病心法述及，大拇指與食指出現麻痺或不順遂的現象，兩年內中風的機率很高。

暫時性腦缺血發作 (TIA) 與古中醫的類中風相似，因為腦部循環障礙，出現一時性的局部神經症狀。TIA 又稱為迫切性腦中風 (Impending Stroke)，常是腦血管病變重症的發作前兆。

頭顱外的腦血管，尤其是頸部動脈，因為動脈硬化性病變，造成血管內腔顯著狹窄，甚至形成血栓，定著或貯留在血管末梢的分歧部，阻斷腦血管的部分血流，造成腦中風。

5-1風之為病，為痺

5-2寸口脈浮而緊，寒虛相搏

5-3寸口脈遲而緩，遲寒緩虛

5-4趺陽脈浮滑、少陰脈浮弱

5-5盛人脈濇小與諸肢節疼痛

5-6枯泄相搏，斷泄與歷節

5-7病歷節不可屈伸

5-1 風之為病、為痺

57.夫風之為病，當半身不遂，或但臂不遂者，此為痺。脈微而數，中風使然。

暫時性腦缺血發作(Transient Ischemic Attack, TIA)俗稱小中風，通常是頭顱外血管的病變為多，其患者一般有以下十項症狀或現象：高血壓症、糖尿病、心臟病、高脂血症、低HDL血症、肥胖、壓力、抽煙、酗酒、運動不足，擁有症狀越多越危險。有過TIA經驗的患者，約有1/3會在三年內中風，有1/3會反覆出現TIA症狀，也有1/3可因改善生活習慣而會自然痊癒。

TIA一般是頸部血管狹窄化、動脈硬化性病變外，身體運作及營養攝取的根本影響最關鍵。欲防治腦血管病變，可從生活起居作息、言語表達、呼吸與吞嚥三方面的狀況來檢視，這也是重要的指標；腦血管病變不單是會影響舌骨、會厭軟骨及舌骨肌、舌骨肩胛肌的功能，造成言語或食飲出現異常狀況，平常如起床之際或疲累時扣鈕釦，會偶爾手指靈活度差，嚴重者扣皮包或拿碗筷都無法隨心所欲，這都是預兆，不靈活的一側就是可能發生病變的一側，此時大秦艽湯與柴胡桂枝湯是很有效的。

頭顱內腦血管病變的原因，多數是因動脈硬化，或因肌纖維形成不完全，或動脈瘤及微小栓塞子造成，少數是基因因素；然而，很大比例是因為生活習慣不良，造成腦動脈瘤及微小栓塞子。初期會出現手腳輕度麻痺及頭部不舒服。頭顱與頸部內血管栓塞是腦血管障礙的主因，臨床上各年齡層皆有，通常沒特殊症狀，偶見頭暈、頭痛或不足為道的手腳不順遂，50歲以後較多，尤以女性偏多，常出現於腦血管障礙(蜘蛛膜下出血、腦梗塞等)、腦腫瘍、頭部外傷等，併見肢體及臟器(肝、腎等)的動脈系統病變。

頸內動脈、頸外動脈與食、屎關係密切，易出現單眼視力障礙及對側肢節無力感，尤其是左頸動脈系統，併見失語症，屬於河間地黃飲子症候群。椎動脈與汗、尿關係密切，易出現複視、頭暈、運動失調等，屬柴胡桂枝湯與大秦艽湯症候群。

小博士解說

TIA患者死於心肌梗塞的機會，比腦梗塞的機會大。肇因於頸內動脈系統(人迎、扶突、缺盆、氣舍)的TIA，發作的持續時間短，發作頻率不高，但是變成腦梗塞的病例較多。相對的，椎動脈系統(天牖、天柱、大杼、風門)的TIA，變成腦梗塞的機率較低，但是病情發作時間較長，發作頻率也相對較高。

暫時性全面健忘症(Transient Global amnesia, TGA)在24小時內發作，約4~5小時，最近事情全失憶，過去記憶清楚，通常動作沒有太異常，多見於中老年人，患病部位常是一側顳葉的下內側面，尤其是海馬迴為中心的大腦邊緣系，常見於後大腦動脈顳枝的TIA病症中，腦栓塞的機率不大。

頸動脈系統與椎動脈系統的相關穴道與經脈

頸動脈系統	人迎	扶突	缺盆	氣舍
	胃經脈	大腸經脈	胃經脈	大腸經脈
椎動脈系統	天牖	天柱	大杼	風門
	三焦經脈	膀胱經脈	膀胱經脈	膀胱經脈

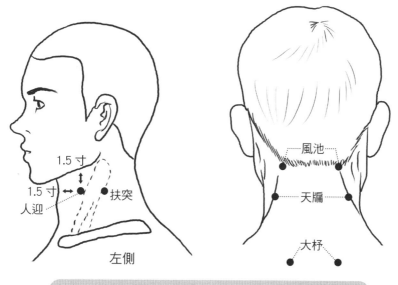

1.5 寸
1.5 寸
扶突
人迎
左側

風池
天牖
大杼

人迎、扶突、風池、天牖、大杼等穴，為治療風痺要穴

＋ 知識補充站

　　頸動脈系統負責頭面部與前腦部的生理作業，經脈系統的人迎穴與缺盆穴(屬胃經脈)、扶突穴與氣舍穴(屬大腸經脈)，直接與頭面部及前腦部的功能狀況相關。

　　胃經脈上達頭顱內，屬於頸動脈的頸外動脈，其滋養區域是胃經脈頭面部的轄區，虛實盛衰如影隨形，營養攝取均衡則血脈和順。大腸經脈流經口鼻部，此轄區與排泄、呼吸以及頸靜脈相關。換言之，頸動脈與頸靜脈的功能狀況，就是飲食與排泄的反應。

　　椎動脈系統天牖穴(屬三焦經脈)、天柱穴、大杼穴與風門穴(屬膀胱經脈)，與汗尿及精神層面關係較大。頸項部血管狹窄化，常是動脈硬化性病變引起頭顱與頸部內血管栓塞，這也是腦血管障礙的主因。

5-2 寸口脈浮而緊，寒虛相搏

58.寸口脈浮而緊，緊則為寒，浮則為虛；寒虛相搏，邪在皮膚；浮者血虛，絡脈空虛；賊邪不瀉，或左或右；邪氣反緩，正氣即急，正氣引邪，喎僻不遂。邪在於絡，肌膚不仁；邪在於經，即重不勝；邪入於腑，即不識人；邪入於臟，舌即難言，口吐涎。

　　腦滿腸肥的人，頸項活動多不靈活，腦血管病變的機率相對高。歪頭斜頸，頸部血管結構與功能，出現問題的機會多，容易發生栓塞的部位多在頸總動脈分歧部，其他在椎動脈、鎖骨下動脈、頸內動脈與肱動脈，左側比右側比例高，左側鎖骨下動脈的栓塞約為右側的三倍。

　　左鎖骨下動脈的起始部閉塞，流向頭顱內的左椎動脈逆流向左上肢，此為鎖骨下動脈溢血症候群(右側鎖骨下動脈起始部閉塞之病症較少)，會因為上肢的運動，誘發出椎動脈腦底動脈領域缺血，導致頭暈或失神恍惚，此時，左、右上肢兩側血壓值落差大，可在鎖骨上窩聽到血管雜音，常併見腦栓塞。

　　風府、風池是觀測腦血管病變的二要穴，血脂肪(三酸甘油脂)高於標準者，風府、風池穴區多出現贅肉；若上眼瞼也腫脹，上眼瞼近目內眥上緣部位黃色腫塊狀突出，是長期高血脂、高膽固醇、高血壓，三高的表徵之一。

　　風府、風池在枕骨與第一頸骨之間，啞門、天柱在第一、二頸骨之間，它們與生命中樞延腦最接近；又，第十一對腦神經副神經的位置，與其所控制的斜方肌、胸鎖乳突肌，影響頭頸及上肢的動作；同時，整體脊椎骨活動量最大的就是第一頸椎與第二頸椎間；因此，此六穴構成的穴區，幾乎可稱為生命中樞穴區。

　　於「縱」方面，刺期門穴多刺左期門，能改善脾臟、胰臟、脾靜脈與左腎靜脈的側副循行路等組織器官的功能，尤其症狀剛出現的時候；《傷寒論》所言肝乘脾而「腹滿譫語」與「寸口脈浮而緊」，是消化道問題嚴重以致影響大腦作業。「寸口脈浮而緊，緊則為寒，浮則為虛」，臨床上，太衝穴與同側的期門穴相互呼應，「浮者血虛，絡脈空虛；賊邪不瀉，或左或右」，觸壓診左右太衝穴，選擇較塌陷的一邊，針灸太衝穴可以取代期門穴。

小博士 解說

　　《傷寒論》123.「腹滿譫語，寸口脈浮而緊，此肝乘脾也，名曰縱。刺期門。」肝乘脾是消化系統的問題，肝臟負責以肝門靜脈收集營養，脾臟負責將老紅血球轉化為膽紅素，提供肝臟製造膽汁，並分泌膽汁入膽囊，膽囊濃縮膽汁，再送回肝臟貯藏之；攝食時，十二指腸開始消化吸收，膽囊的膽汁與胰臟的胰液即進入十二指腸，膽汁經過腸肝循環，在迴盲腸部分吸收，回歸肝門靜脈後再回肝臟；如果腸肝循環出問題，就會造成脾臟方面病變。

比較兩側風池穴僵硬腫脹之治療方針

風池	結腸	功能	僵硬腫脹	代表藥方
右側	降結腸	運輸（促進排泄通暢）	下腹部瘀滯多	抵當湯、大黃䗪蟲丸、大承氣湯、下瘀血湯
左側	升結腸	貯藏（改善頻便與腸躁症）	下腹部氣虛血弱	小柴胡湯、小建中湯、大建中湯、薯蕷圓

侯氏黑散之煮服法及治療

藥方	組成	煮服法	治療重點
侯氏黑散	菊花四十分、白朮十分、細辛三分、茯苓三分、牡蠣三分、桔梗八分、防風十分、人參三分、礬石三分、黃芩五分、當歸三分、乾薑三分、芎藭三分、桂枝三分	杵為散，酒服方寸匕，日一服，初服二十日，溫酒調服，禁一切魚肉大蒜，常宜冷食，六十日止，即藥積在腹中不下也。熱食即下矣，冷食自能助藥力	治大風四肢煩重，心中惡寒不足者。《外臺》治風癲

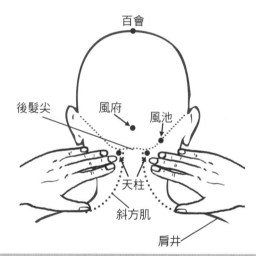

風府、風池、天柱為腦後枕骨區治療桂枝湯證要穴

✚ 知識補充站

　　張仲景「桂枝湯證，服之，反煩不解，針風府、風池，再與桂枝湯則愈」，針刺風府、風池有「開啟」生理機制之能，除非症狀嚴重，選擇一側風池針1~3針，風府與另一側風池可以不必針刺，只要觸摸壓按兩側，比較其軟硬、腫塌、滑濇的情形，選擇較差的一側針刺之，留針20~30分鐘，埋線比較痛但效果較顯著，施針時配合呼吸以補瀉，效果更彰顯。

5-3 寸口脈遲而緩，遲寒緩虛

59.寸口脈遲而緩，遲則為寒，緩則為虛；榮緩則為亡血，衛緩則為中風。邪氣中經，則身癢而癮疹；心氣不足，邪氣入中，則胸滿而短氣。

60.寸口脈沉而弱，沉即主骨，弱即主筋，沉即為腎，弱即為肝。汗出入水中，如水傷心，歷節黃汗出，故曰歷節。

　　頭風摩散除了熱熨風府、風池之外，一定要配合梳子頻頻梳理，或輕巧刮痧，以及按揉枕骨與第一、二頸骨之間的縫隙，從斜方肌、頭後上斜肌、頭後下斜肌、頭後上直肌、頭後下直肌，試著如啄木鳥，啄鑿樹木的洞穴一樣，並配合如螞蟻食餅，由外往內，由下往上，反覆琢磨與錘鍊，就可以深及椎動脈、椎靜脈、頸外靜脈，自己操作效果比較好，也可以輪流使用按摩機或按摩棒，但一定要持恆操作。

　　皮膚與黏膜是人體對病原體第一階段的防禦機制，參合各章節之論證：5-3「頭風摩散」、3-2「百合洗」、3-3「苦參湯」及「熏雄黃」、22-12「礬石丸」及「豬膏髮煎」、22-15「蛇床子散」、22-16「狼牙湯」，

這些藥方都是作用在皮膚及黏膜上以治療疾病，亦即經過所謂的經皮輸藥系統(transdermal drug administration)，藥效透過皮膚釋放到全身血液循環。陰囊、陰道、顏面、頭皮及腹部等部位的穿透能力最佳，吸收能力最好。

　　頭風摩散，即是以透過治療頭部癮疹進而改善全身循環。頭顱骨表皮覆蓋著帽狀腱膜，前有額肌覆蓋額骨，後有枕肌覆蓋枕骨，額肌與枕肌牽引著帽狀腱膜。皮、脈、肉、筋、骨對應著肺、心、脾、肝、腎，皮膚與外界的直接接觸，與肺呼吸關係至為密切。

　　人體360個穴道，幾乎都在身體活動量較大的部位，如骨頭關節處、肌肉活動量大又頻繁處、血液循環量大之處；以頭部為例，腦重量只佔體重的2%，卻可消耗全身熱量的18%，因應其大量的血液循環，頭顱部的穴道群是非常複雜的。頭風摩散雖只及於頭皮，透過炮附子(古時候用烏頭，藥效更強)與鹽及熱水，對頭皮的血脈，先影響頸外靜脈與椎靜脈，充分搓摩，也會波及導靜脈，這些血管也會啟動心臟的血脈運輸。

小博士解說

　　《傷寒論》475.「寸口衛氣盛名曰高，榮氣盛名曰章，高章相搏，名曰綱。衛氣弱名曰惵，榮氣弱名曰卑，惵卑相搏，名曰損。衛氣和名曰緩，榮氣和名曰遲，遲緩相搏名曰沉。」、476.「寸口脈緩而遲，緩則陽氣長，其色鮮，其顏光，其聲商，毛髮長；遲則陰氣盛，骨髓生，血滿，肌肉緊薄鮮硬。陰陽相抱，營衛俱行，剛柔相得，名曰強也。」、477.師曰：「脈，肥人責浮，瘦人責沉。肥人當沉，今反浮，瘦人當沉，今反沉，故責之。」

　　衛氣和寸口脈緩，緩者胃氣實，穀消而水化，表示消化好；緩者，胃氣有餘，胃口好。寸口脈按之來緩，時而一止復來者，名曰結，是脈遲而無力，反應心臟循環，有問題者出現時而斷續的脈動。條文480.「陰脈與陽脈同等」，可說即是緩脈的定義。

風引湯、防己地黃湯、頭風摩散之煮服法及治療

藥方	組成	煮服法	主治病證
風引湯	大黃、乾薑、龍骨、桂枝、甘草、牡蠣、寒水石、滑石、赤石脂、白石脂、紫石英、石膏	上十二味杵粗篩，以韋囊盛之，取三指撮，井花水三升，煮三沸，溫服一升	除熱癲癇，治大人風引，少小驚癇瘈瘲，日數十發，醫所不療，除熱方。巢氏云：腳氣宜風引湯
防己地黃湯	防己、桂枝、防風、甘草	上四味，以酒一杯，浸之一宿，絞取汁，生地黃二斤，切碎，蒸之如斗米飯久，以銅器盛其汁，更絞地黃汁，和，分再服	治病如狂狀，妄行，獨語不休，無寒熱，其脈浮
頭風摩散	大附子一枚（炮）、鹽等分	為散，沐了，以方寸匕，已摩疢上，令藥力行	治頭部癮疹

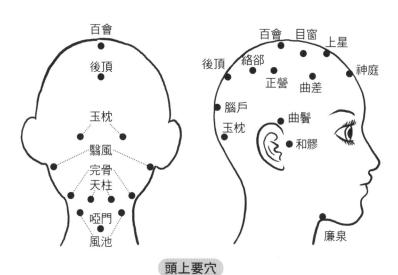

頭上要穴

+ 知識補充站

《內經》頭上五行有兩組穴群，一為25穴，一為31穴。

1.上星、囟會、前頂、百會、後頂各一穴，五處、承光、通天、絡郤、玉枕、臨泣、目窗、正營、承靈、腦空各二穴共25穴。

2.廉泉、神庭、囟會、百會、風府各一穴，風池、天柱、耳門、率谷、瘈脈各二穴，上星旁開0.3寸各三穴，前頂後半寸，再旁開0.3寸各五穴，共31穴。

5-4 趺陽脈浮滑、少陰脈浮弱

61.趺陽脈浮而滑，滑則穀氣實，浮則汗自出。
62.少陰脈浮而弱，弱則血不足，浮則為風，風血相搏，即疼痛如掣。

「趺陽脈浮而滑」，指脛骨前動脈的趺陽脈(衝陽穴)動結實有力；「浮則汗自出」，浮脈顯示皮膚血流豐沛順暢；「滑則穀氣實」，滑脈顯示肝、胃消化功能良好，提供營養給心臟的機制良好。正常情況，飯後的趺陽脈會比飯前的「浮而滑」。左右兩側的趺陽脈差異大者，兩腳的活動力、靈活度有差異，右側趺陽脈較弱，消化性問題多，左側趺陽脈較弱，排泄的問題多。新陳代謝症候群的患者，診察其趺陽脈，是針砭選穴與處方的重要指標；趺陽脈多見浮脈，主要是診察脈的強弱與遲數，也是醫患之間溝通的橋樑。總之，兩腳的活動量與運動量越大，多見「趺陽脈浮而滑」的現象，顯示其消化與排泄良好，體況好疾病少。

比較《傷寒論》542.「趺陽脈浮而濇，少陰脈如經者，……以少陰脈弦而浮纔見，此為調脈，故稱如經也。」其中的「調脈」與「如經」是張仲景脈學的關鍵概念。調脈，指調節脛骨後動脈的少陰脈，以及脛骨前動脈的趺陽脈的脈動，即診斷股動脈分送血液到脛骨後動脈與脛骨前動脈之狀況，從中比較趺陽脈所反應的消化系統中氣，與少陰脈反應內分泌系統的元氣；即使在和諧平衡狀態下，趺陽脈也會比少陰脈跳動得強，通常

是趺陽脈多浮，少陰脈多沉，「少陰脈如經者，……弦而浮纔見，此為調脈」之現象，較常出現在工作量大、又投入，以致經常忘寢廢食者身上。

《傷寒論》542.「少陰脈若反滑而數者，故知當屎膿也」、550.「少陰脈負趺陽脈者，為順也」、551.「少陰脈弱而濇，弱者微煩，濇者厥逆」、552.「少陰脈不至，腎氣微，少精血，奔氣促迫……與陰相動，令身不仁，此為尸厥。當刺期門、巨闕。」少陰脈負趺陽脈者為順，正常情況，脛骨後動脈的少陰脈(太溪穴)比脛骨前動脈的趺陽脈脈動弱，因為腳背的肌肉與血脈活動量很大，此為正常脈象。但是，脛骨後動脈的少陰脈弱而濇，會令心頭微煩、四肢厥逆。如果脛骨後動脈的少陰脈不至，脈動很弱或診不到，顯示心臟功能不良，嚴重者會致使身體麻痺不仁。

「少陰脈若反滑而數者，當屎膿」，屎膿是直腸或乙狀結腸有發炎或蓄膿現象，這部分的靜脈會影響脛骨後靜脈回流腹腔，相關的脛骨後動脈就會加強供應少陰脈，少陰脈因此出現滑而數之脈象。

「少陰脈浮而弱，……風血相搏，疼痛如掣」，脛骨後動脈的少陰脈浮為風是乏力脈的浮脈，反應心臟供血不足，為浮而弱；供給筋肉、骨肉的血不足，必然疼痛如掣。初學者診脈的感覺，把浮而弱視為弱脈就漸得真章。

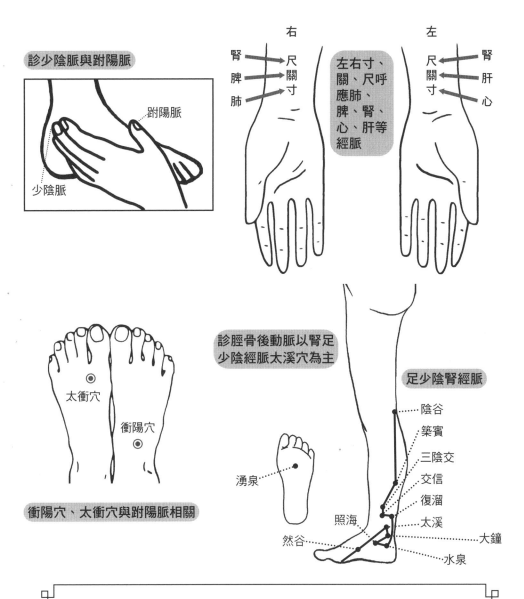

診少陰脈與趺陽脈

趺陽脈

少陰脈

右

腎 → 尺
脾 → 關
肺 → 寸

左右寸、
關、尺呼
應肺、
脾、腎、
心、肝等
經脈

左

尺 ← 腎
關 ← 肝
寸 ← 心

太衝穴

衝陽穴

衝陽穴、太衝穴與趺陽脈相關

診脛骨後動脈以腎足
少陰經脈太溪穴為主

足少陰腎經脈

湧泉

陰谷
築賓
三陰交
交信
復溜
太溪
大鐘
水泉

照海
然谷

+ 知識補充站

　　髂總動脈經過股動脈到脛骨後動脈的少陰脈(太溪穴)，一路上供血給腿部肌肉；腳跟的阿基里斯腱緊貼著脛骨後動脈的少陰脈(太溪穴)，並牽繫著腳底的肌肉群。

　　少陰脈是脛骨後動脈脈力反應穴區，血液由脛骨後靜脈與小隱靜脈回流心臟，少陰脈有靜脈突顯甚至曲張(以太溪穴區為軸心)，通常是生活步調不協調所致，易併見新陳代謝症候群。

5-5 盛人脈濇小與諸肢節疼痛

63.盛人脈濇小，短氣，自汗出，歷節痛，不可屈伸，此皆飲酒汗出當風所致。

64.諸肢節疼痛，身體尪羸，腳腫如脫，頭眩短氣，溫溫欲吐，桂枝芍藥知母湯主之。

腳的活動量大則腳背的趺陽脈(衝陽穴)不容易濇小，手的太淵、列缺、經渠等穴之寸關尺脈動亦不容易濇小。「盛人脈濇小而短氣」，診斷歷節痛或不可屈伸症狀，比較趺陽脈與寸關尺脈的脈象，如果趺陽脈比較濇小，腳症狀較嚴重，多併見呼氣不暢，宜桂枝芍藥知母湯；反之，寸關尺脈比較濇小，手的症狀較嚴重，多併見吸氣不暢，宜柴胡桂枝湯。

「肢節疼痛、腳腫如脫，桂枝芍藥知母湯」(桂芍甘薑麻、尤知防附)與《傷寒論》之「肢節煩疼痛，柴胡桂枝湯」(桂芍甘薑棗、柴夏參芩)，兩方可以說都是最實用的桂枝湯運用方。

桂枝芍藥知母湯有知母(清肺火而滋腎陰)與附子(通行十二經)，強化心腎功能。柴胡桂枝湯有柴胡(膽足少陽表藥)、半夏(和胃健脾，補肝潤肺)，順暢肝胃功能，兩方都善於治療肢節疼痛。

現代醫學領域裡有更多的選擇科別，疼痛科、免疫風濕科、復健科之外，婦產科、腸胃科、新陳代謝科等，肢節疼痛，只要心、腎功能不佳，就適合桂枝芍藥知母湯；肝、胃功能不好，則是要柴胡桂枝湯。

腳有淺靜脈與深靜脈，針灸腳部穴道，目的在促使腳部靜脈與淋巴回流心臟更順暢，特別是砭，有緩中補虛效果，砭淺層的皮靜脈，砭出鬱滯的血液，讓好的靜脈血回流腹腔順暢，其作用乃以放血瀉實，以達實質補虛之療效。針則以深層的深靜脈為主，啟動穴區的脈管與神經的生化作業，依證有或補或瀉之不同。

皮靜脈分為小隱靜脈與大隱靜脈，深靜脈分為脛骨後靜脈、脛骨前靜脈、膝窩靜脈與股靜脈。腳部循環不良，以「疼痛」觀之，越動越痛是動脈的問題，越動越不痛則是靜脈問題；動不動都痛，動也痛，不動也痛，已經是動脈與靜脈都有問題，單腳腫脹、濕疹多見於同側腳脈管循環不良，兩側腳都有狀況，多是腎臟或心臟，甚至肝臟功能有狀況，當狀況「一開始」出現，每天早晚泡腳各30分鐘或快走30分鐘，只需持續一個月即能大獲改善，甚至長久以來的慢性生活習慣病也都見效。

小博士解說

《內經》162篇，與《傷寒論》552條條文，相互對應，身體是藝術結構，一個人的血管有十萬公里長，可以繞地球兩周，微血管有一千億條在維生，當生病時，微血管不正常的新生，就會造成某些動脈的栓塞，而脈動不正常，也會造成靜脈的栓塞，出現各種靜脈曲張，且不只出現在腿部、手臂；如果肝臟硬化，肝門靜脈壓力增加，血流不容易進入肝臟，血液從胃的上部另謀出路，就會形成食道靜脈曲張，即所謂的「食道靜脈瘤」。

桂枝芍藥知母湯之煮服法及治療

藥方	組成	煮服法	治療重點
桂枝芍藥知母湯	桂枝四兩、芍藥三兩、甘草二兩、麻黃二兩、生薑五兩、白朮五兩、知母四兩、防風四兩、炮附子二枚	水七升，煮取二升，溫服七合，日三服	諸肢節疼痛，身體尪羸，腳腫如脫，頭眩短氣，溫溫欲吐

寸口脈象與相關症狀

寸口脈象		症狀
浮	緊	緊則為寒，浮則為虛；寒虛相搏，邪在皮膚；浮者血虛，絡脈空虛；賊邪不瀉，或左或右；邪氣反緩，正氣即急，正氣引邪，喎僻不遂。邪在於絡，肌膚不仁；邪在於經，即重不勝；邪入於腑，即不識人；邪入於臟，舌即難言，口吐涎
遲	緩	遲則為寒，緩則為虛；榮緩則為亡血，衛緩則為中風。邪氣中經則身癢而癮疹；心氣不足，邪氣入中，則胸滿而短氣
沉	弱	沉即主骨，弱即主筋，沉即為腎，弱即為肝。汗出入水中，如水傷心，歷節黃汗出，故曰歷節

傷損經脈的調理代表藥方

經脈	調理代表藥方
肝經脈	柴胡加龍骨牡蠣湯、柴胡桂枝湯
腎經脈	真武湯、五苓散、八味腎氣丸、桂枝芍藥知母湯
胃經脈	大承氣湯、小柴胡湯、黃連湯、四逆散、柴胡桂枝湯、半夏瀉心湯

➕ 知識補充站

《內經·素問·刺腰痛篇》足太陽膀胱經脈之傷，「刺腨入二寸」，搬物持重所傷或腰腳受傷，承山穴是針砭治療的第一穴。所謂痛下針砭，立竿見影，能速見效。

人體有十六個郄穴，是急救要穴：孔最、溫溜、梁丘、地機、陰郄、養老、金門、水泉、郄門、會宗、外丘、中都、跗陽、交信、陽交、築賓。

膝關節屬於腎，膝無力則站不直、走不遠，容易跌倒，日久多併見腰痠背痛、俯仰轉側困難。臨證時要比診委中、足三里、陽陵泉等穴的反應以確診。

5-6 枯泄相搏，斷泄與歷節

65.味酸則傷筋，筋傷則緩，名曰泄；鹹則傷骨，骨傷則痿，名曰枯。枯泄相搏，名曰斷泄。榮氣不通，衛不獨行，榮衛俱微，三焦無所御，四屬斷絕，身體羸瘦，獨足腫大，黃汗出，脛冷。假令發熱，便為歷節也。

「獨足腫大」，心臟血管病患者常見腳水腫，大隱靜脈形成腳背靜脈網，有六足經脈的井穴、滎穴、俞穴等分布在其間，可以兩腳互相搓揉拍踏，刺激六足經脈滎穴，依序為然谷穴(腎經脈)、大都(脾經脈)、行間(肝經脈)、內庭(胃經脈)、俠溪(膽經脈)、通谷(膀胱經脈)。或雙足泡浸溫熱水或藥水(礬石湯等)，五腳趾向內卷縮到個人極限，刺激活絡足六經脈的俞穴，依序為太溪(腎經脈)、太白(脾經脈)、太衝(肝經脈)、陷谷(胃經脈)、臨泣(膽經脈)、束骨(膀胱經脈)；三足陰經脈的俞穴也是原穴，三足陽經脈另有原穴，依序為解溪(胃經脈)、坵墟(膽經脈)、京骨(膀胱經脈)。搓揉、拍踏、針砭以上穴群，對利濕消腫有立竿見影的效果。

腳是人的第二個心臟，跑步加速時，心臟會將動脈血輸送到腳底與腳趾，末梢的微血管將六足經脈的靜脈輸回心臟；在《內經‧靈樞‧本輸篇》，視足末梢的動、靜脈通道為井穴，六足經脈有六井穴，除大拇趾(大敦、隱白穴)、第三、四、五趾(屬兌、竅陰、至陰穴)外，還有腳底湧泉穴。足竅陰在腳第四趾外側爪甲分處，頭竅陰在完骨與浮白之間，上下呼應。足竅陰、俠溪(小趾與第四趾)、地五會(趾縫上1.5寸處)、臨泣(趾縫上2寸)、坵墟(外踝前下方)，相對於頭上耳後的率谷(耳上髮際1.5寸)、天衝(率谷向後3分，耳上入髮際5分)、浮白(天衝下1寸，入髮際1寸)、頭竅陰(完骨與浮白之間)、完骨(乳突骨上方，耳後入髮4分)。足竅陰是大隱靜脈的源流，如諸多小河匯集入河流，人體的經絡連絡著臟腑與肢節，心臟為五臟六腑之海，主動脈、肺動脈如漲潮，將血液從心臟往外送；肺靜脈、上腔靜脈、下腔靜脈如退潮，將血液送回心臟。

小博士解說

　　從腳趾背側靜脈來看足六經的井穴、滎穴，可以看出然谷穴在舟狀骨前面成就璀璨的山谷、河流。然谷穴在腳的第一楔形骨與舟狀骨邊緣，外展拇趾肌、屈拇長肌、屈拇短肌、內收拇肌和脛骨後肌等影響足部行動的肌群，都與之息息相關；運動和按摩然谷、照海、大鐘、水泉、太溪五穴都能激活、強化這些肌肉，助益該區骨骼肌幫浦，進而影響胸腔的主動脈、頸總動脈、頸內動脈、頸外動脈、顏面動脈等的血流循環。

《內經 ‧ 靈樞 ‧ 五味論》五味之走向及多食之診斷

五味	走向	多食	氣	症狀
酸	筋	令人癃	其氣濇以收，上之兩焦，弗能出入也，不出即留於胃中	胃中和溫，則下注膀胱，膀胱之脆薄以懦，得酸則縮綣，約而不通，水道不行，故癃。陰者，積筋之所終也，故酸入而走筋矣
鹹	血	令人渴	其氣上走中焦，注於脈，則血氣走之	血與鹹相得，則凝，凝則胃中汁注之，注之則胃中竭，竭則咽路焦，故舌本乾而善渴。血脈者，中焦之道也，故鹹入而走血矣
辛	氣	令人洞心	其氣走於上焦，上焦者，受氣而榮諸陽者也	薑韭之氣熏之，榮衛之氣，不時受之，久留心下，故洞心。辛與氣行，故辛入而與汗俱出
苦	骨	令人變嘔	五穀之氣，皆不能勝苦，苦入下脘	三焦之道皆閉而不通，故變嘔，齒者骨之所終也
甘	肉	令人悗心	其氣弱，小不能上至於上焦	與穀留於胃中者，令人柔潤者也，胃柔則緩，緩則蟲動，蟲動則令人悗心，其氣外通於肉

✚ 知識補充站

　　《金匱要略》「味酸則傷筋，筋傷則緩，名曰泄；鹹則傷骨，骨傷則痿，名曰枯。枯泄相搏，名曰斷泄。」髖關節或膝關節不靈活，若是肇因於膀胱經脈循環有礙，髖關節或膝關節挺直會較不順遂；若抬舉動作不順遂，則是胃經脈循環有礙；病在膽經脈者，多是轉側較不靈活。四診整合運用，診斷愈見精確，選方愈能對證。

5-7 病歷節不可屈伸

66.病歷節，不可屈伸，疼痛，烏頭湯主之。

　　足厥陰藉由大隱靜脈回流心臟，頭厥陰以頸外靜脈回流心臟；足厥陰反應坐骨神經對肢體的影響，從足厥陰的骨肉、形體、色澤可以推敲坐骨神經與大隱靜脈的功能狀況，但是，在針灸砭上實用性並不高；反觀俠溪、地五會、臨泣、坵墟等穴區的靜脈突顯與否，是可以診治初期肝膽、腸胃的疾病。導引按蹻、按摩可以強化足厥陰、厲兌、至陰，促進其生理機制；相對的，頭厥陰與瘀脈是按摩及針砭很實用的穴區，二六位在顱骨要衝區，顱骨是頭顱骨中較薄、且受生理機制變化影響最大的骨骼，生理機制不良就會塌陷，特別是失智、癡呆，頭腦的葡萄糖供給失常，尤其明顯。

　　髀關節屬於脾胃，人的臀部都會一邊大一邊小，只是程度不同而已，羽球選手，因為打球動作造成左右臀部大小差異很大，若是上了年紀，再加上疏於運動，較容易導致坐骨神經痛或腰椎骨刺，尤其是停止運動，體型極易變形，變胖或有運動傷害者機率更高。

　　「五勞」，坐久傷肉、立久傷骨、行久傷筋、視久傷血、臥久傷氣，都是使用過度的姿勢或動作，傷損身體部分結構，雖肉眼可看出優與劣，仍是要按比氣衝穴、命門穴、環跳穴，才能確診。

　　《傷寒論》14.頭痛傳經者(任何類型頭痛)，針足陽明(衝陽穴放血，或針足三里，或兩者併施)，使經不傳則愈。再者，《內經・靈樞・厥病》關於頭痛之診治，「厥頭痛，面若腫起而煩心，取之足陽明太陰」，顏面腫，因顏面靜脈回流頸靜脈不良，屬胃足陽明經脈路線，腎臟功能也較不良；臨床上，以取足三里、衝陽、地機、陰陵泉最見效。又，「厥頭痛，意善忘，按之不得，取頭面左右動脈，後取足太陰。」參合《內經・靈樞・刺節真邪》之治法「視足陽明及大絡取之」，先取臉部顏面靜脈之血絡，以足陽明經脈為主，即頭維、大迎等穴區；一時性頭痛，多數是頭顱骨的外側硬膜與上矢狀靜脈循環不良所造成，以上述方法診治，多能獲得即時之紓緩。

小博士解說

　　動脈血液輸送不良，常令肢節疼痛；因動脈血管硬化或栓塞，造成的疼痛是越動越痛，原因是動脈血管病變部位，一旦動作牽扯到就會痛，不動就不痛。動脈要運送血液到所屬部位，堵住了，本能的會嘗試要通過，動不了就更疼痛。反之，靜脈的疼痛是越動越不痛，因為靜脈要回心臟，堵住了會疼痛，動它，可以促使通過而減少疼痛，甚至不痛。

　　動就痛，要多休息，如晚上疼痛，睡眠就不痛；動就不痛，即要多動。《傷寒論》中越動越痛是實證，適合柴胡加龍骨牡蠣湯；動一動痛感降低是虛證，適合柴胡桂枝湯。

烏頭湯、礬石湯、續命湯等藥方之煮服法及治療

藥方	組成	煮服法	治療重點
頭湯	麻黃、芍藥、黃耆各三兩、甘草三兩（炙）、川烏五枚切碎，以蜜二升，煎取一升，即出烏頭	切碎四味，以水三升，煮取一升，去滓，內蜜煎中，更煎之，服七合。不知，盡服之	治腳氣疼痛，不可屈伸
石湯	礬石二兩	漿水一斗五升，煎三五沸，浸腳良	治腳氣衝心
命湯	麻黃、桂枝、當歸、人參、石膏、乾薑、甘草各三兩、芎藭一兩、杏仁四十枚	水一斗，煮取四升，溫服一升，當小汗，薄覆脊，憑几坐，汗出則癒；不汗，更服。無所禁，勿當風。並治但伏不得臥，咳逆上氣，面目浮腫	《古今錄驗》：治中風痱，身體不能自收持，口不能言，冒昧不知痛處，或拘急不得轉側 姚云：與大續命同，兼治婦人產後出血者及老人小兒
黃湯	麻黃五分、獨活四分、細辛二分、黃耆二分、黃芩三分	水六升，煮取二升，分溫三服，一服小汗，二服大汗。心熱加大黃二分，腹滿加枳實一枚，氣逆加人參三分，悸加牡蠣三分，渴加栝蔞根三分，先有寒加附子一枚	《千金》：治中風手足拘急，百節疼痛，煩熱心亂，惡寒，經日不欲飲食
附湯	白朮二兩、甘草一兩（炙）、附子一枚半（炮去皮），上三味，剉，每五錢匕，薑五片、棗一枚	水盞半，煎七成，去滓，溫服	《近效方》：治風虛頭重眩，苦極，不知食味，暖肌補中，益精氣
氏八丸	乾地黃八兩、山茱萸四兩、薯蕷四兩、澤瀉、茯苓、牡丹皮各三兩、桂枝一兩、附子一兩（炮）	末之，煉蜜和丸，梧子大。酒下十五丸，日再服	治腳氣上入，少腹不仁
脾加湯	麻黃六兩、石膏半斤、生薑二兩、甘草二兩、白朮四兩、大棗十五枚	水六升，先煮麻黃去沫，內諸藥，煮取三升，分溫三服。惡風加附子一枚，炮	《千金方》：治肉極，熱則身體津脫，腠理開，汗大泄，厲風氣，下焦腳弱

膝關節症狀及建議藥方

症狀	相關穴位	穴道反應	所屬經脈	相關肌肉	建議藥方
伸挺不靈活	委中	僵硬疼痛	膀胱經脈	股二頭肌	抵當湯
		痿軟麻木			十全大補湯
抬動不靈活	足三里	僵硬疼痛	胃經脈	股四頭肌	桃仁承氣湯
		痿軟麻木			歸脾湯、補中益氣湯
轉側不靈活	陽陵泉	僵硬疼痛	膽經脈	股二頭肌	柴胡加龍骨牡蠣湯
		痿軟麻木			柴胡桂枝湯

第6章
血痺虛勞病脈證並治

　　血痺陰陽俱微，是血痺陰陽脈俱微弱，血痺多在血脈間，風痺多在皮膚間，濕痺多在筋骨間，風痺與濕痺都是風濕相搏，一身盡疼痛，當汗出而解。

　　血痺因尊榮人骨弱肌膚盛，重困疲勞汗出，臥不時動搖，加被微風而得之；脈自微濇，在寸口、關上小緊，宜針引陽氣，令脈和，緊去則愈。若陰陽俱微，寸口關上微，尺中小緊，外證身體不仁，如風痺狀，黃耆桂枝五物湯主之。

　　男子平人脈大為勞。脈浮者裏虛。脈虛沉弦為勞使之然。勞之為病，其脈浮大。男子脈浮弱而濇為無子。脈得諸芤動微緊，男子失精，女子夢交，桂枝加龍骨牡蠣湯主之。脈弦而大，婦人則半產漏下，男子則亡血失精，小建中湯主之。虛勞腰痛，八味腎氣丸主之。虛勞諸不足，薯蕷丸主之。

6-1 血痺病從何得之

67.問曰：「血痺病從何得之？」師曰：「夫尊榮人骨弱肌膚盛，重困疲勞汗出，臥不時動搖，加被微風，遂得之。但以脈自微澀，在寸口、關上小緊，宜針引陽氣，令脈和，緊去則愈。」

68.血痺，陰陽俱微，寸口關上微，尺中小緊，外證身體不仁，如風痺狀，黃耆桂枝五物湯主之。

「血痺，陰陽俱微，寸口關上微，尺中小緊，外證身體不仁，如風痺狀」與25.「太陽病，關節疼痛而煩，脈沉而細者，此名濕痺」都是痺證。痺者血脈不通，痺留於筋骨間難治，留皮膚間者易癒。血痺多血栓子(動脈或靜脈)滯留在血脈間，風痺多在皮膚微血管間，濕痺多在筋骨間；風痺與濕痺都是風濕相搏，一身盡疼痛，法當汗出而解；汗大出者，但風氣去，濕氣仍在，是以不癒；治風濕者，要發其汗，微微似欲汗出者，風濕俱去。

血痺陰陽俱微，是血痺陰陽脈俱微弱，初持脈，整個寸關尺浮取脈與沉按脈皆微，再仔細比較寸關尺的脈象，出現了寸口關上微，是心、肺、肝、胃經脈循環與肢體虛弱；尺中小緊是腎經脈循環與元氣不虛弱；「寸口、關上小緊」只是稍虛弱，心臟脈動還相當有力，只要「針引陽氣，令血脈和順，則寸口與關上脈和順，則愈」；「寸口關上微，尺中小緊」是心臟脈動還有力，但營養補給不足，需要服用黃耆桂枝五物湯以滋養之。

67.和68.兩者之症狀相去不遠，脈象亦近似，但其寸口、關上、尺中的三部是不一樣的，如果不針不藥，藉由運動導引，令微微似汗出，也有效。反之，又淋雨，或長居冷氣房中，或好食飲冰冷寒涼，或生活過勞，都可能病化為虛勞之證，若到此階段，連針藥也無法根治，必須配合正確飲食，始能見效，食療堪稱是優質化療。

桂枝湯是《傷寒論》第一方，五味藥中生薑、甘草、紅棗為食材，滋養消化道黏膜；桂枝與芍藥屬藥物，養護黏膜及其相關淋巴組織。黏膜新陳代謝狀況良好與否，影響疾病痊癒快慢，喝桂枝湯一升後，再喝一升多的熱稀粥，讓藥與粥透過胃與肝門靜脈循環補充營養，均衡營養分佈，禁忌生冷、黏滑、肉麵、五辛、酒酪、臭惡等物，保持胃腸良好吸收狀態，也讓藥效充分發揮。

黃耆桂枝五物湯，黃耆、芍藥、桂枝、生薑、大棗，五味藥以水六升煮取二升，溫服七合，日三服。比較桂枝湯、黃耆桂枝五物湯二方，僅差甘草與黃耆二味藥，後者生薑加倍，不必喝熱稀粥與溫覆取微似汗。「微微似欲汗出」與「微似汗」都是要血液循環緩慢和諧。甘草與黃耆補三焦元氣，甘草兼散表寒，黃耆兼壯脾胃，有表裏之異；桂枝湯治風痺和濕痺，黃耆桂枝五物湯專治血痺。桂枝湯加麥芽糖為小建中湯，善治初期的虛勞之證。

黃耆桂枝五物湯之煮服法及治療

藥方	組成	煮服法	治療重點
黃耆桂枝五物湯	黃耆三兩、芍藥三兩、桂枝三兩、生薑六兩、大棗十二枚	水六升,煮取二升,溫服七合,日三服,一方有人參	血痹,陰陽俱微,寸口關上微,尺中小緊,外證身體不仁,如風痹狀

風寒濕三氣雜至造成五痹

五痹	發病季節	病久不去	針刺要穴	
骨痹	冬	復感於邪,內舍於腎	崑崙	《內經‧素問‧痹論》「風寒濕三氣雜至,合而為痹也。其風氣勝者為行痹,寒氣勝者為痛痹,濕氣勝者為著痹也。…所謂痹者,各以其時重感於風寒濕之氣也。」
筋痹	春	復感於邪,內舍於肝	光明	
脈痹	夏	復感於邪,內舍於心	內關	
肌痹	至陰	復感於邪,內舍於脾	足三里	
皮痹	秋	復感於邪,內舍於肺	尺澤	

痹客五臟之症狀及治療

五臟痹	症狀	痹聚所在	治療代表藥方
肺痹	煩滿喘而嘔	淫氣喘息,痹聚在肺	小青龍加石膏湯
心痹	脈不通,煩則心下鼓,暴上氣而喘,嗌乾善噫,厥氣上則恐	淫氣憂思,痹聚在心	半夏瀉心湯
肝痹	夜臥則驚,多飲數小便,上為引如懷	淫氣乏竭,痹聚在肝	柴胡桂枝乾薑湯
腎痹	善脹,尻以代踵,脊以代頭	淫氣遺溺,痹聚在腎	腎氣丸
脾痹	四支解墮,發咳嘔汁,上為大塞	淫氣肌絕,痹聚在脾	大半夏湯
腸痹	數飲而出不得,中氣喘爭,時發飧泄		五苓散
胞痹	少腹膀胱按之內痛,若沃以湯,澀於小便,上為清涕		真武湯
陰氣	靜則神藏,躁則消亡,飲食自倍,腸胃乃傷		柴胡桂枝湯

✚ 知識補充站

　　《內經‧素問‧痹論》對於「痹證」亦多論證,可為臨床之參考。

　　諸痹不已,亦益內也。其風氣勝者,其人易已也。痹,入臟者死,其留連筋骨間者疼久,其留皮膚間者易已。其客於六腑者亦其食飲居處,為其病本也。六腑各有俞,風寒濕氣中其俞,而食飲應之,循俞而入,各舍其腑也。針治五臟之俞,六腑之合,各隨其過,則病瘳也。

　　痛者寒氣多也,有寒故痛也。其不痛不仁者,病久入深,榮衛之行濇,經絡時疏,故不通,皮膚不營,故為不仁。夫痹之為病,不痛何痹在於骨則重;在於脈則血凝而不流;在於筋則屈不伸;在於肉則不仁;在於皮則寒。故具此五者,則不痛也。凡痹逢寒則蟲(攣),逢熱則縱(弛)。

6-2 脈大為勞，極虛亦為勞

69.夫男子平人，脈大為勞，極虛亦為勞。男子面色薄者，主渴及亡血，卒喘悸。脈浮者，裏虛也。男子脈虛沉弦，無寒熱，短氣裏急，小便不利，面色白，時目瞑兼衄，少腹滿，此為勞使之然。

70.勞之為病，其脈浮大，手足煩，春夏劇，秋冬瘥，陰寒精自出，痠削不能行。

71.男子脈浮弱而濇，為無子，精氣清冷。

仲景醫論中最重要的是脈學。「血痺虛勞病脈證」的脈象對初學者來說是最容易的，《傷寒論》473.「初持脈，來疾去遲，此出疾入遲，名曰內虛外實也。初持脈，來遲去疾，此出遲入疾，名曰內實外虛也。」、474.「假令脈來微去大，故名反，病在裏也；脈來頭小本大，故名覆，病在表也。」診脈所欲辨證的主要是虛與實，從虛與實分而論之，再參而合之以確診。

男子勞之為病、亡血、失精的11種脈象：1.男子，脈大為勞，極虛亦為勞。2.男子面色薄，脈浮者裏虛也。3.男子脈虛沉弦，面色白，此為勞。4.勞之為病，其脈浮大。5.男子脈浮弱而濇，為無子，精氣清冷。6.失精家脈極虛芤遲，為清穀亡血，失精。7.脈得諸芤動微緊，男子失精。8.男子脈虛弱細微，喜盜汗。

9.人年五六十，脈大者，為勞得之。 10.脈沉小遲，名脫氣。11.脈弦而大，弦則為減，大則為芤，減則為寒，芤則為虛，虛寒相搏，此名為革。以上這些脈象都屬虛證。

「初持脈，來疾去遲，此內虛外實」，脈大為勞，脈浮裏虛，脈弦而大，婦人半產漏下、男子亡血失精。初持脈是指腹一碰到脈動的第一個感覺，出來與回去(入去)的快與慢，幾乎反應著心臟的收縮與舒張。出來快、回去慢，內虛是無法很快回去，外實是出來快，因內虛是主症，適宜服小建中湯；「來遲去疾，此出遲入疾，名曰內實外虛」是血痺或濕痺。桂枝湯可治風痺和濕痺，黃耆桂枝五物湯專治血痺。初學診脈者可以浮觸與沉取，來比較來疾去遲或來遲去疾。

脈大、極虛、浮、虛沉弦、浮大、浮弱而濇、極虛芤遲、諸芤動微緊、虛弱細微、沉小遲、弦而大等脈象，對初學者而言，所有的脈動，就是一個沒有力量的脈動，不論初持脈是「脈大，脈浮大，脈弦而大」，沉取一定是弱脈；與「脈自微濇，在寸口、關上小緊，宜針引陽氣，令脈和，緊去則愈」的血痺之脈象大不相同，其沉取一定不是弱脈。

男子勞病亡血失精之脈象及症狀

脈象（虛證）	症狀
脈大	為勞，極虛亦為勞
脈浮	面色薄，裏虛
脈虛沉弦	面色白，此為勞
脈浮大	勞之為病
脈浮弱而濇	為無子，精氣清冷
脈極虛芤遲	失精家，為清穀亡血，失精
諸芤動微緊	男子失精
脈虛弱細微	喜盜汗
脈大	人年五六十，為勞得之
脈沉小遲	脫氣
脈弦而大	弦則為減，大則為芤，減則為寒，芤則為虛，虛寒相搏，此名為革

✚ 知識補充站

初持脈是第一個脈動瞬間的來去，出來微弱，回去較大，臟器有問題；出來頭小尾大（不論回去的大小），臟器沒有問題，寸口微弱而頭大，表虛有汗，尺脈微弱而尾大，裏實不通暢。

外實比內虛嚴重，但仍有內虛狀況，則服用桂枝湯、麻黃湯、小青龍湯為主。若第一脈動瞬間感覺是來慢去快，為心臟靜脈系統回流有力，動脈系統輸出乏力，就是內虛外實。內實嚴重服用大陷胸湯、大承氣湯、抵當湯等；外虛較嚴重，但仍有相當程度的內虛，則宜半夏瀉心湯、柴胡加芒硝湯、柴胡桂枝湯。血痹虛勞病幾乎都是從痰飲咳嗽病久演變而成，從治療小毛病開始，就要同時改善不良生活習慣，否則，心臟無法獲得充分休息，無法將主動脈內的血液送出心臟，從冠狀靜脈回心臟的血液也相對減少，心臟的結構就容易纖維化或鈣化。

痰飲咳嗽，是上腔靜脈與下腔靜脈的循環不良；血痹虛勞，則是主動脈與肺動脈循環已出現較大問題，兩病都會損害心臟結構與功能。「血痹，脈自微濇，在寸口、關上小緊，宜針引陽氣，令脈和，緊去則愈」，血痹不會影響心臟的結構與功能，所以「針引陽氣，令脈和，緊去則愈」，虛勞則完全不一樣。

6-3 亡血、失精與虛勞

72.夫失精家少腹弦急，陰頭寒，目眩(目眶痛)，髮落，脈極虛芤遲，為清穀亡血，失精。脈得諸芤動微緊，男子失精，女子夢交，桂枝加龍骨牡蠣湯主之。

73.男子平人，脈虛弱細微者，喜盜汗也。

74.人年五六十，其病脈大者，痺俠背行，若腸鳴、馬刀俠癭者，皆為勞得之。脈沉、小、遲，名脫氣，其人疾行則喘喝，手足逆寒，腹滿，甚則溏泄，食不消化也。脈弦而大，弦則為減，大則為芤，減則為寒，芤則為虛，虛寒相搏，此名為革。婦人則半產漏下，男子則亡血失精。虛勞裏急，悸、衄，腹中痛，夢失精，四肢痠疼，手足煩熱，咽乾口燥，小建中湯主之。

《內經‧靈樞‧癰疽》「其癰堅而不潰者，為馬刀俠癭，急治之」，馬刀俠癭屬瘰癧類，生於耳下、頸項，至缺盆沿至腋下，或生肩上而下。「俠癭(纓)」，瘰癧生於頸部縛帽纓處，故稱俠纓(俠癭)。發於腋下，赤堅者名曰米疽，不潰者為馬刀俠癭。米疽、馬刀俠癭均屬於結核桿菌的淋巴結核和分枝桿菌的頸淋巴結炎。

當男人一旦有漏尿、尿失禁及尿閉(尿不出來)的情況發生，這些症狀常是揮之不去的；再者，能否勃起，也是診斷虛勞、亡血、失精的一項指標。亥、子、丑、寅時辰(9:00pm~5:00am)是松果體分泌褪黑激素最高的時段，是常人最佳睡眠時段，屬於三焦、膽、肝、肺經脈所主司，為魂魄之所居。褪黑激素在進入青春期後分泌量開始下降，睡眠品質於是改變；隨著年齡增長褪黑激素有二種變化，首先是濃度下降，其次是分泌量日夜差距變小，於是銀髮族的睡眠時間變短、睡眠品質也逐漸降低。人若能獲得充分睡眠，虛勞、亡血、失精的機率自是隨之降低。《傷寒論》之燒褌散即提示我們要養成良好生活習慣，可以降低虛勞、亡血、失精的機率。

癱瘓2~5年的男性仍能夠勃起的大有人在，在此狀況下，幾乎不會有尿失禁與尿不通的現象；但，癱瘓未獲得改善，漸會進入漏尿階段，即尿失禁。初期，還可稍微維持勃起，因為陰莖動脈與陰莖靜脈還維持一定程度的生理活動；當陰莖靜脈滯礙不流動，陰莖會萎縮，尤其是雙腳垂足日久，幾乎都會萎縮，因為下肢靜脈回流不良，髂外靜脈無法接收到陰莖靜脈的回流，同時，陰莖動脈也無法正常輸送注入陰莖。俚語說「兩隻腳強，第三隻腳壯」就是兩腳活動量越大，下肢靜脈回流髂外靜脈越優勢，殊途同歸的陰莖靜脈也會隨之強勢跟進注入髂外靜脈，幾乎可以隨心所欲正常勃起；「膝脛拘急」者兩腳活動必是不良，勃起機率也就隨之大幅降低。

桂枝加龍骨牡蠣湯、天雄散、小建中湯之煮服法及治療

藥方	組成	煮服法	治療重點
桂枝加龍骨牡蠣湯	桂枝、芍藥、生薑、甘草、大棗、龍骨、牡蠣	以水七升，煮取三升，分溫三服	男子失精，女子夢交
天雄散	天雄、白朮、桂枝、龍骨	杵為散，酒服半錢七匕，日三服，不知，稍增之	男子失精，腰腳冷痛
小建中湯	桂枝、甘草、大棗、芍藥、生薑、膠飴	水七升，煮取三升，去滓，內膠飴，更上微火消解，溫服一升，日三服	虛勞裏急，夢失精，四肢痠疼，手足煩熱，咽乾口燥

✛ 知識補充站

　　脈極虛芤遲與脈得諸芤動微緊，都是男子失精。重要的是芤脈，如何從諸多脈象中抽絲剝繭，首先必須要有虛與實二分法，絕對不能被不平常的脈象迷惑，特別少有的脈象，值得思索，但還是要落實虛與實二分法，再逐次剖析作定論。

　　馬刀俠癭語出《靈樞‧經脈篇》等篇。本證即「瘰癧」，其生於腋下，形如馬刀的名為「馬刀」，又稱「馬刀瘡」；生於頸旁如貫珠的名稱「俠癭」。兩處病變常相關聯，為頸腋部淋巴結結核。

　　「風者，百病之始，厥逆者，寒濕之起，常候關中，薄澤為風(血脈開始不順暢)，沖濁為痺(血脈相當不順暢)，在地為厥(血脈很不順暢)。」淡淡的異於正常臉色的光澤，就是外感風邪或濕邪，心臟血液送到臉上的較弱，兩眉之間色出現薄澤為風(血脈開始不順暢)，適合桂枝湯。若是色濃而蠢蠢欲動，是氣血凝滯、麻而不仁或痺痛，沖濁為痺(血脈相當不順暢)，甚至在地為厥(血脈很不順暢)，則是黃耆桂枝五物湯。兩眉之間色濃而蠢蠢欲動則是肺痿或肺癰，若在下巴或下頷骨下區域色濃而蠢蠢欲出，多是虛勞腰痛，少腹拘急之證。

6-4 虛勞致腰痛、虛煩

75.虛勞腰痛，少腹拘急，小便不利者，八味腎氣丸主之。

76.虛勞諸不足，風氣百疾，薯蕷丸主之。

77.虛勞虛煩不得眠，酸棗仁湯主之。

78.五勞虛極羸瘦，腹滿不能飲食，食傷、憂傷、飲傷、房室傷、飢傷、勞傷、經絡營衛氣傷，內有乾血，肌膚甲錯，兩目黯黑，緩中補虛，大黃䗪蟲丸主之。

《傷寒論》549.「趺陽脈浮而芤」濇脈與芤脈都屬於弱脈，「趺陽脈浮而芤，……其身體瘦，肌膚甲錯，浮芤相搏，宗氣衰微，四屬斷絕」等體液之失飲現象，都是髂總動脈輸送至下肢動脈長期不良，併見所屬靜脈回流心臟不良所致。趺陽脈是腳背上的腳背側動脈，來自脛骨前動脈，由脛骨前靜脈與大隱靜脈回流心臟，《傷寒論》關於趺陽脈的處方只有麻仁丸。《金匱要略》有酸棗仁湯、大黃䗪蟲丸、八味腎氣丸、薯蕷丸以治

「身體瘦，肌膚甲錯，四屬斷絕」的勞損。治療虛勞方中，大黃䗪蟲丸為緩中補虛之方，富含蛋白質與微量礦物質，隨著通導之效而補養之，此與放血有異曲同工之妙。例如過勞致咽乾喉啞，針砭小腿的血絡，只要血能噴出，立竿見影，咽喉立即順暢。

肝腦塗地與肝性腦病變(肝性腦症)都是過勞所致。人過度勞累，時而嗜睡，甚至昏睡，可能一段時間就痊癒，或是經歷反覆幾次的一段時間，症狀也消失了，警訊就在睡眠品質惡化，可以從肝性腦症的昏睡輕重程度來評估。針對過勞證，《傷寒論》和《金匱要略》乃以酸棗仁湯、大黃䗪蟲丸最為代表。只是在診治過程當中常被我們，甚至是醫生所忽略的，是婦女更年期後激素分泌減少，罹患心臟病的危險係數加大，八味腎氣丸、薯蕷丸，對婦女更年期後的心臟功能極具養護作用。

小博士解說

庫欣氏症候群（Cushing's syndrome）嚴重者，會有高血壓、糖尿病、骨質疏鬆、蛋白質耗竭、心智異常等症候，中醫在防治疾病上，對庫欣氏症候群的早期病症，可以依臟腑、經絡診斷，對證治療，效果顯著。

根據我國衛生福利部2015年統計，十大死因以慢性疾病為主，糖尿病是第五大死亡病因，該年死於糖尿病有9,530人。國人20歲以上糖尿病患者從2003年的10萬人增加到2013年超過170萬人，盛行率已經高達9.59%。以往好發於45歲以上，近10年來40歲以下大增二成以上，其中30~39歲增加近30%，40%的糖尿病患者，保守估計幾乎有100萬人，不知自己罹患糖尿病而未積極醫治。

糖尿病與庫欣氏症候群兩者間並非等號，可是庫欣氏症候群的任何一、二或二、三種特徵出現，都有可能往糖尿病與高血壓方向前進，重要的觀察點之一是頸背的狀況，即使未達水牛背階段，經常駝背或歪頭斜腦，無法端正姿勢者，應注意是否是促腎上腺皮質素(ACTH)分泌出現問題，影響了體內糖代謝的衡定狀態，以致病情加重。

虛勞症狀及診治代表方

虛勞症狀	代表藥方	診治要穴	治療重點
四肢痠疼	小建中湯	豐隆	長期消化道慢性疾病
腰痛、小便不利	八味腎氣丸	飛揚	長期泌尿道慢性疾病
諸不足	薯蕷丸	內關	長期腦心血管慢性疾病
不得眠	酸棗仁湯	光明	長期腦神經衰弱疾病
五勞，虛極羸瘦	大黃蟅蟲丸	絕骨	長期自律神經失調疾病

腎氣丸、薯蕷丸等治虛勞方之煮服法及治療

藥方	組成	煮服法	治療重點
腎氣丸	乾地黃、山藥、山茱萸、澤瀉、牡丹皮、茯苓、桂枝、附子	末之，煉蜜和丸梧子大，酒下十五丸，加至二十五丸，日再服	虛勞腰痛，少腹拘急，小便不利者
薯蕷丸	薯蕷、當歸、桂枝、乾地黃、豆黃卷、甘草、人參、芎藭、芍藥、白朮、麥門冬、杏仁、柴胡、桔梗、茯苓、阿膠、乾薑、白斂、防風、大棗	為膏上二十一味，末之，煉蜜和丸，如彈子大，空腹酒服一丸，一百丸為劑	虛勞諸不足，風氣百疾
酸棗仁湯	酸棗仁、甘草、知母、茯苓、芎藭、生薑	水八升，煮酸棗仁，得六升，內諸藥，煮取三升，分溫三服	虛勞虛煩不得眠
大黃蟅蟲丸	大黃、黃芩、甘草、桃仁、杏仁、芍藥、乾地黃、乾漆、虻蟲、水蛭、蠐螬、蟅蟲	末之，煉蜜和丸小豆大，酒飲服五丸，日三服	五勞虛極羸瘦，腹滿不能飲食，食傷、憂傷、飲傷、房室傷、飢傷、勞傷、經絡營衛氣傷，內有乾血，肌膚甲錯，兩目黯黑，緩中補虛
炙甘草湯（復脈湯）	炙甘草、生薑（切）、桂枝、麥門冬、麻子仁、大棗（擘）、人參、阿膠、生地黃	清酒七升、水八升，先煮八味取三升去滓，內阿膠，烊消盡，溫服一升，日三服	治虛勞不足、汗出而悶，脈結悸，行動如常，不出百日，危急者十一日死
獺肝散	獺肝	一具炙乾末之，水服方寸匕，日三服	治冷勞，又主鬼疰一門相染

✛ 知識補充站

　　日本新見正則醫師(1959年生，英國牛津大學移植免疫學博士)強調「漢方與西藥，剛入門時，可以把漢方當作輔助藥，漸漸會了解到漢方可以當下處方(對證下藥)，西藥處方則需經過體溫計、血壓計、血液檢查、心電圖、超音波、CT檢查、MALT⋯⋯等檢查，診斷確定後才進入治療程序。」

　　很多腸胃症狀都是慢性日久變急性，慢性的腸胃病西藥無法根治，中藥則大有機會治癒。日本目前有7000多位西醫師，運用300方以上之漢方來治療慢行疾病，以避免西藥濫用。新見正則說：「西醫腹診是觸及腹部內部臟器之病變狀況，漢方腹診是辨證虛與實，如『小腹硬滿』，考量『瘀血』，處方以大黃蟅蟲丸、桂枝茯苓丸、當歸芍藥散、桃核承氣湯、大黃牡丹湯等。『小腹較弱無力』有『虛弱』之狀，處方以薯蕷丸、小建中湯、八味腎氣丸、酸棗仁湯等。」

第7章
肺痿肺癰咳嗽上氣病脈證治

肺痿是支氣管或肺泡乏力，即「重亡津液，故得之」，肺靜脈血液無法充分供氧給心臟，可以「甘草乾薑湯以溫之」。

肺癰是支氣管或肺泡出現發炎症狀，所謂「血為之凝滯，蓄結癰膿」，肺靜脈血液必需超負荷供氧給心臟，是以「葶藶大棗瀉肺湯主之」。

《內經·素問·欬論》「五臟六腑，皆令人欬，非獨肺也。五臟之久欬，乃移於六腑，脾欬不已，則胃受之；肝欬不已，則膽受之；肺欬不已，則大腸受之；心欬不已，則小腸受之；腎欬不已，則膀胱受之；久欬不已，則三焦受之，治臟者，治其俞；治腑者，治其合；浮腫者，治其經。」

7-1 肺痿重亡津液，肺癰咳唾膿血

79.問曰：「熱在上焦者，因咳為肺痿。肺痿之病，從何得之？」師曰：「或從汗出，或從嘔吐，或從消渴，小便利數，或從便難，又被快藥下利，重亡津液，故得之。」

80.曰：「寸口脈數，其人咳，口中反有濁唾涎沫者何？」師曰：「為肺痿之病。若口中辟辟燥，咳即胸中隱隱痛，脈反滑數，此為肺癰，咳唾膿血。」

　　肺痿之病，或勞動而流汗過度，或飲食不當而嘔吐，或消渴而小便利數，或大便困難服下利藥。總之，因不當的汗、吐、下傷耗體內津液，肺泡壁之微血管無法正常新陳代謝，導致肺泡乾枯痿。肺痿與肺癰差異在脈象，肺癰脈滑數或數實，肺痿脈數虛或

數。肺痿是支氣管或肺泡乏力，即「重亡津液，故得之」，肺靜脈血液無法充分供氧給心臟，可以「甘草乾薑湯以溫之」。肺癰則是支氣管或肺泡有發炎症狀，所謂「血為之凝滯，蓄結癰膿」，造成肺靜脈血液不得不超負荷供氧給心臟，是以「葶藶大棗瀉肺湯主之」。因此才會出現相反的虛與實脈象。

　　張仲景藥方的科學中藥，其重要的服藥概念是「更服」，就是多次服用，因科學中藥摻入澱粉，降低預估的療效；相對的，也減少許多服藥禁忌。日本大正製藥數年前推出大黃甘草湯，從原設計為治療急性食道炎之用，改成治療慢性腸胃炎。各有立意，學者可多思索，並沿用於臨床，更能助益診治。

小博士解說

　　患者臨床症狀，第一個診斷假設與疾病有相當的一致性，這種直感認識法為代表性啟發法(representativeness heuristic)，從兩個診斷假設的有病率(即檢查前準確率)來考量，能降低診斷錯誤率。

　　例如胸膜痛(胸痺)、呼吸困難(短氣)微發燒的病患，兩個主要的診斷病症為急性肺炎與急性肺栓塞症；即使患者屬於肺炎有病率很高的情況下，以代表性啟發法判斷還是可能錯誤，不能因為不信賴多數的經驗引導模式，反被少數病例模式引導，造成診斷推論的誤失。如「寸口脈數，其人咳，口中反有濁唾涎沫，肺痿之病」與「口中辟辟燥，咳即胸中隱隱痛，脈反滑數，此為肺癰，咳唾膿血」。

五臟六腑皆令人欬《內經 · 素問 · 欬論》

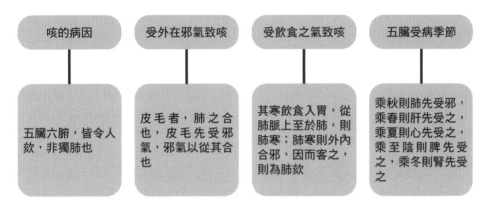

咳的病因	受外在邪氣致咳	受飲食之氣致咳	五臟受病季節
五臟六腑，皆令人欬，非獨肺也	皮毛者，肺之合也，皮毛先受邪氣，邪氣以從其合也	其寒飲食入胃，從肺脈上至於肺，則肺寒；肺寒則外內合邪，因而客之，則為肺欬	乘秋則肺先受邪，乘春則肝先受之，乘夏則心先受之，乘至陰則脾先受之，乘冬則腎先受之

五臟欬之症狀及治療

五臟	欬之症狀	代表藥方	診治要穴
肺	欬而喘息有音，甚則唾血	小青龍加石膏湯	尺澤
心	欬則心痛，喉中介介如梗狀，甚則咽腫喉痺	半夏瀉心湯	內關
肝	欬則兩脇下痛，甚則不可以轉，轉則兩胠下滿	柴胡桂枝湯	絕骨
脾	欬則右脇下痛，陰陰引肩背，甚則不可以動，動則欬劇	越婢加半夏湯	三陰交
腎	欬則腰背相引而痛，甚則欬涎	八味腎氣丸	照海

7-2 脈數虛為肺痿，數實為肺癰

81.脈數虛者為肺痿，數實者為肺癰。

82.問曰：「病咳逆，脈之何以知此為肺癰，當有膿血，吐之則死，其脈何類？」師曰：「寸口脈微而數，微則為風，數則為熱；微則汗出，數則惡寒。風中於衛，呼氣不入；熱過於榮，吸而不出。風傷皮毛，熱傷血脈。風舍於肺，其人則咳，口乾喘滿，咽燥不渴，時唾濁沫，時時振寒，熱之所過，血為之凝滯，蓄結癰膿，吐如米粥。始萌可救，膿成則死。」

寸口脈數則為熱，熱過於榮，熱傷血脈，熱之所過，血為之凝滯，脈反滑數為肺癰，數實者為肺癰，咳即胸中隱隱痛，咳唾膿血，壓按紫宮穴到中庭穴，疼痛。寸口脈數為肺痿，脈數虛者為肺痿，口中反有濁唾涎沫，壓按紫宮穴到中庭穴，舒服。

「風中於衛，呼氣不入；熱過於榮，吸而不出」，呼氣不入是呼出的氣無法帶動吸氣，吸而不出是吸入的氣無法帶動呼氣，呼出心與肺，吸入肝與腎，呼吸之間脾胃為主，呼氣不出是橫膈膜下之組織器官有恙，腹部與靜脈回流心臟不良，所謂風中於衛

是也。吸氣不入是橫膈膜上的問題，胸部與心臟動脈循環不良，即熱過於榮是也。

服桂枝湯啜熱粥，覆被微汗出，即要慢慢的熱身，啟動安靜狀態下的靜脈，人在安靜時，64%血液貯存在靜脈與細靜脈之內(其他：肺循環的血管9%，心臟7%，體循環的動脈與細動脈13%，體循環內的微血管7%)。通常骨骼肌活動，會激活大量交感神經之神經傳動，造成靜脈收縮，動員血液貯藏器的靜脈與細靜脈，由於主要的血液貯藏器是腹部臟器的靜脈(以肝臟、脾臟靜脈為主)及皮膚的靜脈，溫服桂枝湯加熱粥啟動腹部臟器的靜脈，覆被則激活皮膚的靜脈，令靜脈內的廢物及毒素，可以一連串的從汗排出體外。

1.麻黃湯治表實，開表發汗

2.桂枝湯治表虛，解肌發汗

3.表未解正氣傷：

(1)桂枝新加湯，身疼痛

(2)桂枝加附子湯，四肢微急，難以屈伸

黃連湯與理中丸一天服5~6次，調胃承氣湯、半夏湯、苦酒湯少少溫服之、嚥之，是預防醫學的重要治則。

小博士解說

《傷寒論》飲食保健療法中，最具代表性的是「啜飲稀粥助藥力」(桂枝湯)與「糜粥自養」(十棗湯)，主要目的就是為了發汗。「粥」是養生至寶，除了桂枝湯要「啜熱粥」之外，十棗湯「糜粥自養」，這兩項養生要領，一是助藥力，一是固本培元，時下麵食類很方便，對發育中及強健者而言，常吃或大量吃麵食有其營養價值；但體弱多病，或老弱婦孺只能偶而食之。

《傷寒論》除了「熱粥」、「糜粥」之外，還有粳米與糯米，白虎湯、白虎加人參湯、竹葉石膏湯就用粳米，桃花湯用糯米。現在科學中藥配伍澱粉來製藥，其意義好比是加粳米或糯米於藥方中。

咳痰的性狀鑑別

觀察及 檢查項目	鑑別要項
量	1. 多量（一日量150ml以上）：支氣管擴張症、急性肺水腫、肺胞上皮癌、肺腫瘍、 　　支氣管、胸腔瘻、廣泛的空洞性肺結核 2. 中等量（一日量10~150ml）：慢性支氣管炎、其他肺感染症、支氣管氣喘 3. 少量（一日量10ml以下）：慢性肺氣腫、氣管炎、支氣管炎、肺感染症的初期
顏色	白色：黏液 黃色：新鮮的膿 綠色：老膿、綠膿菌感染症 黑色：混入變色血液 褐色：混入老血液（鐵灰色） 桃色：混血液的水腫液 紅色線條：新鮮血
臭氣	肺腫瘍及支氣管擴張症出現腐敗臭味
質地	1. 黏稠：感染、慢性支氣管炎的黏性痰、支氣管氣喘、很難切斷的痰絲 2. 泡沫：肺水腫、支氣管炎
顯微鏡 檢查	1. 好酸球：多是支氣管氣喘、好酸球肺炎等過敏性疾病 2. 含鐵性褐色或黃色物質細胞：種種原因造成慢性肺出血 3. 寄生蟲 4. 彈性纖維：肺實質破壞、肺結核、肺腫瘍、肺癌等 5. 結晶：是支氣管氣喘的特徵
細菌檢查	肺癌最重要的檢查

7-3 上氣面浮腫肩息，喘而躁肺脹

83.上氣，面浮腫，肩息，其脈浮大，不治，又加利尤甚。

84.上氣喘而躁者，屬肺脹，欲作風水，發汗則愈。

85.肺痿吐涎沫而不咳者，其人不渴，必遺尿，小便數。所以然者，以上虛不能制下故也。此為肺中冷，必眩，多涎唾，甘草乾薑湯以溫之。若服湯已渴者，屬消渴。

《內經・靈樞・厥病篇》「厥頭痛，面若腫起而煩心，取之足陽明太陰」，是脾、胃經脈功能有狀況，肝、胃營養補給予心臟不足，心臟動脈上行與頭面靜脈下行不良所造成。與「上氣，面浮腫，肩息，其脈浮大，不治，又加利尤甚」，多因心臟或肺臟嚴重疾病所致，兩者大不同。

臨證時，比較兩側肩、肘關節的轉圜伸縮，右側不順暢，肝、肺不良，以肝為主。左側者，心、肝不良，以心為主。兩側皆差，心、肺、肝皆有恙。

比較患者兩手肘、腕關節動作，伸肘由肱三頭肌主控，縮則由肱二頭肌主控。肱二頭肌為手三陰(手太陰、手厥陰、手少陰)之所在，肱三頭肌則有手三陽(手太陽、手少陽、手陽明)循環路過；伸為陽、縮為陰，肘喜伸不喜縮者，手三陰有礙；左肘不順為心經脈(手少陰)不良，右肘則是肺經脈(手太陰)不良；右肘一縮即不舒適或痛者多為肺實，宜清肺湯、華蓋散、白虎湯等。左肘出現此狀況為心實，宜清心蓮子飲、涼膈散、桃紅四物湯等。

橫膈膜雖然負責70%的吸氣生理運作，實質上，完全受制於呼氣，才得以被動的付諸行動；因此，下半身的輔助呼吸肌肉群，與呼吸系統相關器官彼此甚為密切。橫膈膜分右膨隆與左膨隆，肝臟位在右膨隆，呼氣時，右膨隆高達第五肋骨，左膨隆可達第五、六肋骨間；肺有左三葉、右三葉，其生理結構和運作皆與肝臟息息相關。

小博士 解說

《傷寒論》368.「傷寒脈浮，自汗出，小便數，心煩，微惡寒，腳攣急，反與桂枝湯，欲攻其表，此誤也。得之便厥，咽中乾，煩躁吐逆者，作甘草乾薑湯與之，以復其陽。若厥愈、足溫者，更作芍藥甘草湯與之，其腳即伸。若胃氣不和，讝語者，少與調胃承氣湯；若重發汗，復加燒鍼者，四逆湯主之。」

「煩躁吐逆，甘草乾薑湯」是以甘草加乾薑調理上焦。「腳攣急，芍藥甘草湯」是甘草加芍藥調理下焦。「胃氣不和，調胃承氣湯」以甘草加大黃與芒硝調理中焦。「重發汗，四逆湯」則是以甘草加乾薑、附子調理三焦。

甘草乾薑湯、芍藥甘草湯、調胃承氣湯與四逆湯之煮服法及治療

藥方	組成	煮服法	治療重點
甘草乾薑湯	甘草四兩（炙）、乾薑二兩（炮）	水三升，煮取一升五合，去滓，分溫再服	胸腔循環
芍藥甘草湯	芍藥、甘草等分	水三升，煮取一升五合，去滓，分溫再服	腹腔循環
調胃承氣湯	大黃四兩酒洗、甘草二兩、芒硝半升	水三升，煮取一升，去滓，內芒硝，更上火微煮令沸，少少溫服之	胃腸循環
四逆湯	乾薑、炙甘草、附子等分	水三升，煮取一升二合，去滓，分溫再服。強人可大附子一枚，乾薑三兩	心腎循環

《內經・靈樞・厥病篇》論頭痛與心痛的診治

痛症	症狀及治療
厥頭痛	面若腫起而煩心，取之足陽明太陰
厥頭痛	頭脈痛，心悲善泣，視頭動脈反盛者，刺盡去血，後調足厥陰
厥頭痛	貞貞頭痛而重，瀉頭上五行行五，先取手少陰，後取足少陰
厥頭痛	意善忘，按之不得，取頭面左右動脈，後取足太陰
厥頭痛	項先痛，腰脊為應，先取天柱，後取足太陽
厥頭痛	頭痛甚，耳前後脈湧有熱，瀉出其血，後取足少陽
厥心痛	與背相控善瘛，如從後觸其心，傴僂者，腎心痛也，先取京骨、崑崙。發鍼不已，取然谷
厥心痛	腹脹胸滿，心尤痛甚，胃心痛也，取之大都、太白
厥心痛	痛如以錐刺其心，心痛甚者，脾心痛也，取之然谷、太溪
厥心痛	色蒼蒼如死狀，終日不得太息，肝心痛也，取之行間、太衝
厥心痛	臥若徒居，心痛間，動作痛益甚，色不變，肺心痛也，取之魚際、太淵

7-4 咳逆上氣、火逆上氣

86.咳而上氣，喉中水雞聲，射干麻黃湯主之。

87.咳逆上氣，時時唾濁，但坐不得眠，皂莢丸主之。

88.咳而脈浮者，厚朴麻黃湯主之。

89.脈沉者，澤漆湯主之。

90.火逆上氣，咽喉不利，止逆下氣者，麥門冬湯主之。

射干麻黃湯以射干開結消痰，麻黃宣肺散寒，合為君；生薑散寒行水，半夏降逆化飲，共為臣；紫菀、款冬花溫潤除痰，下氣止咳，五味子收斂耗散之肺氣等為佐；大棗益脾養胃為使，共奏宣肺散寒，化飲止咳之功。病無實熱，脾虛便溏及孕婦禁服。射干苦寒，入肺與肝經，清熱解毒、祛痰利咽、消瘀散結。

皂莢丸治痰濁壅肺，咳逆上氣，時時吐濁，但坐不得眠。皂莢辛溫，微毒，祛風痰，除濕毒，殺蟲。皂莢果兼具醫藥、食品、保健品、化粧品及洗滌用品的天然原料，皂莢種子可消積化食開胃。

厚朴麻黃湯，先煮小麥，熟去渣，再入其他藥；葶藶大棗瀉肺湯先煮大棗，去渣，再入葶藶。皆取小麥及大棗之豐富營養，穀實的營養以碳水化合物居多，提供葡萄糖等營養素，直接供給熱量。一般久咳或大咳，食慾不振，營養吸收不良者，善用厚朴麻黃湯之小麥、葶藶，大棗瀉肺湯之大棗，藉食療改善生理機轉以治病，立意深遠。

澤漆湯主治咳逆上氣，時時唾濁，坐不欲眠；其脈沉者，多寒飲冷則傷肺，兩邪相擊，為咳為肺癰或肺痿。澤漆苦、辛、微寒，利大、小腸，入肺經，利水消腫、止咳化痰、明目、輕身。《本草綱目》澤漆利水，功類大戟。可作菜食，而利丈夫陰氣。

麥門冬湯治咽喉不利，《傷寒論》361.「傷寒解後，虛羸少氣，氣逆欲吐，竹葉石膏湯主之。」兩者主治類似，都屬食道方面問題，麥門冬湯主治上食道括約肌症候群，竹葉石膏湯治下食道括約肌症候群，皆有粳米養胃氣，緩和胃的蠕動不良。麥門冬湯的組成有麥門冬、粳米、大棗、人參、半夏、甘草，水一斗二升煮取六升，溫服一升，日三夜一，一帖藥喝一天半。竹葉石膏湯有竹葉、石膏、麥冬、人參、半夏、炙甘草，水一斗煮取六升，去藥渣後，再下粳米半升，煮米熟湯成，約剩下二到三升。

兩者煮服法有差異，其意義在於麥門冬湯用甘草，且不需米熟湯成，六味藥化學作用完成後即服用，其湯潤喉暢咽，直接作用在口腔、咽喉及上食道括約肌，使之緩和順暢；竹葉石膏湯用炙甘草不用甘草，因為有石膏，所以煮取一半後去石膏等藥渣，再用此藥汁煮粳米，煮成竹葉石膏粥以後，去粳米，喝米汁，從口腔食道一直到胃，竹葉石膏粥汁緩和消化道之緊張壓力外，養益消化道黏膜的用意更彰顯。

射干麻黃湯等治咳逆上氣藥方之煮服法及治療

藥方	組成	煮服法	治療重點
射干麻黃湯	射干十三枚（一法三兩）、麻黃四兩、生薑四兩、細辛三兩、紫菀三兩、款冬花三兩、五味子半升、大棗七枚、半夏大者洗八枚（一法半升）	水一斗二升，先煮麻黃兩沸，去上沫，內諸藥，煮取三升，分溫三服	咳而上氣，喉中水雞聲
皂莢丸	皂莢八兩（刮去皮，用酥炙）	末之，蜜丸梧子大，以棗膏和湯服三丸，日三夜一服	咳逆上氣，時時唾濁，但坐不得眠
厚朴麻黃湯	厚朴五兩、麻黃四兩、石膏如雞子大、杏仁半升、半夏半升、乾薑二兩、細辛二兩、五味子半升、小麥一升	水一斗二升，先煮小麥熟，去滓，內諸藥，煮取三升，溫服一升，日三服	咳而脈浮者
澤漆湯	半夏半升、紫參五兩（紫菀）、澤漆三斤（以東流水五斗，煮取一斗五升）、生薑五兩、白前五兩、甘草、黃芩、人參、桂枝各三兩	咀，內澤漆汁中，煮取五升，溫服五合，至夜盡	咳而脈沉者
麥門冬湯	麥門冬七升、半夏一升、人參三兩、甘草二兩、粳米三合、大棗十二枚	水一斗二升，煮取六升，溫服一升，日三夜一服	火逆上氣，咽喉不利，止逆下氣者

✚ 知識補充站

咳嗽是呼吸器官疾病中，最頻繁的症候，咳嗽是一種呼吸運動，刺激咳嗽受容體造成短暫快速的吸氣，之後閉緊聲門(吸氣期)，呼吸肌持續劇烈收縮，引起氣管內壓上升(加壓期)；之後，聲門張開引起急遽呼氣(呼出期)，此三階段呼吸運動，可能是隨意或不隨意。咳嗽是防止有害物質吸入，除去氣管內異物反射的防禦反應；反射性咳嗽的機序，是種種原因刺激咳嗽受容體，透過以迷走神經的求心性神經，傳到延髓第四腦室下部的咳嗽中樞，咳嗽中樞將神經訊息下達舌咽神經、迷走神經及脊髓神經，引起聲帶、肋間肌、橫膈膜、腹肌的運動。咳嗽受容體分布於氣管黏膜纖毛上皮細胞間的知覺神經末梢，存在於喉頭、胸膜、縱膈、心膜、橫膈膜、外耳道等組織，受容體因機械刺激、化學刺激、溫度刺激及炎症等刺激而咳嗽。

7-5 肺癰，喘、胸滿、吐膿

91.肺癰，喘不得臥，葶藶大棗瀉肺湯主之。
92.咳而胸滿，振寒脈數，咽乾不渴，時出濁唾腥臭，久久吐膿如米粥者，為肺癰，桔梗湯主之。

桔梗湯對氣管方面症狀，主要是改善聲音嘶啞，桔梗開暢咽喉、清利頭目、開胸利膈，助益橫膈膜吸氣運動。小病、初病、大病癒後，中藥能對證養護，彌補西藥之不足，即使以科學中藥拌熱開水服用，仍具相當功效。

「肺癰，喘不得臥，葶藶大棗瀉肺湯；咳而胸滿，咽乾不渴，桔梗湯」，其醫理是「緩中補虛」，以緩和清理，帶著攻勢下藥，進行好的補養。緩緩溫服桔梗湯(桔梗、甘草)，治療肺癰慢性期(肺部老化初期症狀)，如慢性支氣管炎、慢性阻塞性肺病（COPD）等；桔梗湯延伸出來的人參敗毒散(人參、茯苓、甘草、枳殼、桔梗、柴胡、前胡、羌活、獨活、川芎、生薑、大棗)，對肺胞及相關的黏膜下淋巴組織(Bronchail

Associarteal Lymphoid Tissue, BALT)療癒效果突出。

侯氏黑散，治大風四肢煩重，溫酒調服，禁一切魚肉大蒜，常宜冷食，六十日止，即藥積在腹中不下也。熱食即下矣，冷食自能助藥力。其服藥後的調理和桂枝湯一樣，值得臨床廣泛運用，且不限僅此兩方面而已，如喘不得臥，頓服葶藶大棗瀉肺湯，適合用於肺癰急性期，以大棗12枚，水三升煮取二升，去棗，再加葶藶(如彈丸子大)。《傷寒論》十棗湯、《金匱要略》薯蕷圓，皆是以營養價值極高的大棗為基本。桂枝湯要「啜熱粥」，十棗湯「糜粥自養」，斷食或絕食配合《傷寒論》與季節變化，嘗試去了解：「麻黃─夏月禁用」、「甘草─中滿證忌之」，還有從服後的反應來思考如何有效服用，如「止後服」─大陷胸湯、梔子豉湯、牡蠣澤瀉散，「停後服」─桂枝湯類、小青龍湯，「餘勿服」─大承氣湯、桃花湯，「更服」─桂枝湯類(不汗)、柴胡加芒硝湯(不解)、大陷胸丸、抵當湯、抵當丸(不下)。

小博士 解說

橫膈膜周圍的肌肉固定在胸廓的上緣與腰椎上部，結構上，吸氣需先啟動這些作為基礎的肌肉群起始部，主要著力處在橫膈膜的中央部，因此腰椎上部結構越好，橫膈膜吸氣作業越順暢。

肝經脈是動病腰痛，所生病胸滿嘔逆，與上腰椎部及橫膈膜相關；同時，橫膈膜起始部的胸廓部，與肺臟亦相關，肺經脈是動病肺脹滿、喘咳，所生病咳、上氣、喘喝、胸滿；是以，橫膈膜養護良好，即有助肝臟、肺臟之運作。

桔梗與梔子之功用及主治病證比較

藥材	性味	功用	主治病證
桔梗	苦心而平	入肺瀉熱，入心胃間提氣血，表散寒邪，消利頭目、咽喉悶、胸膈滯氣	痰壅喘促，鼻塞，目赤，喉痺，咽痛，齒痛，口瘡。肺癰，乾欬，胸膈刺痛，下痢腹痛，腹滿腸鳴
梔子	苦寒	歸心、肝、肺、胃、三焦經，瀉火除煩，清熱利濕，涼血解毒，消腫止痛	用於熱病煩悶。本品苦寒清降，清瀉三焦火邪，有清心除煩之效。用於溫熱病，邪熱客心，心煩鬱悶，躁擾不寧等證。每與淡豆豉合用，以宣泄邪熱，解鬱除煩

葶藶大棗瀉肺湯與桔梗湯之煮服法及治療

藥方	組成	煮服法	治療重點
葶藶大棗瀉肺湯	葶藶熬令黃色，搗丸如彈子大、大棗十二枚	水三升，煮棗取二升，去棗，內葶藶，煮取一升，頓服	肺癰，喘不得臥
桔梗湯	桔梗一兩、甘草二兩	水三升，煮取一升，分溫再服，則吐膿血也	治肺癰，咳而胸滿，振寒脈數，咽乾不渴，時出濁唾腥臭，久久吐膿如米粥者；亦治血痺

＋ 知識補充站

桔梗湯在《傷寒論》治「少陰病咽痛」，在《金匱要略》治「咽痛喉痺肺癰吐膿，乾咳無疾，火鬱在肺」。桔梗湯具有促進及養護氣管黏膜(BALT)的作業，人參敗毒散就是從桔梗湯演繹而來。

梔子豉湯(梔子、淡豆豉)、梔子甘草豉湯(梔子、甘草、淡豆豉)助益食道腸胃黏膜(MALT)的作業；針對食道炎造成「胸中悶，虛煩不得安眠」，梔子主治其吞嚥疼痛。梔子瀉心肺邪熱，促使邪熱從小便排出，改善心煩、不眠；加味消遙散即是從梔子豉湯演繹而來。

7-6 咳而上氣為肺脹

93.咳而上氣，此為肺脹，其人喘，目如脫狀，脈浮大者，越婢加半夏湯主之。

94.肺脹，咳而上氣，煩躁而喘，脈浮者，心下有水，小青龍加石膏湯主之。《千金》證治同，外更加脅下痛引缺盆。

《金匱要略‧水氣篇》「裡水者，一身面目黃腫，其脈沉，小便不利，故令病水。假令小便自利，此亡津液，故令渴。越婢加尤湯主之。」「裡水，越婢加尤湯主之，甘草麻黃湯亦主之。」風水脈浮不渴，當發汗，越婢湯主之。裡水脈沉當分利，越婢加尤湯主之。

治肺脹，咳而上氣，其人喘，目如脫狀，脈浮大者，即越婢湯加半夏也。脈浮且大，溫邪挾飲填肺中，為脹為喘，越婢散邪力大，蠲飲力不足，加半夏，輔其未逮。脈浮者，心下有水，小青龍加石膏湯主之。《傷寒論‧太陽篇》「太陽病，發熱惡寒，熱多寒少，脈微弱者，此無陽也，不可發汗，宜桂枝二越婢一湯。」小青龍湯有細辛與五味子，與越婢湯、越婢加尤湯、越婢湯加半夏、桂枝二越婢一湯等大不同，主要是心下有水，小青龍湯對橫膈膜的作用較大。

咳嗽中樞在大腦皮質的指示下，隨意的咳嗽是可控制的，精神情緒方面引起的咳嗽與大腦邊緣系統有關。咳嗽在正常人身上多是無害、一時性的，患者方面則要鑑別急性或慢性，咳嗽一次消耗2卡（kcal）熱量，一分鐘咳嗽一次，一小時就要消耗120卡，持續咳嗽10小時就要消耗1200卡，加上睡不著的話，體力消耗至鉅，體弱多病者，咳嗽也是會致命的。

白天不咳嗽，晚上會劇烈咳嗽，多是細支氣管出問題，尤其是支氣管氣喘，嚴重者需支氣管擴張藥與吸入性類固醇才有效，一般鎮咳藥是無效的，所以急性支氣管氣喘以西藥治療為主，慢性支氣管氣喘可以中藥調理，配合調整生活作息與培養規律運動習慣，來增強免疫力，改善體質。

長期夜咳，但並未罹患大病者，多先天體質不良；若未改善，加上後天生活習慣不良，隨時都可能誘發生病。止咳藥、類固醇等止得了一時，卻無法治本，這類患者在季節交替及工作忙碌下，特別容易出現症狀。上肢與上半身或吸氣狀況多而夜咳頻仍，宜黃耆建中湯或補中益氣湯；下肢與下半身或呼氣狀況多而夜咳頻仍，宜八味腎氣丸或真武湯。一旦出現症狀，一天服2～4次，每次3~5公克，醒來服用黃耆建中湯，午後服用八味腎氣丸，對應天地時辰、自律神經、腦下垂體、內分泌的運作情形。至於薯蕷丸，針對細皮嫩肉、弱不禁風、骨瘦如柴的人，需有耐心調理百日以上才見效，至少早晚各服1~2次，每次3~5公克；大黃蟅蟲丸則適合黑枯瘦，又眼眶發黑者，午餐前、睡前各2~3公克，嚴重者一天4次，15天為一療程。

小博士解說

肺癰胸脹滿，葶藶大棗瀉肺湯主之。三日一劑，可至三、四劑，此先服小青龍湯一劑乃進；或白天服小青龍湯，晚上服葶藶大棗瀉肺湯；如果不服小青龍湯，直接服用葶藶大棗瀉肺湯，效果無法彰顯。

治療肺脹的藥方

	代表藥方	組成	煮服法	主治症狀
主方	越婢加半夏湯	麻黃六兩、石膏半斤、生薑三兩、大棗十五枚、甘草二兩、半夏半升	水六升，先煮麻黃，去上沫，內諸藥，煮取三升，分溫三服	脈浮大，其人喘，目如脫狀
	小青龍加石膏湯	麻黃、芍藥、桂枝、細辛、甘草、乾薑各三兩、五味子、半夏各半升、石膏二兩	水一斗，先煮麻黃，去上沫，內諸藥，煮取三升，強人服一升，羸者減之，日三服，小兒服四合	脈浮者，心下有水
附方	炙甘草湯	甘草四兩、桂枝、生薑各三兩、麥門冬半升、麻仁半升、人參、阿膠各二兩、大棗三十枚、生地黃一斤	以酒七升，水八升，先煮八味，取三升，去滓，內膠消盡，溫服一升，日三服	肺痿涎唾多，心中溫溫液液者，治虛勞不足、汗出而悶，脈結悸，行動如常，不出百日，危急者十一日死
	甘草湯	甘草六兩	水三升，煮減半，分溫三服	咽喉不暢
	生薑甘草湯	生薑五兩、人參三兩、甘草四兩、大棗十五枚	水七升，煮三升，分溫三服	肺痿，咳唾涎沫不止，咽燥而渴
	桂枝去芍藥加皂莢湯	桂枝三兩、生薑三兩、甘草二兩、大棗十枚、皂莢一枚	水七升，微微火煮取三升，分溫三服	肺痿，吐涎沫
	桔梗白散	桔梗、貝母各三分、巴豆一分	為散，強人飲服半錢匕，羸者減之。病在膈上者吐膿血，在膈下者瀉出，若下多不止，飲冷水一杯則定	咳而胸滿，振寒脈數，咽乾不渴，時出濁唾腥臭，久久吐膿如米粥者，為肺癰
	葦莖湯	葦莖二升、薏苡仁半升、桃仁五十枚、瓜瓣半升	水一斗，先煮葦莖，得五升，去滓，內諸藥，煮取二升，服一升，再服，當吐如膿	咳有微熱，煩滿，胸中甲錯，是為肺癰
	葶藶大棗瀉肺湯	葶藶子三兩、大棗十二枚	三日一劑，可至三四劑，此先服小青龍湯一劑乃進	肺癰胸脹滿，一身面目浮腫，鼻塞清涕出，不聞香臭酸辛，咳逆上氣，喘鳴迫塞
	小青龍湯	麻黃三兩、芍藥三兩、細辛三兩、桂枝三兩、乾薑三兩、甘草三兩、五味子半升、半夏半升	水一斗，先煮麻黃減二升，去上沫，納諸藥，煮取三升，去滓。溫服一升，日三服；若渴去半夏，加栝蔞根三兩；若微利，若噎者，去麻黃，加附子一枚；若小便不利，少腹滿者，去麻黃，加茯苓四兩；若喘者，加杏仁半升，去皮尖	心下有水氣

NOTE

第 8 章
奔豚氣病脈證治

　　人在吃喝時吞入空氣，一部分從胃中反流到食道，為噯氣；吃太飽也會打嗝，一部分氣體會被吸收，大部分氣體會到結腸，被結腸中的氧氣吸收。氫氣、硫化氫、二氧化碳及甲烷等，加上結腸中細菌產生的氣體，成了胃腸氣，以放屁排出體外。胃腸道內氣體約 200ml，腸內的氣體會造成腹部痙攣、腹部不適及腹鳴等，通常吃多了豆類食物不好消化，較容易脹氣。

　　孕婦懷孕時，因胎兒壓迫大腸，造成嚴重便秘，產後排便就可通暢；產後多會出現咽喉不順暢，也是「奔豚」。

　　七門五個關卡，「奔豚病從少腹起，上衝咽喉，發作欲死，復還止，皆從驚恐得之。」人的消化器官，吃喝之外，受「情緒」影響最大，所以「食不語」、「席不正不坐」、「食不厭精……肉雖多不使勝食氣」，不僅是談論飲食衛生與營養問題，最重要的是講究飲食氣氛。「雖蔬食菜羹瓜，祭，必齋也。」意指飲食亦當循序漸進、按部就班，不偏食、不暴飲暴食。幽門、闌門之間是小腸，其間包括十二指腸、空腸、迴腸等組織，最重要的是迴盲瓣。賁門、幽門之間是胃，最重要的是食道靜脈叢，吸門、賁門之間是食道，最重要的是下食道括約肌。飛門、吸門之間是口腔，最重要的是上食道括約肌。

8-1 病有奔豚，吐膿，驚怖，火邪

8-2 臍下悸者，欲作奔豚

8-1 病有奔豚，吐膿、驚怖、火邪

95.師曰：「病有奔豚，有吐膿，有驚怖，有火邪，此四部病，皆從驚發得之。」師曰：「奔豚病，從少腹起，上衝咽喉，發作欲死，復還止，皆從驚恐得之。」
96.奔豚，氣上衝胸，腹痛，往來寒熱，奔豚湯主之。

奔豚湯(甘芎歸夏芩，葛芍薑李)與當歸散(芎歸芩芍朮)是基本方，藥方組成重疊度高，服法卻差異很大，兩方皆有當歸、芎藭、芍藥、黃芩四味。當歸甘、辛、溫，和血散內寒，入心、肝、脾，為血中氣藥，滑大腸瀉者忌用。芎藭也為血中氣藥，辛、溫入心包、肝經，潤肝燥，補肝虛，能走瀉真氣，單服久服令人暴亡。芍藥苦、甘、溫，燥濕，補脾和中，生膿作痛、潰瘍者忌用。黃芩苦寒，解心熱，退中焦實火，過服損胃，血虛裡寒者不宜。當歸、芎藭、芍藥、黃芩四味藥，互相扶持，影響造血機能，尤其適合血小板低下的人；特別的是，當歸、芎藭、芍藥三味藥的加減方，對初期肝臟結構性異常狀況，如輕度肝臟纖維化、肝硬化，加減方以四物湯的二連四物湯有舒緩之功，很適合熬夜傷肝者，桃紅四物湯適合過勞傷心者。病情嚴重者考慮加琥珀、乳香、沒藥等。

《難經》七門(飛門—唇、戶門—齒、吸門—會厭、賁門、幽門、闌門—盲腸瓣、魄門—肛門)中的賁門，即食道下端與胃的接口，為食道下括約肌，能收緊胃上口，防止胃內容物逆流。

食道靜脈曲張是肝病變症狀之一，食道靜脈瘤從門脈進入大靜脈系統側副血行路的一部分，造成下部食道黏膜下靜脈擴張，通常除非破裂出血或昏迷，食道靜脈瘤很少有前趨性自覺症狀。食道的靜脈形成食道靜脈叢，是肝門靜脈(左胃靜脈)與上腔靜脈之間的聯絡路徑，一如滋養肝臟的肝動脈與肝門靜脈之間的協調運作一樣，在安全範圍內會互補彼此功能之有無強弱，飲食之際「食不語」、「席正而坐」，有助於這些靜脈叢正常化作業。

直腸約20公分長，分上、中、下三部分，上部直腸靜脈回流下腔靜脈門脈，再吸收剩餘的珍貴營養回心臟；有奔豚現象的產婦，其直腸靜脈叢有些症狀，會影響自體免疫力，咽喉的淋巴小節也偶而出現異樣，這常是百合、狐惑等病證之前兆。

小博士解說
　　古方之「止後服」、「停飲服」、「餘勿服」等服法，在時下科學中藥普及化之治療過程中，可說是參考有餘，但實用不足，卻又不能不知。同時，每味藥的藥效與變化，不因科學中藥取代了原來用藥之煮服法而失去其價值，不應忽略它們原本的角色，如甘草之於甘草湯、桔梗湯、甘草乾薑湯，生薑之於射干麻黃湯、越婢加半夏湯、澤漆湯，乾薑之於厚朴麻黃湯、小青龍湯，炮薑之於甘草乾薑湯。

食道靜脈

食道靜脈	路徑	回流
上部與中部	從胸腔的鎖骨下靜脈與胸大靜脈入奇靜脈	上腔靜脈，回流心臟
下部	從腹腔靜脈回歸左胃靜脈輸入肝門靜脈	下腔靜脈，回流心臟

直腸靜脈（魄門即肛門，直腸靜脈叢分布）

直腸靜脈	路徑	回流
上部	下腸間膜靜脈	從肝門靜脈回流心臟
中部與下部	內腸間膜靜脈	從下腔靜脈回流心臟

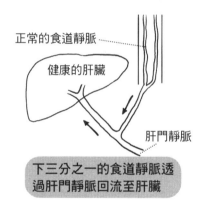

正常的食道靜脈

健康的肝臟

肝門靜脈

下三分之一的食道靜脈透過肝門靜脈回流至肝臟

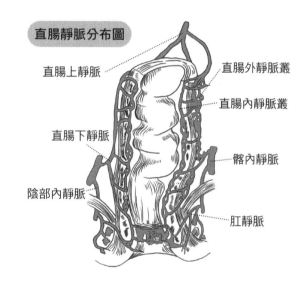

直腸靜脈分布圖

直腸上靜脈

直腸外靜脈叢

直腸內靜脈叢

直腸下靜脈

髂內靜脈

陰部內靜脈

肛靜脈

＋ 知識補充站

　　當人臨終嚥下最後一口氣前，常是大小便失禁，因為七門全部失守。闌門到魄門是大腸，包括盲腸、結腸與直腸，最重要的是直腸靜脈叢。盆膈膜輔助呼氣，與腹腔肌肉群息息相關，尤其是髂腰肌；加上盆膈膜由恥骨直腸肌、恥骨坐骨肌與恥骨尾骶骨肌構成，下肢的動作與腹腔臟器的功能狀況，多少會影響盆膈膜的功能，狀況不良時，呼氣不通暢，吸氣無法充實小腹丹田，非重大疾病，針刺太衝穴或太溪穴，或導引按蹻此二穴區，都可大大改善。橫膈膜是吸氣的主要肌肉，負責90%以上的吸氣作業。食道靜脈叢與橫膈膜關係密切，一如盆膈膜與直腸靜脈叢之關係。一般病症在其惡化之前，促進橫膈膜與食道靜脈叢之循環，可以增強抵抗力，提升機能效率，而化險為夷。《傷寒論》和《金匱要略》篇章分類的藥方、針灸穴道，對證使用都很有效，針灸合谷、曲池穴或導引按蹻，即能改善橫膈膜與食道靜脈之功能。

8-2 臍下悸者，欲作奔豚

97.發汗後，燒針令其汗，針處被寒，核起而赤者，必發奔豚，氣從少腹上至心，灸其核上各一壯，與桂枝加桂湯主之。

98.發汗後，其人臍下悸者，欲作奔豚，茯苓桂枝甘草大棗湯主之。

奔豚湯(甘芎歸夏芩，葛芍薑李)有四物湯(芎歸芍)的骨架，重用葛根。苓桂甘棗湯(苓甘棗桂)有四君子湯(苓桂甘)的骨架，重用茯苓。葛根與茯苓都富含碳水化合物，兩方皆治奔豚「氣上衝胸腹痛」與「氣從少腹起上衝咽喉」，腹痛屬陰，宜四物湯補血；咽喉屬陽，宜四君子湯補氣。四物湯與四君子湯合之為八珍湯，補血又補氣。多數病證有氣血之分，奔豚湯與苓桂甘棗湯即有分治氣血輕重緩急之異。桂枝加桂湯(桂芍甘薑棗)與茯苓桂枝甘草大棗湯((苓甘棗桂)，治療「氣從少腹上至心」與「臍下悸者，欲作奔豚」。桂枝加桂湯調理整體消化道機能，改善賁門(下食道括約肌與胃之間)痙攣症，四、五十歲以上者會出現下食道括約肌鬆弛，這種現象發生時會出現輕度胸悶或腹脹，吃點東西就會大為改善，也因此養成吃零食的習慣，吃酸梅蜜餞、咬檳榔、嚼口香糖、嗑瓜子等等，都在緩和上消化道的緊張，尤其是下食道括約肌與肝門靜脈相關，桂枝加桂湯(桂芍甘薑棗)比卡布奇諾咖啡加肉桂還有效。

茯苓桂枝甘草大棗湯緩和消化道緊張，改善闌門(大腸與小腸之間的盲腸)淋巴小結的循環。年輕氣盛的人飲食多不節制，造成大、小腸之間循環有礙，狀況發生時會出現輕度煩躁或腹脹，少攝食就會改善，因此也容易養成暴飲與偏食的習慣，茯苓桂枝甘草大棗湯對臍下悸者欲作奔豚，大能緩解。

針灸學領域中，以灸療的方法最多樣。灸的起源很早，在《內經》之前已有灸的存在，如《孟子‧離婁篇》「七年之病，求三年之艾」；《內經‧靈樞‧官能》「針所不為，灸之所宜」；《內經‧素問‧異法方宜論》指出灸法來自北方，灸法起源在針術之前，經驗創出多元的施灸方法與施灸材料。艾葉味苦辛，生艾性溫，熟艾性熱，純陽之性，能回垂絕之陽，通十二經，內服走三陰，理氣血，逐寒濕，暖子宮，止諸血，溫中開鬱，調經安胎，以之灸火，透諸經除百病。常見功效：溫經散寒、扶陽固脫、通運氣血(灸督脈百會以升提陽氣，灸巨闕、中脘、下脘、左右梁門、五柱穴以補中益陽)、防病保健(灸足三里、關元、氣海、命門增強抵抗力，灸大椎、身柱、五柱穴預防感冒)。

桂枝加桂湯、茯苓桂枝甘草大棗湯、奔豚湯之煮服法及治療

藥方	組成	煮服法	治療重點
桂枝加桂湯	桂枝五兩、芍藥三兩、甘草二兩、生薑三兩、大棗十二枚	水七升，微火煮取三升，去滓，溫服一升	發汗後，燒鍼令其汗，鍼處被寒，核起而赤者，必發奔豚，氣從少腹上至心，灸其核上各一壯
茯苓桂枝甘草大棗湯	茯苓半斤、甘草二兩、大棗十五枚、桂枝四兩	甘瀾水一斗，先煮茯苓、減二升，內諸藥，煮取三升，去滓，溫服一升，日三服 甘瀾水法：取水二斗，置大盆內，以杓揚之，水上有珠子五、六千顆相逐，取用之	發汗後，臍下悸者，欲作奔豚
奔豚湯	甘草、芎藭、當歸、黃芩、芍藥各二兩、半夏四兩、生葛五兩、生薑四兩、甘李根白皮一升	水二斗，煮取五升，溫服一升，日三夜一服	奔豚氣上衝胸，腹痛，往來寒熱

✚ 知識補充站

　　論證「臍下悸者，欲作奔豚」，臨床上可參酌《傷寒論》相關的條文，如379.「燒鍼令其汗，鍼處被寒，核起而赤者，必發奔豚，氣從少腹上衝心者，先灸核上各一壯，與桂枝加桂湯，更加桂」、380.「以火薰之，不得汗，其人必躁，……必圊血，名為火邪」、381.「脈浮熱甚，反灸之，此為實，實以虛治，……咽燥而吐血」、382.「微數之脈，甚不可灸，……火氣雖微，內攻有力，焦骨傷筋，血難復也」，對確定相應的治療方法有指引作用。

第9章
胸痺心痛短氣病脈證治

胸痛分為五大類：

1. 肺動脈的肺栓塞症與肺高血壓症等肺血管的知覺疼痛。

2. 帶狀泡疹、炎症、腫瘍的胸壁浸潤、肋骨骨折、外傷、Tietze 症候群、乾性及濕性胸膜炎、氣胸，壁側胸膜引起肺炎、肺梗塞、癌性胸膜炎等，都可能出現胸膜痛，與橫膈膜疼痛。

3. 狹心症在胸骨裏側會有緊縮感，心肌梗塞是心肌的血流斷絕造成心肌壞死狀態，常出現左肩及左上肢的放射性疼痛。

4. 主動脈剝離或循環出現狀況，會引起劇烈的撕裂性胸痛或背痛。

5. 逆流性食道炎、放射性食道炎、食道癌等胸部深部疼痛，胃、十二指腸潰瘍、膽結石、慢性膽囊炎、胰臟炎等腹部消化器官疼痛是胸部下部的疼痛，也會牽連胸痺、胸痛。

9-1 脈當取太過不及，陽微陰弦責其極虛

99.師曰：「夫脈當取太過不及，陽微陰弦，即胸痺而痛，所以然者，責其極虛也。今陽虛知在上焦，所以胸痺、心痛者，以其陰弦故也。」

100.平人無寒熱，短氣不足以息者，實也。

「夫脈當取太過不及」是仲景脈學概念的關鍵所在，診脈太過與不及就是實與虛或疾與遲。《傷寒論》473.「初持脈，來疾去遲，此出疾入遲，名曰內虛外實也。初持脈，來遲去疾，此出遲入疾，名曰內實外虛也。」、474.「假令脈來微去大，故名反，病在裏也；脈來頭小本大，故名覆，病在表也」。

從初持脈來詳析「陽微陰弦，即胸痺而痛」，寸口脈陽微是初持脈微弱，陰弦是再按脈不微弱而弦有力，初持脈來(浮取)遲，去(沉取)疾，為內實外虛(即脈來微去大，病在裏)，出現呼吸或氣管方面的問題，多是胸痺，若是食道或血管方面的問題多是心痛。

「平人無寒熱，短氣不足以息者，實也」，多是胸腔或腹腔某部分管道不通暢，常見於暴飲暴食者，併見腹脹滿而胸悶痺，以致短氣不足以息。胃中沒有食糜時是扁縮如洩氣的氣球，飲食的質與量會影響胃的大小，間接影響周圍管道的生理作業；因此，攝取超過正常容量，會影響橫膈膜，造成呼吸不順暢。相較於「無寒熱」，「有寒熱，短氣不足以息者，虛也」，是感冒引起短氣，多屬呼吸問題。寒熱是有發炎的情況，除發燒之外，常伴有畏寒，是細菌感染或是病毒感染，需由血液與尿液檢查結果，如是急性發炎症狀以對證下藥的抗生素見效，慢性疾病的發炎症狀常有抗藥性，從第一方桂枝湯到緩中補虛的大黃蟅蟲丸，取仲景方以調理是很能見效的。

小博士解說

第7章有七個條文提到了「上氣」，上氣不接下氣多屬呼吸問題；第9章有三個條文提到了「短氣」，短氣是心情與心臟血液的問題多。患者對氣的感覺與醫者常是不同的，上氣、短氣、少氣都屬呼吸問題。大體而言，上氣是下氣接續有問題，特別是呼與吸之間；短氣是氣不夠長，是呼氣的問題多；少氣是氣不夠，多是吸氣的問題。關於氣息不順暢，只有「短氣不足以息」是飲食或是呼吸有問題，常見於飲食不當或感冒初期者身上，若再出現咽喉不適或鼻塞，即可能是腸胃發炎或流行性感冒。

《傷寒論》關於治療短氣的藥方

藥方	組成	煮服法	《傷寒論》相關條文
甘草附子湯	炙甘草二兩、白朮二兩炮附子二枚、桂枝四兩	水六升，煮取三升，去滓。溫服一升，日三服，初服得微汗則解，能食，汗出復煩者，服五合。恐一升多者，服六、七合為妙	405.風濕相搏，骨節疼煩，掣痛不得屈伸，近之則痛劇，汗出短氣，小便不利，惡風不欲去衣，或身微腫者
十棗湯	芫花、甘遂、大戟等分	搗篩，以水一升五合，先煮肥大棗十枚。取六合，去滓，內藥末，強人服一錢七分，羸人服半錢，平旦溫服之；不下者，明日更加半錢。得快下後，糜粥自養	28.乾嘔，短氣，汗出不惡寒
大陷胸湯	大黃六兩、芒硝一升、甘遂一錢匕	水六升，先煮大黃取二升，去渣，納甘遂末，溫服一升，得快利，止後服	41.短氣躁煩，心中懊憹
大承氣湯	大黃四兩、厚朴半斤、枳實五枚、芒硝三合	水一斗，先煮枳朴，取五升，去滓，內大黃，煮取二升，去滓，內芒硝，更上微火一二沸，分溫再服，得下止服	152.短氣，腹滿而喘
小柴胡湯	柴胡半斤、黃芩三兩、人參三兩、甘草三兩、半夏半斤、生薑三兩、大棗十二枚	水一斗二升，煮取六升，去滓，再煎取三升，溫服一升，日三服	206.脈弦、浮大而短氣

9-2 胸痺，喘息心痛胸滿

101.胸痺之病，喘息咳唾，胸背痛，短氣，寸口脈沉而遲，關上小緊數，栝蔞薤白白酒湯主之。

102.胸痺不得臥，心痛徹背者，栝蔞薤白半夏湯主之。

103.胸痺心中痞，留氣結在胸，胸滿，脅下逆搶心，枳實薤白桂枝湯主之；人參湯亦主之。

　　寸脈與關脈的對比，寸口關上脈與尺脈的對比，是很微妙的，如條文：

101.寸口脈沉而遲，關上小緊數；58.寸口脈浮而緊，緊則為寒，浮則為虛；68.血痺，陰陽俱微，寸口關上微，尺中小緊，外證身體不仁，如風痺狀；診脈先診整體脈的浮沉，再診大小、遲速，最後則是「上竟上者」—頭頸胸臂上肢事，「下竟下者」—腰腹膝腳足中事。初持脈寸口脈沉而遲，再進一步得脈有關上小緊數，此為「胸痺之病，喘息咳唾，胸背痛，短氣」，與80.「咳即胸中隱隱痛，脈反滑數，此為肺癰」，都有胸痛，除了脈不一樣，後者多咳唾膿血。

　　〈第1章 臟腑經絡先後病〉6.「息搖肩者，心中堅；息引胸中上氣者，咳；息張口短氣者，肺痿唾沫。吸而微數，其病在中焦，實也，當下之即愈；虛者不治。在上焦者，其吸促，在下焦者，其吸遠，此皆難治。呼吸動搖振振者，不治。」胸痺與肺痿多屬呼吸或氣管症狀，少部分是食道或血管的問題；息搖肩者，心中堅，是食道或氣管的症狀，呼吸問題不大，甚至沒有；但是「息張口短氣」即有呼吸方面問題，年少時期張口短氣，多見於鼻過敏，成年人可能多了鼻涕倒流食道。總之，病屬於肺痿，一定要培養有氧運動習慣，其作用如服用桂枝湯類之汗出，可以通暢呼吸道與皮膚毛孔，進而改善「息張口短氣」。若是「吸而微數，其病在中焦，實也，當下之即愈」，是消化道問題，當促進胃腸蠕動；若是「吸而微數，其病在中焦，虛者不治」，則要養護胃腸而不是用藥治療。

　　「在上焦者，其吸促，在下焦者，其吸遠，此皆難治」，吸促與吸遠是呼吸問題大，非純呼吸系統症狀，常是肺臟、心臟或肝臟病變症狀之一。此類病證在古代難治，然而現代醫學有很大的發展空間，即便是古時候束手無策的慢性阻塞性肺病(COPD)，亦有其治療方針。

　　「呼吸動搖振振者，不治」，是肺臟或心臟的結構已經病化嚴重，此階段中醫束手無策，透過手術與西藥治療，還是較有療癒機會。在上焦部分的心肺功能有問題，其吸促；在下焦者的肝腎功能有問題，其吸遠，兩者皆難治。呼吸時動搖振振，更難治，所以胸痺、心痛者而吸促，就相對難治。

治療胸痹藥方之比較

藥方	組成	煮服法	治療重點
栝蔞薤白白酒湯	栝蔞實一枚（搗）、薤白半斤、白酒七升	三味同煮，取二升，分溫再服	胸痹之病，喘息咳唾，胸背痛，短氣，寸口脈沉而遲，關上小緊數
栝蔞薤白半夏湯	栝蔞實一枚（搗）、薤白三兩、半夏半升、白酒一鬥	四味同煮，取四升，溫服一升，日三服	胸痹不得臥，心痛徹背
枳實薤白桂枝湯	枳實四枚、厚朴四兩、薤白半斤、桂枝一兩、栝蔞一枚（搗）	水五升，先煮枳實、厚朴，取二升，去滓，內諸藥，煮數沸，分溫三服	通陽散結，祛痰下氣；胸滿而痛，甚或胸痛徹背，喘息咳唾，短氣
人參湯	人參、甘草、乾薑、白朮各三兩	水八升，煮取三升，溫服一升，日三服	胸痹心中痞，留氣結在胸，胸滿，脅下逆搶心

✚ 知識補充站

　　胸痹、胸悶、胸痛的原因很多，臨證時要仔細問診：

1.胸痛的部位。

2.疼痛的性質與強度，持續時間。

3.疼痛有無放散，牽引及部位和時間。

4.呼吸、咳嗽、身體體位變動時、飲食等有無影響疼痛的變化，疼痛增強或減少。

9-3 論證胸痺諸證及治療藥方

104.胸痺，胸中氣塞，短氣，茯苓杏仁甘草湯主之；橘枳薑湯亦主之。

105.心中痞，諸逆，心懸痛，桂枝生薑枳實湯主之。

106.心痛徹背，背痛徹心，烏頭赤石脂丸主之。

107.胸痺，緩急者，薏苡附子散主之。

　　胸痛可分為五大類如下。

1.肺方面：分布在胸腔臟側胸膜部位的肺組織是沒有知覺末梢，但肺栓塞症、肺高血壓症等肺血管疾病卻有知覺性疼痛。第7章91.「肺癰，胸滿脹，葶藶大棗瀉肺湯主之。」

2.胸壁方面：胸壁分布著深部痛覺及內臟痛覺的受容體，胸壁皮膚痛覺神經來自肋間神經，鎖骨上神經等末梢神經，經過視丘上行性傳送到大腦。胸壁內臟痛覺是壁側胸膜與橫膈膜的疼痛，透過肋間神經、橫膈神經的脊髓神經(咳嗽與呼吸都會增強疼痛)，與皮膚知覺相同路徑傳回大腦。帶狀泡疹、炎症、腫瘍的胸壁浸潤、肋骨骨折、外傷、Tietze症候群、乾性及濕性胸膜炎、氣胸，壁側胸膜引起肺炎、肺梗塞、癌性胸膜炎等都可能出現胸膜痛。第7章94.「肺脹，小青龍加石膏湯主之」。

3.心臟方面：心肌供氧不足會發生胸痺或胸痛，可能是冠狀動脈狹窄，或機能攣縮引起；狹心症有因身體活動或勞動誘發的勞作型狹心症，有因夜間睡眠中、起床時、喝酒中冠狀動脈攣縮而發作的安靜型狹心症，其胸痛是在胸骨裏側有緊縮感的痛。心肌梗塞是心肌血流斷絕造成心肌壞死狀態，引起難以忍受的疼痛，心肌梗塞常出現左肩及左上肢的放射性疼痛。第13章190.「膈間支飲，木防己湯主之。」

4.主動脈方面：主動脈剝離或循環出現狀況，會引起劇烈的撕裂性胸痛或背痛，通常臥位會增強疼痛，坐位時發病為多。主動脈剝離的程度與範圍會因應血行動態變化，四肢、頸動脈的脈拍不良，診脈不到，四肢左右與上下的血壓差多。本章102.「胸痺不得臥，栝蔞薤白半夏湯主之。」106.「心痛徹背，烏頭赤石脂丸主之。」

5.消化器官方面：常見逆流性食道炎、放射性食道炎、食道癌等胸部深部疼痛，會在逆流或嚥下時更疼痛或滲透疼痛。另外，胃、十二指腸潰瘍、膽結石、慢性膽囊炎、胰臟炎等腹部消化器官疼痛是胸部下部的疼痛，也會牽連胸痺、胸痛。本章105.「心懸痛，桂枝生薑枳實湯」，第10章119.「按之心下滿痛者，宜大柴胡湯」、122.「脅下偏痛，宜大黃附子湯」第12章162.「心下悸者，半夏麻黃丸主之」、166.「心氣不足，瀉心湯主之」，第13章183.「心下有痰飲，苓桂朮甘湯主之」、193.「心下有支飲，澤瀉湯主之」，第15章252.「心下堅，枳朮湯主之」，第17章285.「嘔而腸鳴，心下痞者，半夏瀉心湯主之」。

胸痺胸痛常用藥方組成與煮服法

藥方	組成	煮服法
茯苓杏仁甘草湯	茯苓三兩、杏仁五十個、甘草一兩	水一斗，煮取五升，溫服一升，日三服。不差，更服
橘枳薑湯	橘皮一斤、枳實三兩、生薑半斤	水五升，煮取二升，分溫再服
薏苡附子散	薏苡仁十五兩、炮附子十枚	杵為散，服方寸匕，日三服
桂枝生薑枳實湯	桂枝、生薑各三兩、枳實五枚	水六升，煮取三升，分溫三服
烏頭赤石脂丸	蜀椒一兩（二分）、烏頭一分、附子半兩（一分）、乾薑一兩（一分）、赤石脂（二分）	末之，蜜丸如桐子大，先食服一丸，日三服，不知，稍加服
九痛丸	附子三兩（炮）、生狼牙一兩（炙香）、巴豆一兩（去皮心，熬，研如脂）、人參、乾薑、吳茱萸各一兩	末之，煉蜜丸如桐子大，酒下。強人初服三丸，日三服，弱者二丸

胸痺胸痛常用藥方及養護部位

藥方	病證	養護部位
栝蔞薤白白酒湯	喘息，咳唾，胸背痛，短氣	食道、氣管
栝蔞薤白半夏湯	不得臥，心痛徹背	食道、氣管、奇靜脈系統
枳實薤白桂枝湯	胸滿，脅下逆搶心	腹腔的脈管、胃
人參湯	胸滿，脅下逆搶心	腹腔的脈管、十二指腸
茯苓杏仁甘草湯	胸中氣塞，短氣	胸腔的脈管
橘枳薑湯	胸中氣塞，短氣	腹腔的脈管
薏苡附子散	胸痺，緩急	胸腔的脈管、胃、十二指腸
桂枝生薑枳實湯	諸逆心懸痛	腹腔的脈管、胃、十二指腸
烏頭赤石脂丸	心痛徹背，背痛徹心	胸腔的脈管、腹腔的脈管

✛ 知識補充站

第9章107.「胸痺緩急者，薏苡附子散主之」，薏苡附子散之治胸痺，與《千金要方》橘枳薑湯之治胸痺，當辨證後者之治「胸痺候胸中如滿，噎塞習習如癢，喉中澀燥唾沫」，偏重在上腔靜脈與奇靜脈的循環問題。

第18章325.「諸癰腫，欲知有膿無膿，以手掩腫上，熱者為有膿，不熱者為無膿」、326.「腸癰之為病，薏苡附子敗醬散主之」則偏重於下腔靜脈與肝門靜脈循環問題。

大黃蟅蟲丸治五勞肌膚甲錯與九痛丸治九種心痛，兼治卒中惡，腹脹痛，口不能言；又治連年積冷，流注心胸痛，並冷衝上氣，落馬墜車血疾等皆主之，多屬上腔靜脈或下腔靜脈問題。

第10章
腹滿寒疝宿食病脈證治

　　腹部脹滿是「肚子脹脹的」或「肚子不舒服」的感覺，或者是「裙子、褲子的腰帶部位很不自在」，腹圍漸漸增加，以上三症狀，有一、二項就宜大黃黃連瀉心湯，或附子瀉心湯；若三證齊全宜甘草瀉心湯、生薑瀉心湯與半夏瀉心湯。嚴重者，會噁心、嘔吐、放屁、便秘、尿量減少、體重增加、氣喘、局部性疼痛、背痛等等症狀，苦於腹部脹滿而無其他明顯症狀，其中神經質及過敏性胃腸炎者屬較常見，不會危及生命是確定的，但是必然影響生活品質。

　　五臟六腑以胃腸為之根本，美如西施，但有捧心之痛，就是受慢性胃腸炎之苦；楊貴妃嗜吃荔枝，是過敏性胃腸炎。脈診主要以診寸口脈，察太淵、列缺、經渠等穴之寸關尺脈動，主診呼吸氣之宗氣；跗陽脈診衝陽穴、解溪穴之脈動，主診消化氣之中氣。「跗陽脈微弦，法當腹滿，不滿者必便難」與「腹滿時減，復如故，此為寒，當與溫藥」，依然存在很高的診治價值。

10-1 跗陽脈微弦，法當腹滿

10-2 病者痿黃，躁而不渴

10-3 中寒家，喜欠，清涕出，下利

10-4 腹滿發熱，腹寒雷鳴

10-5 腹滿不減，減不足言，當下之

10-6 寒疝腹痛，手足厥冷不仁

10-7 脈數而緊，乃弦，當下其寒

10-1 趺陽脈微弦，法當腹滿

108.趺陽脈微弦，法當腹滿，不滿者必便難，兩胠疼痛，此虛寒從下上也，當與溫藥服之。

109.病者腹滿，按之不痛為虛，痛者為實，可下之；舌黃未下者，下之黃自去。

110.腹滿時減，復如故，此為寒，當與溫藥。

「趺陽脈微弦，不是腹滿，就是大便困難」，趺陽脈弦或緊，是腹腔部分腸道蠕動困難，以致下半身動脈血液需要量不大，而腳的趺陽脈隨之反而強而有力，出現趺陽脈弦或緊。臨床上診脈「脈浮而緊者，名曰弦，脈弦者狀如弓弦，按之不移也，脈緊者如轉索無常」，脈弦與緊類似趺陽脈以正常的浮脈為主，胃氣如經的趺陽脈遲而緩為本，掌握此二要領，就能善診趺陽脈。

《傷寒論》146.「趺陽脈浮而濇，浮則胃氣強，濇則小便數，浮濇相搏，大便則鞕，其脾為約，麻仁丸主之」，趺陽脈不正常的浮脈(脈不遲而緩)，不是胃氣強，就是傷胃。趺陽脈正常的浮脈就是遲而緩，胃氣如經。

《傷寒論》542.「趺陽脈浮而濇，少陰脈如經(弦而浮纔見，此為調脈)，其病在脾，法當下利」，趺陽脈供血不足(浮而濇)，脾氣不足，胃氣虛，胃口不好，消化功能也不好，「大便則鞕，其脾為約，麻仁丸主之」。趺陽脈浮而大(不正常的浮脈)是氣實血虛，浮取脈是大脈而氣實，沉取脈弱或無是血虛。541.「趺陽脈遲而緩，胃氣如經也，趺陽脈浮而數，浮則傷胃，數則動脾，……數脈不時，則生惡瘡。」若浮數脈變成浮微脈，心中飢，潮熱發渴，大便硬。腹滿或大便困難，按之不痛為虛，或是腹滿時減復如故為寒，當與溫藥。虛或寒者舌不黃而虛白，溫之虛或寒自去。按之痛者為實，可下之；實者舌黃未下者，下之黃自去。

《傷寒論》「脈浮而緊者，名曰弦。弦者，狀如弓弦，按之不移也。脈緊者，如轉索無常也。」之後又有四項不同的趺陽脈緊脈，有大而緊、滑而緊、微而緊、浮而緊。從「緊者，如轉索無常」來剖析其中的差別，「滑而緊坐作瘡」、「大而緊下利」、「微而緊短氣」、「浮而緊腹滿絞痛」都是腹腔體液循環不良；「滑而緊坐作瘡」是直腸部位之下腔靜脈回流不良，「大而緊下利」是乙狀結腸的肝門脈循環不良，「微而緊短氣」是賁門(下食道括約肌)的肝門脈循環不良，「浮而緊腹滿絞痛」是幽門(十二指腸括約肌)的肝門脈循環不良。

桂枝湯與相關治腹滿藥方

藥方	主治	《傷寒論》相關條文
桂枝湯	太陰病，脈浮者，可發汗	254. 太陰病，脈浮者，可發汗
桂枝加芍藥湯	本太陽病，醫反下之，因而腹滿時痛者，屬太陰也	257. 脈浮而緩，下利必自止，脾家實，腐穢當去
桂枝加大黃湯	太實痛者	256. 脈弱，當行大黃、芍藥宜減之，胃氣弱，易動
厚朴生薑半夏甘草人參湯	發汗後，腹脹滿	258. 陽微陰濇而長者，欲愈
大承氣湯	腹滿痛，腹滿減不足言	253. 發汗不解，腹滿痛者，…腹滿不減，減不足言

✛ 知識補充站

　　脈弦與緊很難區分，「弦者按之不移，緊者如轉索無常」，《金匱要略》中「趺陽脈微弦(弦者，狀如弓弦，按之不移)，法當腹滿，不滿者必便難」，可參照《傷寒論》521.「脈浮而緊，名曰弦。弦者，狀如弓弦，按之不移也。脈緊者，如轉索無常也」，《傷寒論》所言趺陽脈的緊脈有大而緊、滑而緊、微而緊、浮而緊，從「緊者，如轉索無常」揣摩其中差別。

10-2 病者痿黃，躁而不渴

111.病者痿黃，躁而不渴，胸中寒實，而利不止者，死。

112.寸口脈弦者，即脅下拘急而痛，其人嗇嗇惡寒也。

診脈診寸口脈，察太淵、列缺、經渠等穴之寸關尺脈動，主診呼吸氣之宗氣；趺陽脈診衝陽穴、解溪穴之脈動，主診消化氣之中氣；寸口脈反應心臟主動脈出心臟後的上升主動脈循環狀況，趺陽脈診下降主動脈循環狀況。生理上，心臟出來的主動脈依序為上升主動脈、主動脈弓、下降主動脈(胸主動脈、腹主動脈)，腹主動脈的分支髂總動脈到了小腿部位，形成脛骨後動脈的少陰脈與脛骨前動脈的趺陽脈。

「病者痿黃，躁而不渴，胸中寒實」，痿黃而躁者，因為食道黏膜組織或氣管黏膜組織隨之乾澀，必然需要大量水分，口渴要喝水。躁而不渴，是體內器官運轉不良，體內缺乏水分，乾卻不渴，無法補充水分，但反下利不止者，多是脫水致器官竭死。

第16章黃疸病263.渴欲飲水，小便不利者，皆發黃；264.腹滿，舌痿黃(身痿)，躁不得睡，屬黃家；266.疸而渴者，其疸難治；疸而不渴者，其疸可治。多是肝膽疾病的黃疸，與「病者痿黃，躁而不渴，胸中寒實，而利不止者」不同，後者多見於長期重病，身體漸漸地枯痿乾瘦，造成嚴重的缺少營養而死。部分是惡性肝膽疾病不治造成。

「趺陽脈微弦，法當腹滿，不滿者必便難，兩胠疼痛」、「寸口脈弦者，即脅下拘急而痛，其人嗇嗇惡寒」，趺陽脈微弦與寸口脈弦者，肝門靜脈生理作業不良，肝門靜脈回流下腔靜脈不佳，造成「兩胠疼痛」或「脅下拘急而痛」，或是消化系統問題，或是循環系統問題。

小博士 解說

《傷寒論》有關防治疾病與養護生理之論述，彌足珍貴，桃核承氣湯是調胃承氣湯加桃核、桂枝，兩方立方的本意是頗有差異的。調胃承氣湯的服法有類似半夏散及湯與苦酒湯「少少嚥之」的意味，目的要照顧食道及鄰近的氣管和動脈；22.「欲得飲水者，少少與飲之，令胃氣和則愈」、307.「渴欲飲水，少少與之愈」，養胃貴於「少少」，不要等渴了才喝水，跑馬拉松如此，日常生活也如此。

調胃承氣湯的芒硝量比桃核承氣湯多，大黃與炙甘草量一樣；調胃承氣湯的大黃是去皮再酒浸，加上甘草是蜂蜜炙製過，因此調胃承氣湯有五味藥，桃核承氣湯則加炙甘草為六味藥，桃核富含油脂，桂枝也含有油脂，七升水煮二升半，煮沸去掉四升半，調胃承氣湯是水三升煮取一升，「少少溫服之」；桃核承氣湯則是空腹日三服，不同於前述各方的少少服用。

治療腹痛代表藥方

藥方	主治	養護部位
附子粳米湯	腹中寒氣，雷鳴痛，胸脅逆滿，嘔吐	腸道黏膜
大柴胡湯	按之心下滿痛者，此為實也，當下之	肝臟、膽、降結腸
大承氣湯	腹滿不減，減不足言，當下之	膽、降結腸
大建中湯	心胸中大寒痛，腹中滿，上下痛而不可觸近	腸道黏膜、肝臟、膽、升結腸
當歸生薑羊肉湯	寒疝腹中痛，及脅痛裏急者	腸道黏膜、升結腸

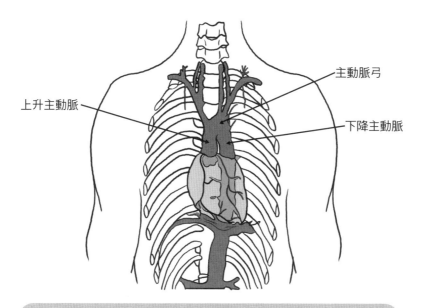

上升主動脈

主動脈弓

下降主動脈

從心臟出來的主動脈依序為上升主動脈、主動脈弓、下降主動脈

╋ 知識補充站

　　小腹局部的機械性阻塞會造成腸絞痛，嚴重的腸絞痛會大量流汗、血壓降低、嚴重嘔吐、鹼中毒與脫水，甚至死亡。

10-3 中寒家，喜欠，清涕出，下利

113.夫中寒家，喜欠，其人清涕出，發熱色和者，善嚏。

114.中寒，其人下利，以裏虛也，欲嚏不能，此人肚中寒(痛)。

115.夫瘦人繞臍痛，必有風冷，穀氣不行，而反下之，其氣必衝；不衝者，心下則痞。

　　「中寒家」(上焦)，喜打哈欠。腎氣不足多打哈欠，喜寐，精神不濟，腦脊髓液(任、督二脈)循環不暢，或有清淡的腦脊髓液滲出，眉頭與額頭呈青灰色者，晨醒時常噴嚏不斷，除了過敏性體質者外，此現象多見於長期缺乏運動、少活動量者身上，宜桂枝湯輩。下巴與鼻唇周圍青灰色者，傍晚時多疲累，不自覺打哈欠，宜腎氣丸輩。

　　「中寒家」發熱色和者，善嚏，是呼吸道偏寒，多鼻竇黏膜過敏致鼻涕出。小青龍湯專治初期鼻過敏性鼻涕出；同時，針對發育期缺少運動的孩童，能促進其腦脊髓液(任、督二脈)循環；尤其當「變蒸」(轉大人)過程中有輕度感冒發燒時，效果明顯，助益腦部與肺臟氣血循環。腎功能虛弱者，考慮以腎氣丸或當歸生薑羊肉湯等來調養，以增強體力，提升免疫功能。

　　「中寒」(中、下焦)，下利是裏虛，多肚中寒(痛)，繞臍痛，宜附子粳米湯與四逆湯。或心下痞，噴嚏打不出來，也不打哈欠，宜甘草瀉心湯、生薑瀉心湯與半夏瀉心湯。「寒疝繞臍痛苦，發則白汗出，手足厥冷，其脈沉緊者，大烏頭煎主之」，因飲食所致的疾病，通常是胃的感覺先出現，如胃脹、胃酸逆流、口泛酸液，是陽明病；如未治療或未改善，會出現嘔吐、吃不下、腹痛，一或二種症狀，如是陽明病胃家實，宜調胃承氣湯、小承氣湯、大承氣湯或大黃黃連瀉心湯等。這些症狀常發生在飲食習慣不良者身上，初患之始多因胃腸蠕動不良，以胃的問題較多；先是若有若無的胸悶、心下痞悶，要瀉心湯輩；接著會是十二指腸或結腸部分出問題，是要承氣湯輩，此階段都還只是消化器官功能不良。若嘔吐、吃不下、腹痛三個症狀一併出現，表示整體消化道與消化附屬器官都有狀況，甚至消化腺體與新陳代謝功能也出問題，不再是瀉心湯類可見效的；太陰病腹滿而吐，而時腹自痛，自利甚，需要小陷胸湯、小柴胡湯、五苓散、理中丸或通脈四逆湯等，始能療癒。

小博士解說

1.上焦：飛門到吸門是口腔，最重要的是上食道括約肌。吸門到賁門是食道，最重要的是下食道括約肌。

2.中焦：賁門到幽門是胃，最重要的是食道靜脈叢。幽門到闌門是小腸，包括十二指腸、空腸、迴腸，最重要的是迴盲瓣與淋巴小結。

3.下焦：闌門到魄門是大腸，包括結腸、直腸，最重要的是直腸靜脈叢。

三瀉心湯與大陷胸湯之主治

藥方	主治症狀	生理現象
甘草瀉心湯	下利，日數十行，穀不化，腹中雷鳴，心中痞硬而滿，乾嘔，心煩不得安，此非結熱，但以胃中虛，客氣上逆，故使硬也	肚子脹氣、硬，咕嚕咕嚕叫
生薑瀉心湯	胃中不和，心下痞硬，乾噫食臭，脅下有水氣，腹中雷鳴下利者	肚子脹氣、口臭
半夏瀉心湯	滿而不痛為痞	肚子脹氣
大陷胸湯	嘔而發熱柴胡湯證具，復與柴胡湯。若心下滿而硬痛為結胸	肚子脹氣、嘔酸或口苦

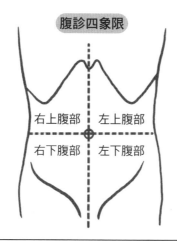

腹診四象限

右上腹部　左上腹部

右下腹部　左下腹部

＋ 知識補充站

　　三瀉心湯在《傷寒論》中論證各只見於一條條文，特別的是半夏瀉心湯、小柴胡湯、大陷胸湯同時出現在條文98.中。半夏瀉心湯只占條文的一小部分，卻是日本目前西醫最常用的「漢方胃藥之聖」。《傷寒論》從條文92.至101.共10條條文，述及12個藥方，其中，92.解表宜桂枝湯，攻痞宜大黃黃連瀉心湯，「表未解也，不可攻痞」，就現代科學中藥而言，飯前桂枝湯有助肝門靜脈循環，飯後大黃黃連瀉心湯(或其他瀉心湯)有助胃腸蠕動，生活作息不正常時，服用這些藥物對腸胃大益。

　　臨證時，腹診以肚臍為中心，十字切割成四象限：右上腹區，左上腹區，右下腹區，左下腹區。右上腹區以診斷肝臟為主，左上腹區以脾臟、胰臟為主，右下腹區診升結腸與氣虛為主，左下腹區診降結腸及血瘀為主。

10-4 腹滿發熱，腹寒雷鳴

116.病腹滿，發熱十日，脈浮而數，飲食如故，厚朴七物湯主之。

117.腹中寒氣，雷鳴切痛，胸脅逆滿，嘔吐，附子粳米湯主之。

118.痛而閉者，厚朴三物湯主之。

　　厚朴七物湯(朴甘大棗枳桂薑)是厚朴三物湯(朴大枳)加桂枝湯去芍藥，病腹滿，飲食如故，只有腹滿，沒有腹痛而便閉，宜厚朴七物湯。痛而閉者，是腹滿，又有腹痛且便閉，宜厚朴三物湯；同是腹滿病，證候不同用藥大不相同，厚朴三物湯只有三味藥，治療的證候較多；厚朴七物湯有七味藥，治療的證候針對腹滿，因為有桂枝湯去芍藥，食療作用較大。科學中藥桂枝湯加小承氣湯，等於是厚朴七物湯，是解腹滿養生藥方，相較於類制酸劑的安中散，厚朴七物湯可以較長期服用，防治效果好，可以緩和生活壓力，減少罹患疾病機會。厚朴三物湯就是小承氣湯，科學中藥小承氣湯對腹滿又有腹痛而便閉，也可頻仍服用以改善症狀。此二方都是餐後紓解腹滿良方。

　　附子粳米湯(附夏甘棗粳)治療「腹中寒氣，雷鳴切痛，胸脅逆滿，嘔吐」，腹滿或大便困難，按之不痛為虛；若是腹滿時減，復如故為寒，當與溫藥。附子粳米湯與四逆湯屬同類型藥方，科學中藥四逆湯對腹中寒氣是第一妙方，改進屬於寒性的胃脹氣，初期胃腸蠕動不佳，即適宜科學中藥四逆湯，嚴重者雷鳴切痛等，要附子粳米湯。此二方餐前服用，是刺激腸道蠕動的良方。

　　幽門桿菌陽性的胃腸潰瘍，治療後常再患，一年內再患率高達70%，之後才有預防潰瘍藥劑的維持療法，一年內再發率降低到10~20%。醫藥先進地區多採用消炎藥加入制酸劑併用，經此幽門桿菌除菌療法之後，多不需要維持療法。在此之前，消化性潰瘍「再患」的宿命是存在著，多數消化性潰瘍患者自覺病狀很少，很高比例的患者在自覺到腸胃疾病前，先有腸胃型感冒症狀出現，針對此症狀，桂枝湯、葛根湯或柴胡桂枝湯等，都是非常好的方子。時下生活緊張壓力大，胃腸疾病罹患率高，診治方法日新月異，目前胃腸潰瘍病例減少了，但是，胃食道逆流病例卻大幅增加，日本西醫視半夏瀉心湯為胃病聖藥；然，無論醫藥科技如何進步，調整生活習慣才是根本防治之道。

小博士 解說

　　肝臟在腹部右季肋部，受胸廓與橫膈膜覆蓋保護著，肝臟在右側第7~11肋骨的深處，從正中垂直線看，左側上面可以到達乳頭部，因此，肝臟佔據右季肋部與心窩上部的大半，向右季肋延伸。立位時受重力影響，肝臟位在較下方，尖銳的下緣沿著右肋骨弓，仰臥位時，深吸氣狀態，橫膈膜與肝臟向下方移動，觸診時以左手在腹部前方向上壓，右手放置在肋骨弓上方深處，即可以觸及。

厚朴七物湯、附子粳米湯、厚朴三物湯之比較

藥方	組成	煮服法	治療重點
厚朴七物湯	厚朴半斤、甘草、大黃各三兩、大棗十枚、枳實五枚、桂枝二兩、生薑五兩	水一斗，煮取四升，溫服八合，日三服。嘔者加半夏五合，下利去大黃，寒多者加生薑至半斤	病腹滿，發熱十日，脈浮而數，飲食如故
附子粳米湯	附子一枚（炮）、半夏半升、甘草一兩、大棗十枚、粳米半升	水八升，煮米熟，湯成，去滓，溫服一升，日三服	腹中寒氣，雷鳴切痛，胸脅逆滿，嘔吐
厚朴三物湯	厚朴八兩、大黃四兩、枳實五枚	水一斗二升，先煮二味，取五升，內大黃，煮取三升，溫服一升，以利為度	痛而閉者

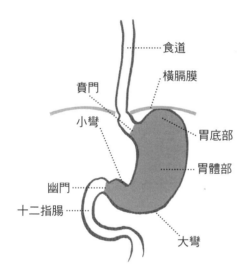

食道

橫膈膜

賁門

小彎

胃底部

胃體部

幽門

十二指腸

大彎

胃最容易潰瘍的部位為胃小彎部位

✛ 知識補充站

　　幽門桿菌陽性的胃腸潰瘍，胃潰瘍容易發生在胃的下三分之一部位，尤其是胃小彎的胃角處，經常彎腰駝背的人罹患此種胃潰瘍機率大，隨著年齡增長或體況弱化，胃體部的胃潰瘍機會加大；隨著消炎止痛藥的進步，幽門桿菌帶來的問題減少很多；然而，賁門(從食道入胃)區域的問題變多，亦即下食道括約肌及胃底部的病狀增加了。

10-5 腹滿不減，減不足言，當下之

119.按之心下滿痛者，此為實也，當下之，宜大柴胡湯。

120.腹滿不減，減不足言，當須下之，宜大承氣湯。

121.心胸中大寒痛，嘔不能飲食，腹中滿，上衝皮起，出見有頭足，上下痛而不可觸近，大建中湯主之。

122.脅下偏痛，發熱，其脈緊弦，此寒也，以溫藥下之，宜大黃附子湯。

「按之心下滿痛者，實也，當下之，宜大柴胡湯」與「心胸中大寒痛，……上下痛而不可觸近，大建中湯主之」是實與虛的對比；「嘔不能飲食，腹中滿，上衝皮起，出見有頭足」，按中脘穴與關元穴不會疼痛，因為「上下痛而不可觸近」是大建中湯證之患者疼痛的不能碰觸，此多為假象，若醫者緩和碰觸壓按，多能舒緩疼痛。大柴胡湯、大陷胸湯與半夏瀉心湯，都能治療心下的證候，壓按中脘穴與關元穴都會疼痛，只是疼痛程度與範圍大小有差異。

《傷寒論》98.「傷寒五、六日，嘔而發熱者，柴胡湯證具，而以他藥下之，柴胡證仍在者，復與柴胡湯。此雖已下之不為逆，必蒸蒸而振，卻發熱、汗出而解。若心下滿而硬痛者，此為結胸也，大陷胸湯主之。但滿而不痛者，此為痞，柴胡不中與之，宜半夏瀉心湯。」

《傷寒論》229.「傷寒陽脈濇，陰脈弦，法當腹中急痛者，先與小建中湯。不差者，與小柴胡湯主之。」

《標準消化器病學》(日本醫學書院2009年出版)指出，「消化性潰瘍的自覺症狀中，疼痛頻率最高的是胃潰瘍與十二指腸潰瘍，以心窩部疼痛為多，從疝痛到鈍痛各種狀況都有；十二指腸潰瘍多出現於空腹時或夜間疼痛，飲食之後會較輕快為多，胃潰瘍多出現於飲食之後，潰瘍部位受到食糜擠壓而疼痛，其他症狀為噁心、嘔吐，腹部脹滿感、吐血、泥便……，心窩部壓痛以外，關連痛機序並不清楚，Boas壓痛點常是第10至12胸椎突起左右兩旁3公分處出現痛點(膽俞、脾俞、胃俞)。」

心窩部疼痛，為心下痞，宜小承氣湯、大黃黃連瀉心湯；心下硬痛，宜大承氣湯、大陷胸湯、大柴胡湯；十二指腸潰瘍空腹痛或夜間痛，宜附子粳米湯、小建中湯、大建中湯；潰瘍部位受到食糜擠壓而疼痛，宜半夏瀉心湯、大黃甘草湯。

大黃炮製方法不同，腸道吸收部位也不一樣。大黃附子湯約每五十分鐘服一次，透過下肢的靜脈回流，也影響腹腔的肝門脈運作，加速胃腸的蠕動。大黃甘草湯治食已即吐，又治吐水，主治食道症候群，特別是下食道括約肌鬆弛症，兩方都用生大黃。大黃附子湯作用於下腔靜脈，影響肝門脈循環；大黃甘草湯作用於上腔靜脈，影響食道靜脈循環。

大承氣湯用生大黃，雖是下劑仍以發汗為主，《傷寒論》小承氣湯初服當更衣(上廁所排便)，不爾者盡飲之，若更衣者，勿服之；小承氣湯可以作用於下腔靜脈，通暢腸道與上腔靜脈，發汗。大承氣湯用酒洗大黃，服法是分溫再服，得下勿服，即大便通利就止後服；小承氣湯大汗淋漓才止後服，大承氣湯作用於下腔靜脈，特別是結腸與直腸部分。

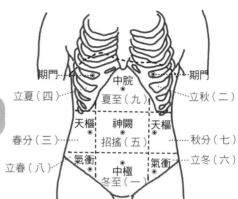

《內經 · 靈樞 · 九宮八風篇》
之腹診分九區

大柴胡湯等治療腹滿腹痛藥方之比較

藥方	組成	煮服法	治療重點
大柴胡湯	柴胡半斤、黃芩三兩、芍藥三兩、半夏半升（洗）、枳實四枚（炙）、大黃二兩、大棗十二枚、生薑五兩（柴芩芍夏枳大棗薑）	水一斗二升，煮取六升，去滓，再煎，溫服一升，日三服	按之心下滿痛者，此為實也，當下之
大承氣湯	大黃四兩（酒洗）、厚朴半斤（炙去皮）、枳實五枚、芒硝三合（朴枳大芒）	水一斗，先煮枳朴，取五升，去滓，內大黃，煮取二升，去滓，內芒硝，更上微火一二沸，分溫再服，得下止服	腹滿不減，減不足言，當須下之
大建中湯	蜀椒二合（去汗）、乾薑四兩、人參二兩（椒薑參膠粥糜覆）	水四升，煮取三升，去滓，內膠飴一升，微火煎取一升半，分溫再服；如一炊頃，可飲粥二升，後更服，當一日食糜，溫覆之	心胸中大寒痛，嘔不能飲食，腹中滿，上衝皮起，出見有頭足，上下痛而不可觸近
大黃附子湯	大黃三兩、附子三枚（炮）、細辛二兩（大附辛）	水五升，煮取二升，分溫三服；若強人煮取二升半，分溫三服，服後如人行四、五里，進一服	脅下偏痛，發熱，其脈緊弦，此寒也，以溫藥下之

✚ 知識補充站

　　腹滿，按之腹不痛為虛，痛為實，病者自覺腹滿時減時滿。解剖學以九領域劃分右下肋部、右側腹部（腰部）、右鼠蹊部（髖骨部）、左下肋部、左側腹部（腰部）、左鼠蹊部（髖骨部）、胃上部、臍部、下腹部（恥骨部）等，以兩側乳頭（胃經脈）畫出兩條垂直線，上水平線是肋骨下緣線，下水平線是髂結節關節線，四條線畫出九個區域。當以上九區域的任何一區域出現異常的時候，以肚臍垂直線與水平線畫分成四區域，左上腹部、左下腹部、右上腹部、右下腹部，無論是診斷記錄或治療上，更方便確實。

10-6 寒疝腹痛，手足厥冷不仁

123.寒氣厥逆，赤丸主之。

124.腹痛，脈弦而緊，弦則衛氣不行，即惡寒，緊則不欲食，邪正相搏，即為寒疝。

125.寒疝繞臍痛，若發則白汗出，手足厥冷，其脈沉緊者，大烏頭煎主之。

126.寒疝腹中痛，及脅痛裡急者，當歸生薑羊肉湯主之。

127.寒疝腹中痛，逆冷，手足不仁，若身疼痛，灸刺、諸藥不能治，抵當烏頭桂枝湯主之。

　　「腹痛，脈弦而緊，弦則衛氣不行，即惡寒，緊則不欲食，邪正相搏，即為寒疝」，《傷寒論》521.「脈浮而緊者名曰弦。弦者，狀如弓弦，按之不移也。脈緊者，如轉索無常也。」脈浮而緊者是弦，脈沉而緊者是緊，脈浮取是緊脈，沉取也是緊脈就是「緊脈」；反之，脈浮取是緊脈，沉取不是緊脈就是「弦脈」，手診脈的時候，腦海中浮現「師曰：脈當取太過不及」。申言之，弦是浮取的脈象，緊是沉取的脈象；浮取脈弦是惡寒，沉取脈緊是不欲食；總之，太過不及是浮取脈弦、沉取脈不緊，只有惡寒；浮取脈不弦、沉取脈緊，只有不欲食；惡寒又不欲食，為寒疝，乃下腹部氣血循環滯礙。

　　再參合本章115.「瘦人繞臍痛，必有風冷，穀氣不行，而反下之，其氣必衝；不衝者，心下則痞」，腹痛脈弦而緊，為寒疝。寒疝繞臍痛，其脈沉緊者，大烏頭煎主之。寒疝的脈是弦緊，若脈沉緊，是浮取不見弦脈，只見沉取緊脈，是寒疝繞臍痛。

　　《傷寒論》312.手足厥冷，……小腹滿，按之痛者，冷結在膀胱關元。313.諸四逆厥者，可下之。虛家亦然。314.腹濡脈虛，復厥者，不可下，此亡血下之死。「小腹滿按之痛者，冷結在關元」與「腹濡脈虛復厥者，亡血」是實證可下，虛證不可下。

　　《傷寒論》柴胡桂枝湯治肢節煩疼，《外臺》柴胡桂枝湯治心腹卒中痛；柴胡桂枝湯是小柴胡湯加桂枝湯，厚朴七物湯(朴甘大棗枳桂薑)是厚朴三物湯(朴大枳)加桂枝湯去芍藥，治腹滿。柴胡桂枝湯與厚朴七物湯因為有桂枝湯，仲景用來調營氣理衛氣，助益肝門靜脈循環。

　　腹部脹滿感、腹部膨脹、肚子脹得不舒服，都是消化道的氣體緊張造成；「上腹部不舒服」(心下、心中)、「胃呆」、「胃很難過」等不舒服的感覺，常見於慢性胃炎、萎縮性胃炎、胃食道逆流及胃癌等患者身上，嚴重者多會出現一種內臟疼痛。「小腹滿，按之痛」有可能是泌尿器官問題，膀胱、輸尿管或腎臟之病證都可能產生腹脹，因腹腔內或腹壁後腹膜容積增加造成腹脹，分持續性與間歇性腹脹。間歇性腹脹多腹腔外容積增加，如肥胖伴腹壁脂肪沉澱，上了年紀、體弱、活動量很少，多會併見便秘與腹脹。另外，突然尿量減少的腹脹，是某些特殊疾病的腹水造成體重及腹圍增加，從陽明病進入太陰病或少陰病。

赤丸、烏頭煎等治療寒疝腹中痛之藥方

藥方	組成	煮服法	治療重點
赤丸	茯苓四兩、烏頭二兩（炮）、半夏四兩（洗）、一方用桂、細辛一兩（苓烏夏，桂細）	末之，內真朱為色，煉蜜丸如麻子大，先食酒飲下三丸，日再夜一服；不知，稍增之，以知為度	寒氣厥逆
烏頭煎	烏頭大者五枚（熬，去皮，不切碎）（烏蜜）	水三升，煮取一升，去滓，內蜜二升，煎令水氣盡，取二升，強人服七合，弱人服五合。不差，明日更服，不可一日再服	寒疝腹中絞痛，賊風入攻五臟，拘急不得轉側，發作有時，使人陰縮，手足厥逆
當歸生薑羊肉湯	當歸三兩、生薑五兩、羊肉一斤（歸薑羊）	水八升，煮取三升，溫服七合，日三服。若寒多者，加生薑成一斤；痛多而嘔者，加橘皮二兩、白朮一兩。加生薑者，亦加水五升，煮取三升二合，服之	寒疝腹中痛，及脅痛裡急者
烏頭桂枝湯	烏頭五枚、桂枝三兩（去皮）、芍藥三兩、甘草二兩（炙）、生薑三兩、大棗十二枚（烏蜜桂芍甘薑棗）	烏頭蜜二斤，煎減半，去滓，以桂枝湯五合解之，得一升後，初服二合，不知，即服三合；又不知，復加至五合。其知者，如醉狀，得吐者，為中病	寒疝腹中痛，逆冷，手足不仁，若身疼痛，灸刺、諸藥不能治
桂枝湯	桂枝三兩（去皮）、芍藥三兩、甘草二兩（炙）、生薑三兩、大棗十二枚（桂芍甘薑棗）	銼，以水七升，微火煮取三升，去滓	促進經絡、營衛循環
柴胡桂枝湯	柴胡四兩、黃芩、人參、芍藥、桂枝、生薑各一兩半、甘草一兩、半夏二合半、大棗六枚	水六升，煮取三升，溫服一升，日三服	治心腹卒中痛者
走馬湯	杏仁二枚、巴豆二枚（去皮心，熬）	綿纏捶令碎，熱湯二合，捻取白汁飲之，當下。老小量之	治中惡心痛腹脹，大便不通，以通治飛屍鬼擊病
瓜蒂散	瓜蒂一分（熬黃）、赤小豆一分（煮）	杵為散，以香豉七合煮取汁，和散一錢匕，溫服之，不吐者少加之，以快吐為度而止。亡血及虛者，不可與之	通暢口腔、咽喉、食道、氣管

✚ 知識補充站

　　《金匱要略》關於宿食之論甚詳：「脈緊如轉索無常者，有宿食也。」、「脈緊(寸口脈緊)頭痛風寒，腹中有宿食不化也。」、「寸口脈浮而大，按之反澀，尺中亦微而澀，故知有宿食，大承氣湯主之。」、「脈數而滑者，實也，此有宿食，下之愈，宜大承氣湯。」、「下利不欲食者，有宿食也，當下之，宜大承氣湯。」、「宿食在上脘，當吐之，宜瓜蒂散。」

10-7 脈數而緊，乃弦，當下其寒

128.其脈數而緊，乃弦，狀如弓弦，按之不移。脈數弦者，當下其寒；脈緊大而遲者，必心下堅；脈大而緊者，陽中有陰，可下之。

「脈緊大而遲者，必心下堅」的病狀，最常發生在胃潰瘍與十二指腸潰瘍，消化性潰瘍的問題多心窩部疼痛；病發之初問題出在賁門，即食道與胃的接連部位。賁門是橫膈膜的食道裂孔，橫膈膜腳收集於裂孔的兩側，構成了下食道括約肌，從口腔將食糜吞嚥入胃時，下食道括約肌會稍微放鬆，讓食糜從食道入胃，此時暫時無法呼吸，因為負責吸氣的橫膈膜，不因吸氣而縮緊食道裂孔，如果狼吞虎嚥即會破壞此機制，日久必造成胸悶(痺)或腹脹。此外，橫膈膜起始部位，是下位肋骨的韌帶、腰大肌及腰方肌的肥厚筋膜，橫膈膜停止的部位是腱中心，其上是心膜的纖維性心膜等(心包經脈與三焦經脈)，因此，很多生理作業，都會影響賁門的運作。

從橫膈膜的腱中心波及周圍，通達全身各部位，但是賁門很容易出狀況，常見的是心下痞、心下痞硬或心中痞硬；至於滿，都是心下滿但不痛，以甘草瀉心湯、生薑瀉心湯或半夏瀉心湯主之，並多見胃中不和，容易胃食道逆流、乾噫食臭，大前題是都不會胃痛。

患者在意識到是腸胃科疾病前，有可能先出現腸胃型感冒症狀，此時，飯前服用科學中藥桂枝湯，飯後大黃黃連瀉心湯(或其他適證的瀉心湯類)，正是《傷寒論》92.「解表宜桂枝湯，攻痞宜大黃黃連瀉心湯」與「表未解也，不可攻痞」的防治消化性潰瘍措施。在腸胃型感冒症狀尚未出現之前，多有宿食積滯，若是在橫膈膜的食道裂孔區域範圍以上，屬於上脘(賁門)，宜瓜蒂散吐之，若宿食在下脘(闌門)宜大承氣湯下之。「脈數而滑者實也，有宿食宜大承氣湯。下利不欲食者有宿食也，下之宜大承氣湯。宿食在上脘，吐之，宜瓜蒂散」。

胃潰瘍與十二指腸潰瘍初期，心窩部若有若無的疼痛，輕症宜小陷胸湯，重症宜大陷胸湯(心下滿而硬痛為結胸，大陷胸湯主之)；胃潰瘍與十二指腸潰瘍等消化性潰瘍，若是心下痞滿而不痛，宜小承氣湯、厚朴七物湯、大黃黃連瀉心湯、甘草瀉心湯、生薑瀉心湯、半夏瀉心湯、附子粳米湯或小柴胡湯等；心下滿而硬痛，宜厚朴三物湯、大承氣湯、大陷胸湯或大柴胡湯等，疼痛從疝痛(銳痛)到鈍痛各種狀況都有。

小博士 解說

其脈數而緊，乃弦，狀如弓弦，按之不移。脈數弦者，當下其寒；參考《傷寒論》521.「脈浮而緊者，名曰弦也。弦者，狀如弓弦，按之不移也。脈緊者，如轉索無常也。」、522.「脈弦而大，弦則為減，大則為芤；減則為寒，芤則為虛。寒虛相搏，此名為革。婦人則半產漏下，男子則亡血失精。」、523.「問曰：脈有殘賊，何謂也？師曰：脈有弦、緊、浮、滑、沉、濇。此六脈名曰殘賊，能為諸脈作病也。」「脈數而緊，乃弦」與「脈數而緊，乃弦」見人見智。

脈緊之象

脈象	症狀重點
脈數而緊	乃弦，狀如弓弦，按之不移
脈數弦	當下其寒
脈緊大而遲	必心下堅
脈大而緊	陽中有陰，可下之

腹部病證虛實的藥方

藥方	主治症狀	養護部位
厚朴七物湯	病腹滿，發熱十日，脈浮而數，飲食如故	消化器官
厚朴三物湯	痛而閉者	降結腸
大承氣湯	腹滿不減，減不足言，當須下之	降結腸、消化附屬器官
大柴胡湯	按之心下滿痛者，此為實也，當下之	消化附屬器官、胃、十二指腸
大黃附子湯	脅下偏痛，發熱，其脈緊弦，此寒也，以溫藥下之	消化附屬器官、降結腸
大建中湯	心胸中大寒痛，嘔不能飲食，腹中滿，上衝皮起，出見有頭足，上下痛而不可觸近	升結腸、腸道黏膜、消化器官
附子粳米湯	腹中寒氣，雷鳴痛，胸脅逆滿，嘔吐	升結腸、腸道黏膜、消化器官、消化附屬器官

✚ 知識補充站

　　十二指腸潰瘍之疼痛，多出現於空腹時或夜間(宜附子粳米湯、小建中湯、大建中湯)，飲食之後會較輕快；胃潰瘍之疼痛，多出現於白天或飲食後(宜半夏瀉心湯、大黃甘草湯)；消化性潰瘍的其他症狀如噁心、嘔吐，腹部脹滿感、吐血、泥便等。臨證壓診，除心下的心窩部壓痛以外，常是在第10~12胸椎突起左右兩旁3公分處，出現壓痛點(膽俞、脾俞、胃俞)；小腿的胃經脈(足三里、豐隆)與膽經脈(陽陵泉、絕骨)流布區域，會因症狀輕重緩急反應出來，或靜脈曲張，或皮膚枯乾澀。

　　胃潰瘍在內視鏡檢查上通常分為三時期：

1.活動期：胃底有厚白苔，周圍黏膜呈現浮腫性腫脹。(半夏瀉心湯)
2.治癒期：白苔變薄，區域變小，邊緣出現再生上皮的發紅帶。(柴胡桂枝湯)
3.瘢痕期：潰瘍表面因再生上皮而修復，白苔消失。(小建中湯)

第11章
五臟風寒積聚病脈證並治

1. 腎死臟，浮之堅，按之亂如轉丸，益下入尺中者，死。關係體液循環。

2. 心死臟，浮之實如麻豆，按之益躁急者，死。關係血液循環。

3. 脾死臟，浮之大堅，按之如覆盃潔潔，狀如搖者，死。關係淋巴循環。

4. 肺死臟，浮之虛，按之弱如蔥葉，下無根者，死。關係呼吸循環，受空氣影響。

5. 肝死臟，浮之弱，按之如索不來，或曲如蛇行者，死。關係營養循環，受飲食影響。

在生命循環中，體液循環、血液循環、淋巴循環等屬於體內的循環，其脈浮脈與沉脈都很有力。呼吸循環與營養循環屬於體內與體外間的循環，浮脈與體外相繫而無力，體內的情況反應在沉脈上很有力。體內循環與體內、體外相互的循環，所表現的脈象截然不同。

11-1 肺中風寒、肺死臟之證

129.肺中風者,口燥而喘,身運而重,冒而腫脹。

130.肺中寒,吐濁涕。

131.肺死臟,浮之虛,按之弱如蔥葉,下無根者死。

依《內經・素問・陰陽應象大論》「善診者,察色按脈,先別陰陽,審清濁而知部分」,可從129.視喘息,聽音聲,而知所苦,從131.按尺寸,觀浮沉滑濇,而知病所生。

「察色按脈,別陰陽,分而論之」(初步望診與脈診),診脈最重要的是初持脈,開始把脈的第一下脈動,診得浮取的脈動之後,再沉取脈動,進而比較脈之浮沉輕重;「浮之虛,按之弱如蔥葉」,浮多輕,沉多重,浮看虛,以氣為主,沉看弱,以血為主。氣為血之帥,血為氣之本,互為因果。肺中風者風多熱而口燥、喘,風多傷皮毛血脈致冒而腫脹。「風之為病,當半身不遂,或但臂不遂者,此為痺。脈微而數,中風使然」、「寸口脈遲而緩,遲則為寒,緩則為虛;榮緩則為亡血,衛緩則為中風。」

「脈浮取之虛,沉按之弱如蔥葉,再用力下無根者死」、「肺死臟,浮之虛,按之弱如蔥葉,下無根者死」,浮取脈如三菽之重診肺氣,卻虛弱無三菽之重。按之至骨診腎氣,卻弱如蔥葉。重按下無根者「尺中時一小見脈,再舉頭者,腎氣也」,尺中不見舉頭之小脈,虛死之脈也。

「肺死臟,浮之虛,按之弱如蔥葉,下無根者死」,其中最重要的是「脈下無根者死」。《傷寒論》502.「若汗出髮潤,喘不休者,此為肺先絕也」,其中則以「喘不休」最為重要,臨床上,氣喘而脈下無根者必然難治。

再觀《傷寒論》中有關脈象浮沉論證之條文:

478.脈,人以指按之,如三菽之重者,肺氣也;如六菽之重者,心氣也;如九菽之重者,脾氣也;如十二菽之重者,肝氣也;按之至骨者,腎氣也。

479.寸口脈,浮為在表,沉為在裏。

480.陰脈與陽脈同等者(浮大而濡),名曰緩也。

「審清濁,知部分,參而合之」以論證,再仔細整合望、聞、問診,「風中於衛,呼氣不入;熱過於營,吸而不出。風傷皮毛,熱傷血脈。風舍於肺,其人則咳,口乾喘滿,咽燥不渴,多唾濁沫,時時振寒,熱之所過,血為之凝滯,蓄結癰膿,吐如米粥。始萌可救,膿成則死。」寒多虛,多亡血中風;肺中寒,吐濁涕。審清濁,知部分,首先要瞭解十二經脈、十二時辰運作機制,上午三點到九點依序屬肺經脈、大腸經脈與胃經脈,下午三點到九點為膀胱經脈、腎經脈與心包經脈。肺經脈是上午三點到五點寅時辰,睡覺品質優質,白天生活必也優質;睡覺品質良莠主要決定於肝經脈,肝經脈是凌晨一點到三點丑時辰,肝主魂、肺主魄,三魂七魄盡在其中。

五臟絕症狀與診治穴道

五臟絕	症狀	診治穴道
肺絕	汗出髮潤，喘不休	太衝穴
心絕	陽反獨留，形體如煙薰，直視搖頭	內關穴
肝絕	唇吻反青，四肢漐習	曲池穴
脾絕	環口黧黑，柔汗發黃	太溪穴
腎絕	溲便遺失，狂言，目反直視	足三里穴
命絕	脈浮而洪，身汗如油，喘而不休，水漿不下，形體不仁，乍靜乍亂	太衝穴 太溪穴

＋ 知識補充站

《內經‧素問‧陰陽應象大論》「善診者，察色按脈，先別陰陽，審清濁而知部分；視喘息，聽音聲，而知所苦；觀權衡規矩而知病所主。按尺寸，觀浮沉滑濇而知病所生以治；無過以診，則不失矣。故曰：病之始起也，可刺而已；其盛可待衰而已。故因其輕而揚之，因其重而減之，因其衰而彰之。形不足者，溫之以氣；精不足者，補之以味。其高者，因而越之；其下者，引而竭之；中滿者，瀉之於內；其有邪者，漬形以為汗；其在皮者，汗而發之；其剽悍者，按而收之；其實者，散而瀉之。審其陰陽，以別柔剛，陽病治陰，陰病治陽，定其血氣，各守其鄉，血實宜決之，氣虛宜掣引之。」

孔子認為觀察一個人應「視其所以，觀其所由，察其所安，人焉廋哉！人焉廋哉！」其觀人法，是看內心的真愛，孔子論仁、義、禮、智、信、學，都在觀察人的內心世界，「所以」是言行舉止（現在的情況），「所由」是虛實強弱（過去以來的情形），「所安」是何去何從（未來的情景）。「視喘息，聽音聲，而知所苦」，察看老化現象與病化現象；「按尺寸，觀浮沉滑濇，而知病所生」，察看生死機率與其間變化。

11-2 肝中風寒、肝死臟之證

132.肝中風者，頭目瞤，兩脅痛，行常傴，令人嗜甘。

133.肝中寒者，兩臂不舉，舌本燥，喜太息，胸中痛，不得轉側，食則吐而汗出也。《千金》云：時盜汗、咳，食已吐其汁。

134.肝死臟，浮之弱，按之如索不來，或曲如蛇行者，死。

135.肝著，其人常欲蹈其胸上，先未苦時，但欲飲熱，旋覆花湯主之。臣億等校諸本旋覆花藥方皆同。

依《內經·素問·陰陽應象大論》「善診者，察色按脈，先別陰陽，審清濁而知部分」，可從132.、133.、135.視喘息，聽音聲，而知所苦，從134.按尺寸，觀浮沉滑濇，而知病所生。

「肝中風者，頭目瞤，兩脅痛，行常傴，令人嗜甘」，肝臟與心肺脈管之間的血液循環有礙，尤其是肝靜脈回流下腔靜脈不良，造成肝臟血液的氧氣供應不足，心臟主動脈供應頭頂上肝經脈與督脈不足，以致虛弱無力，才會「行常傴，令人嗜甘」。

「肝中寒者，兩臂不舉，舌本燥，喜太息，胸中痛，不得轉側，食則吐而汗出也」，乃肝臟機能與胃腸消化吸收方面的問題；「喜太息」，腹腔的胃腸消化有瑕疵，橫膈膜與下食道括約肌無法順利運作，進而牽扯到「胸中痛」與「兩臂不舉」；「肝中寒」是肝臟機能運作不良，影響食道與口腔而「舌本燥」，腰背神經叢也運作不良而「不得轉側」。

「肝著，其人常欲蹈其胸上，先未苦時，但欲飲熱，旋覆花湯主之」，初期症狀是下食道括約肌痙攣，想喝熱的來舒緩下食道括約肌，咽喉通過一根管狀結構的食道到胃，在食道的末端有一環狀肌肉與胃連接，由橫膈膜的肌肉構成了下食道括約肌(Lower esophageal sphincter, LES)，又叫「賁門」。賁門在正常呼吸情況下是收縮的，以防止胃內物質逆流進入食道，只有在進食、打嗝或嘔吐時，暫時停止呼吸才會打開。當不正常開啟或收縮能力減弱時，胃酸或食糜可能逆流進入食道，造成食道損傷之外，其它相關臟器也會發生問題，「肝著，其人常欲蹈其胸上」就是一個先兆。

「肝死臟，浮之弱，按之如索不來，或曲如蛇行者，死」，浮取之脈虛弱，沉按之直如繩索不來(不移動)，無動靜沒有生氣，或彎曲如蛇行者，有動靜卻沒有生動韻律，浮脈很虛弱，沉脈很緊，缺少血管應有的生理彈性，必然凶多吉少。

旋覆花湯之煮服法及治療

藥方	組成	煮服法	治療重點
旋覆花湯	旋覆花三兩、蔥十四莖、新絳少許	水三升,煮取一升,頓服之	肝著,其人常欲蹈其胸上,先未苦時,但欲飲熱

旋覆花湯組成藥味之性味及主治功效

藥味	性味歸經	功效	主治
旋覆花	苦、辛、鹹,微溫 歸肺、胃經	降氣化痰,降逆止嘔	苦降辛開,降氣化痰平喘咳,消痞利水除痞滿。降胃氣止嘔噫,宜旋覆代赭湯。胸脅痛,宜香附旋覆花湯
蔥白	辛,溫 歸肺、胃經	發汗解表,通陽散寒,驅蟲,解毒	蔥白辛散溫通,解散寒凝,配附子、乾薑通陽回厥,如白通湯;發汗解表散寒,連鬚蔥白湯、蔥豉湯。蔥白搗爛外敷臍部,治小便脹閉、乳房脹痛、瘡癰疔毒
紅花	辛,溫 歸心、肝經	活血通經,祛瘀止痛	辛散溫通,活血祛瘀,通調經脈,配桃仁、當歸、川芎等,如膈下逐瘀湯。 《金匱要略》紅藍花酒,治腹中血氣刺痛,活血祛瘀消癥,治跌打損傷,瘀滯腫痛,可治腦血栓及血栓閉塞性脈管炎
茜草 (蘆茹)	苦,寒 歸肝經	涼血化瘀,止血,通經	苦寒泄降,專入肝經血分,能涼血止血,活血散瘀。治吐血、衄血等,如十灰散;若衝任不固之崩漏,如安沖湯。 多用於婦科,《內經 · 素問 · 腹中論》有本品配烏鰂骨、雀卵、鮑魚汁,治血枯經閉

✚ 知識補充站

　　旋覆花湯有蔥白、紅花、茜草(一名蘆茹,代替新絳)以取汗,不論是何種痼疾,早上醒來臉紅,視同肝著蹈胸飲熱湯,用旋覆花湯來改善橫膈膜吸氣功能。傍晚之後臉黑,就用腎著湯(甘薑苓朮湯)治溶溶如坐水中,甘薑苓朮湯以利尿,改善盆膈膜之呼氣功能。

　　旋覆花湯是旋覆花、新絳、蔥白(蔥莖)組成,新絳是古人官帽子的紅纓子,紅纓子的絲線是茜草和紅花染的。張仲景時代,新絳沒了,用茜草和紅花代替,茜草和紅花都是活血藥。消化道的寒氣多用蔥白(辛平),呼吸道的寒氣多用蔥葉(辛溫)。

　　《本草綱目》提及,蔥生辛散,熟甘溫,外實中空,肺之菜也,肺病宜食之。取其發散通氣,通氣故能解毒及理血病,蔥的營養成分是蛋白質、醣類、維生素A(綠色蔥葉中較多)、食物纖維以及礦物質磷、鐵、鎂等,生蔥像洋蔥、大蔥,一樣含烯丙基硫醚。

11-3 心中風寒、心死臟之證

136.心中風者，翕翕發熱，不能起，心中飢，食即嘔吐。

137.心中寒者，其人苦病心如噉蒜狀，劇者心痛徹背，背痛徹心，譬如蠱注。其脈浮者，自吐乃愈。

138.心傷者，其人勞倦，即頭面赤而下重，心中痛而自煩，發熱，當臍跳，其脈弦，此為心臟傷所致也。

139.心死臟，浮之實如麻豆，按之益躁急者，死。

140.邪哭使魂魄不安者，血氣少也；血氣少者屬於心，心氣虛者，其人則畏，合目欲眠，夢遠行而精神離散，魂魄妄行。陰氣衰者為癲，陽氣衰者為狂。

依《內經·素問·陰陽應象大論》「善診者，察色按脈，先別陰陽，審清濁而知部分」，可從136.、137.、138.視喘息，聽音聲，而知所苦，從139.和137.「心中寒，其脈浮者，自吐乃愈」、138.「心傷者，其脈弦，此為心臟傷所致也」按尺寸，觀浮沉滑濇，而知病所生。

「心中風者，翕翕發熱，不能起，心中飢，食即嘔吐」，口腔咽喉部的淋巴小結黏膜感染，可能引起翕翕發熱；口腔、食道、胃黏膜發炎，多會吃不下「不能起」，從食道開始移行到胃的黏膜，是從食道黏膜(沒有消化功能)變化成胃黏膜(有消化功能)。若胃黏膜發炎，會影響橫膈膜或食道，接著心下悶或胸悶、腹脹痛；另外，橫膈膜腱中心上的纖維性心膜，與纖維漿膜性心囊外側的部分融合為一，心下悶或胸悶、腹脹痛日久，將影響心臟結構與功能。如果心臟血管產生病變，影響及纖維性心膜或纖維漿膜性心囊，可能造成「不能起，心中飢，食即嘔吐」。

「心中寒者，苦病心如噉蒜狀，劇者心痛徹背，背痛徹心，譬如蠱注。其脈浮者，自吐乃愈。」橫膈膜分成胸腔的凸膨隆與腹腔的凹膨隆，橫膈膜參與整體呼吸工作，吸氣時是主動肌肉(負責70%)，呼氣時直接成為被動的肌肉。橫膈膜被固定在胸廓下緣與上部腰椎，是為起始區；因橫膈膜的腱中心構成包裹心臟的心膜(心包膜)，吸氣時只有橫膈膜中央部下降，因此胸腔的凸膨隆亦稍微陷下。食道則有橫食道膈膜固定在食道裂孔邊緣，橫食道膈膜由橫膈膜下的筋膜延長出來。食道與橫膈膜分別負責吞嚥與呼吸，而且是各自分別行動。

小博士 解說

奇靜脈起自右腰升靜脈，在右側上升至第7~8胸椎高度，接受左側的半奇靜脈和副半奇靜脈的橫幹。奇靜脈達第4胸椎高度，形成奇靜脈弓轉向前行，跨越右肺根上緣，注入上腔靜脈。奇靜脈沿途收納從食道、縱膈、心包和支氣管來的靜脈，還接受右側肋間靜脈的匯入，除第1肋間靜脈之外。

半奇靜脈通常從腎靜脈分出來，從左邊的升腰靜脈、左肋下靜脈開始往上，上行於脊柱前方，穿過主動脈裂孔，經過主動脈、胸管後方，蒐集左側T9~T12的靜脈血，至第8胸椎平面轉向右行注入奇靜脈。膀胱經脈的肝俞、膽俞、脾俞、胃俞都是半奇靜脈的責任區。

副半奇靜脈在脊柱左側下行，於第7胸椎平面注入奇靜脈，蒐集T5~T8的左側回流靜脈血，在第7肋間匯入奇靜脈或注入半奇靜脈；副半奇靜脈收納左側第4~7肋間靜脈(上位其餘肋間靜脈由最上肋間靜脈收集)，與左主支氣管靜脈的血。副半奇靜脈膀胱經脈的心俞、膈俞都是副半奇靜脈的責任區。

《內經 · 素問 · 玉機真藏論》論五臟真藏不治之脈象

五臟	脈象	色澤	診治穴道
真肝脈至	中外急，如循刀刃責責然，如按琴瑟弦	色青白不澤	太衝穴
真心脈至	堅而搏，如循薏苡子累累然	色赤黑不澤	內關穴
真肺脈至	大而虛，如以毛羽中人膚	色白赤不澤	曲池穴
真腎脈至	搏而絕，如指彈石辟辟然	色黑黃不澤	太溪穴
真脾脈至	弱而乍數乍疏	色黃青不澤	足三里穴

1. 急虛身中卒至，五藏絕閉，脈道不通，氣不往來，譬於墮溺，不可為期。其脈絕不來，若人一息五六至，其形肉不脫，真藏雖不見，猶死也。
2. 真藏脈至，毛折，乃死。諸真藏脈見者，皆死，不治也。

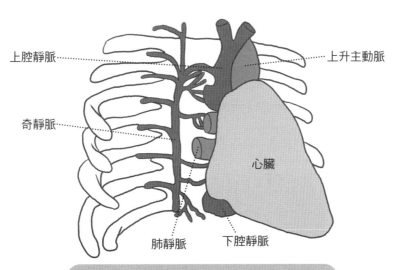

奇靜脈、上腔靜脈、下腔靜脈與肺靜脈分布圖

11-4 脾中風寒、脾死臟之證

141.脾中風者，翕翕發熱，形如醉人，腹中煩重，皮目瞤瞤而短氣。

142.脾死臟，浮之大堅，按之如覆盃潔潔，狀如搖者，死。（臣億等詳五臟各有中風、中寒，今脾只載中風，腎中風、中寒俱不載者以古文簡亂極多，去古既遠，無文可補綴也。）

143.趺陽脈浮而濇，浮則胃氣強，濇則小便數，浮濇相搏，大便則堅，其脾為約，麻子仁丸主之。

依《內經·素問·陰陽應象大論》「善診者，察色按脈，先別陰陽，審清濁而知部分」，可從141.視喘息、聽音聲，而知所苦，從143.按尺寸，觀浮沉滑濇，而知病所生。

翕翕發熱，是心中風與脾中風相同的症狀之一，「心中風者，翕翕發熱」與「脾中風者，翕翕發熱」，都是微微發燒；不同的是，心中風，心中飢，食即嘔吐，多上消化道的問題；脾中風是腹中煩重，腹肌與橫膈膜無法完全運作，呼吸困難而短氣，多下消化道的問題。

1.心死臟，浮之實如麻豆，按之益躁急者，死。

2.脾死臟，浮之大堅，按之如覆盃潔潔，狀如搖者，死。

3.肺死臟，浮之虛，按之弱如蔥葉，下無根者，死。

4.肝死臟，浮之弱，按之如索不來，或曲如蛇行者，死。

心死臟與脾死臟，浮取脈如麻豆與大堅；肺死臟與肝死臟，浮取脈虛與弱，如麻豆與大堅是實脈，虛與弱是虛脈，完全不一樣。

要認識趺陽脈，一是趺陽脈以常見的浮脈為主，二是胃氣如經的趺陽脈遲而緩為本，掌握這兩個要領，即可知如何診趺陽脈。首先需要從《傷寒論》146.抽絲剝繭來瞭解趺陽脈的「浮脈」，「趺陽脈浮而濇，浮則胃氣強，濇則小便數，浮濇相搏，大便則硬，其脾為約，麻仁丸主之。」趺陽脈不正常的浮脈，不是胃氣強，就是胃傷。趺陽脈正常的浮脈是遲而緩（浮遲而緩），胃氣如經。

趺陽脈供血不足（浮而濇），脾氣不足、胃氣虛，胃口不佳而消化功能也失調，以致「大便則硬，其脾為約，麻仁丸主之。」趺陽脈浮而大是氣實血虛，浮取脈是脈大而氣實，沉取脈弱或無是血虛。《傷寒論》541.「趺陽脈遲而緩，胃氣如經，趺陽脈浮而數，浮則傷胃，數則動脾，…數脈不時，則生惡瘡。」若浮數脈變成浮微脈，則心中飢，潮熱發渴，大便硬。趺陽脈供血不足（浮而濇）致大便不順利，少陰脈如經（弦而浮纔見），小便順利而數。

小博士 解說

《內經·素問·玉機真藏論》「五藏者，皆稟氣於胃，胃者，五藏之本也，藏氣者，不能自致於手太陰，必因於胃氣，乃至於手太陰也，故五藏各以其時，自為而至於手太陰也。故邪氣勝者，精氣衰也，故病甚者，胃氣不能與之俱至於手太陰，故真藏之氣獨見，獨見者病勝藏也，故曰死。凡治病，察其形氣色澤，脈之盛衰，病之新故，乃治之無後其時。形氣相得，謂之可治；色澤以浮，謂之易己；脈從四時，謂之可治；脈弱以滑，是有胃氣，命曰易治，取之以時。形氣相失，謂之難治；色夭不澤，謂之難已；脈實以堅，謂之益甚；脈逆四時，為不可治。必察四難，而明告之。」

趺陽脈脈象與其病證及生理狀況

趺陽脈象	症狀	生理狀況
遲而緩	胃氣如經	體況正常
浮而數	浮則傷胃，數則動脾	胃不舒服
浮而濇	少陰脈如經者，其病在脾，法當下利。若脈浮大者，氣實血虛也	頻便或下利
伏而濇	伏則吐逆濇則食不得入	關格，上吐下瀉
滑而緊	滑者胃氣實，緊為脾氣強，坐作瘡	痔瘡
沉而數	沉為實，數消穀；緊者，病難治	容易飢餓
大而緊	當即下利	難治
微而緊	緊則為寒，微則為虛	短氣、呼吸不暢
不出	脾不上下，身冷膚硬	肢體倦怠
浮而芤	浮者衛氣衰，芤者榮氣傷，身體羸瘦，肌肉甲錯，四屬斷絕	長期過勞
緊而浮	浮為氣而腹滿，緊為寒而絞痛；腸鳴而轉，膈氣乃下。少陰脈不出，其陰腫大而虛	下半身沉重不適

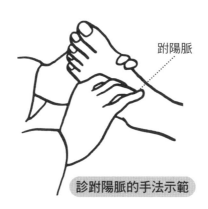

趺陽脈

診趺陽脈的手法示範

麻子仁丸之煮服法及治療

藥方	組成	煮服法	治療重點
麻子仁丸	麻子仁二升、芍藥半斤、枳實一斤、大黃一斤、厚朴一尺、杏仁一升	末之，煉蜜和丸，梧子大，飲服十丸，日三，以知為度	趺陽脈浮而濇，浮則胃氣強，濇則小便數，浮濇相搏，大便則堅，其脾為約

11-5 腎著身重腰冷、腎死臟之證

144.腎著之病，其人身體重，腰中冷，如坐水中，形如水狀，反不渴，小便自利，飲食如故，病屬下焦；身勞汗出，衣裡冷濕，久久得之；腰以下冷痛，腹重如帶五千錢，甘薑苓朮湯主之。

145.腎死臟，浮之堅，按之亂如轉丸，益下入尺中者，死。

　　依《內經‧素問‧陰陽應象大論》「善診者，察色按脈，先別陰陽，審清濁而知部分」，可從144.視喘息，聽音聲，而知所苦，從145.按尺寸，觀浮沉滑濇，而知病所生。

　　腎著之病，宜甘薑苓朮湯，對比第13章痰飲咳嗽病脈183.「心下有痰飲，胸脅支滿，目眩，苓桂朮甘湯主之。」、184.「短氣有微飲，當從小便去之，苓桂朮甘湯主之；腎氣丸亦主之。」甘薑苓朮湯與苓桂朮甘湯組成只差薑與桂，苓、朮、甘三味藥是重疊的；四君子湯補氣，即以苓、朮、甘三味藥加人參。甘薑苓朮湯與苓桂朮甘湯，都用以治療胃腸非發炎性的功能失調，多偏蠕動不良的問題，其關鍵是可以改善胃與小腸的生理作業，且都具輕快發汗的效果。苓桂朮甘湯、腎氣丸、五苓散都利尿，其中，腎氣丸與五苓散有茯苓與澤瀉，利尿效果較大，能較快速促進腎、膀胱與大腸的生理作業。

　　「腰以下冷痛」是腰大肌與腰方肌活動滯礙，與之牽連的其他腹部肌群也隨之不良，尤其是腹外斜肌、腹內斜肌、腹橫肌、腹直肌等；最重要的是腹橫肌出現「腹重如帶五千錢」的症狀，因橫膈膜腰椎起始部的弓狀韌帶群，覆蓋著腰大肌、腰方肌與肥厚的肌膜，當「身勞汗出，衣裡冷濕，久久得之」，從外而內傷損腹部的肌肉群，會造成「腎著之病，其人身體重，腰中冷，如坐水中」之症狀；另外，橫膈膜右腳與食道裂孔及下食道括約肌密切相關，症狀嚴重者還會造成痰飲之證，是以「心下有痰飲，胸脅支滿，目眩，苓桂朮甘湯主之。短氣有微飲，當從小便去之，苓桂朮甘湯主之；腎氣丸亦主之。」苓桂朮甘湯促進肝門靜脈循環，影響消化系統；腎氣丸助益胸管與乳糜池之循環，與免疫功能息息相關。

小博士解說

　　《內經‧刺熱篇》：1.肝熱病「小便先黃」，腹痛多臥，身熱。爭則狂言及驚，脅滿痛，手足躁，不得安臥。刺足厥陰、少陽（行間、太衝、絕骨、陽陵泉）。2.心熱病「先不樂」，數日乃熱。爭則卒心痛，煩悶善嘔，頭痛面赤無汗。刺手少陰、太陽（少府、神門、養老、少海）。3.脾熱病「先頭重」頰痛，煩心，顏青，欲嘔，身熱。爭則腰痛。不可用俯仰，腹滿泄，兩頷痛。刺足太陰、陽明（三陰交、地機、足三里、豐隆）。4.肺熱病「先淅然厥起毫毛」，惡風寒，舌上黃，身熱。爭則喘咳，痛走胸膺背，不得太息，頭痛不堪，汗出而寒。刺手太陰、陽明（經渠、尺澤、曲池、合谷）。5.腎熱病「先腰痛胻痠」，苦渴數飲，身熱。爭則項痛而強，胻寒且痠，足下熱，不欲言。刺足少陰、太陽（然谷、太溪、崑崙、天柱）。

甘草乾薑苓朮湯之煮服法及治療

藥方	組成	煮服法	治療重點
甘草乾薑苓朮湯	甘草、白朮各二兩，乾薑、茯苓各四兩（甘薑苓朮）	水四升，煮取三升，分溫三服，腰中即溫	腎著之病，其人身體重，腰中冷，如坐水中，形如水狀，反不渴，小便自利，飲食如故，病屬下焦；身勞汗出，衣裡冷濕，久久得之；腰以下冷痛，腹重如帶五千錢

《內經·素問·診要經終論》關於六經脈之終

六經脈	終極之症狀
太陽	其終也戴眼反折瘛瘲，其色白，絕汗乃出，出則死矣
少陽	耳聾百節皆縱，目睘絕系，絕系一日半死，其死也色先青白，乃死矣
陽明	口目動作，善驚妄言，色黃，其上下經盛，不仁則終矣
少陰	面黑齒長而垢，腹脹閉，上下不通而終矣
太陰	腹脹閉不得息，善噫善嘔，嘔則逆，逆則面赤，不逆則上下不通，不通則面黑皮毛焦而終矣
厥陰	中熱嗌乾，善溺心煩，甚則舌卷，卵上縮而終矣

11-6 論證三焦竭部及臟病之證

146.問曰：「三焦竭部，上焦竭，善噫，何謂也？」師曰：「上焦受中焦氣，未和，不能消穀，故能噫耳。下焦竭，即遺溺失便，其氣不和，不能自禁制，不須治，久則愈。」

147.師曰：「熱在上焦者，因咳為肺痿；熱在中焦者，則為堅；熱在下焦者，則尿血，亦令淋秘不通，大腸有寒者，多鶩溏；有熱者，便腸垢。小腸有寒者，其人下重便血，有熱者，必痔。」

148.問曰：「病有積、有聚、有槃氣，何謂也？」師曰：「積者，藏病也，終不移。聚者，府病也，發作有時，展轉痛移，為可治。槃氣者，脅下痛，按之則愈，復發為槃氣。」

《內經‧素問‧陰陽應象大論》「善診者，察色按脈，先別陰陽，審清濁而知部分」：

1.視喘息，聽音聲，而知所苦：上焦受中焦氣，未和，不能消穀，故能噫耳。下焦竭，即遺溺失便，其氣不和，不能自禁治，久則愈。積者，藏病也，終不移。聚者，府病也，發作有時，展轉痛移，為可治。槃氣者，脅下痛，按之則愈，復發為槃氣。

2.按尺寸，觀浮沉滑濇，而知病所生：脈來細而附骨者，乃積也。寸口，積在胸中；微出寸口，積在喉中；關應上，積在臍旁；上關上，積在心下；微下關，積在少腹；尺中，

積在氣衝。脈出左，積在左；脈出右，積在右；脈兩出，積在中央。各以其部處之。(條文149.)

上焦上橫膈膜，以下頷舌骨肌為主，關係著飲食與呼吸的出入。熱在上焦者，因咳為肺痿，上焦受中焦氣，未和，不能消穀，故能噫。「肺中風者口燥而喘。肺中寒，吐濁涕」、「心中風心中飢，食即嘔吐。心中寒心如噉蒜狀，劇者心痛徹背。心傷者心中痛而自煩」，都是上焦症候群。上焦的心臟與肺臟，與苦味和辛味相繫，上焦傷寒多用辛溫藥，溫病多用辛涼藥。

中焦中橫膈膜，以負責呼吸的橫膈膜為主。熱在中焦者，則為堅；「脾中風，腹中煩重」、「肝中風，兩脅痛，行常傴。肝中寒者喜太息，胸中痛不得轉側。肝著，其人常欲蹈其胸上」，都是中焦症候群。中焦病證多用甘溫藥或甘涼藥。

下焦下橫膈膜，以負責排泄的盆膈膜為主。下焦竭，即遺溺失便，其氣不和，不能自禁制，不治，久則愈。熱在下焦者，則尿血，亦令淋秘不通，大腸有寒者，多鶩溏；有熱者，便腸垢。小腸有寒者，其人下重便血，有熱者，必痔，「腎著，腰以下冷痛，腹重如帶五千錢」都是下焦症候群。下焦病證多用酸溫藥或鹹寒藥。

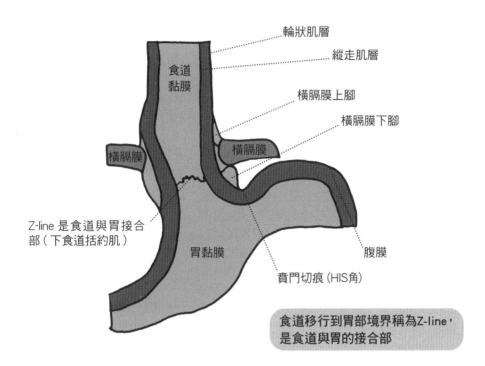

食道移行到胃部境界稱為Z-line，
是食道與胃的接合部

＋ 知識補充站

　　食道移行部通過劍突下緣的平面，其主要部分，是從胃開始移行到食道的黏膜；食道移行部位在第11胸椎左側，瀉心湯的心下痞悶，大陷胸湯的心下脹痛，即是調理食道移行部周圍的總體工作滯礙。只要關係到食道、橫膈膜及下食道括約肌機能障礙者，胃會出現輕微不適症狀，幾乎都產生心下痞悶，嚴重者如有胃黏膜發炎，則心下脹痛。食道開始移行到胃的黏膜，是從食道黏膜(沒有消化功能)變化成胃黏膜(有消化功能)，它們的境界稱為Z-line，其上是下食道括約肌，下食道括約肌由橫膈膜的肌肉構成，可以透過吞嚥而舒張。下食道括約肌舒張時，橫膈膜的吸氣動作是暫停一下，橫膈膜開始進行呼吸時，下食道括約肌是收縮著，所以呼吸與飲食彼此間密切互動。

11-7 諸積大法，各以其部處之

149.諸積大法，脈來細而附骨者，乃積也。寸口，積在胸中；微出寸口，積在喉中；關應上，積在臍旁；上關上，積在心下；微下關，積在少腹；尺中，積在氣衝。脈出左，積在左；脈出右，積在右；脈兩出，積在中央。各以其部處之。

　　寸口脈分寸、關、尺三部位，主要比較1.脈位、2.脈象、3.脈動。
1.脈動的位置(寸脈與尺脈)找病的根源。寸部診察胸喉中事，包括胸腔、上肢及頭面。位置指太淵穴到魚際穴，包括太淵到魚際之間的血絡，先察有無「外」離之脈。尺部診察少腹、腰腹、膝、脛、足中事，包括腹腔及下肢，指經渠穴到列缺穴，包括經渠到尺澤之間的血絡，比較寸部與尺部，嚴重者為病本，次者為標。脈動的位置是找根源，病的根源在上焦，為呼吸系統與消化系統方面症狀，在下焦是排泄系統方面的問題。
2.脈動的形象(滑濇、大小、浮沉)找病證、病的變化。

（1）滑脈滑溜清楚，血管滑動有力結實，滑者陰氣有餘，多汗身寒。
（2）濇脈若有若無，血管滑動無力浮動，濇者陽氣有餘，身熱無汗。
（3）脈若滑若濇，陰陽有餘，無汗而寒。
（4）脈粗大者陰不足、陽有餘，為熱中。
（5）脈沉細數，少陰厥。脈沉細數散者，寒熱。
（6）脈浮而數，眩仆。脈浮不躁在陽為熱，有躁在手。
（7）脈細而沉在陰為骨痛，有靜在足，脈數動一代病在陽，泄及便膿血。
3.脈動的速度(疾徐、快慢)找病變的發展與變化。
（1）來疾去徐，上實下虛，為厥巔疾(頭痛、思考不清楚)；一摸到脈脈走得很快，再摸仔細脈，脈走得慢。
（2）來徐去疾，上虛下實，為惡風(怕冷、怕風)，陽氣受也；一摸到脈脈走得很慢，再摸仔細脈，脈走得快。

小博士解說

　　《內經‧素問‧脈要精微論》「尺內兩旁，則季脅也，尺外以候腎，尺裏以候腹。中附上(即關)左外以候肝，內以候鬲；右外以候胃，內以候脾。上附上(即寸)右外以候肺，內以候胸中，左外以候心，內以候膻中。前以候前，後以候後。上竟上者，胸喉中事也；下竟下者，少腹腰股膝脛足中事也。」

　　內與外，診脈時，出現在指腹前方或偏外側為外，在後方或偏內側為內；在內的部位是反應臟腑功能，在外的部位是反應臟腑的結構情形，都是有乖離不和之象。推而外之，內而不外，有心腹積也。推而內之，外而不內，身有熱也。推而上之，上而不下，腰足清也。推而下之，下而不上，頭項痛。

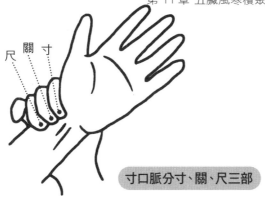

寸口脈分寸、關、尺三部

脈動氣表現之症狀

脈動氣位置	症狀
右	不可發汗;發汗則衄而渴,心苦煩,飲即吐水
左	不可發汗;發汗則頭眩,汗不止,筋惕肉瞤
上	不可發汗;發汗則氣上衝,正在心端
下	不可發汗;發汗則無汗,心中大煩,骨節苦痛,目暈惡寒,食則反吐,穀不得前

十二經脈的病理及生理現象

經脈	病理症狀	生理功能
肺	氣盛有餘,則肩背痛風寒,汗出中風,小便數而欠。氣虛則肩背痛寒,少氣不足以息,溺色變	呼吸、排泄
大腸	目黃,鼽衄,口乾,喉痹	排泄
胃	鼽衄,口喎,唇胗,頸腫,喉痹	排泄、消化吸收
脾	食則嘔,舌本痛,黃疸,不能臥	造血功能
心	咽乾心痛,渴而欲飲,目黃,脇痛	血液循環
小腸	嗌痛頷腫,不可以顧,耳聾,目黃,頰腫	營養吸收
膀胱	癲疾、頭囟項痛,目黃淚出	泌尿
腎	目䀮䀮如無所見,心如懸若饑狀。氣不足則善恐,心惕惕如人將捕之,是為骨厥。口熱,舌乾,咽腫,上氣,嗌乾及痛,煩心,心痛,黃疸,腸澼	內分泌
心包	心中憺憺大動,面赤目黃,喜笑不休	精神方面
三焦	嗌腫喉痹,目銳眥痛,頰痛	心情方面
膽	口苦,善太息,頭痛,頷痛,目銳眥痛(瞳子髎),缺盆中腫痛	生活步調方面
肝	嗌乾,面塵脫色	營養失調

第12章
驚悸吐衄下可血胸滿瘀血

　　清朝康熙皇帝最反對「所學既淺」而專圖利、事應酬、「立心不善」的庸醫，認為行醫應有「濟世存心」、「不務名利」、「不分貴賤」、「治人之病如己之病」的醫德，並有「推術奧妙，研究深微」的鑽研精神和手到病除的醫術。他對江湖術士的長生不老、返老還童的靈丹妙藥等騙人之術嗤之以鼻，而對醫學科學，不論是中醫、中藥還是西醫、西藥，他都相信並略有研究。

　　西元 1693 年，康熙患瘧疾，多方醫治無效，傳教士張誠、白晉用奎寧治癒。從此，康熙用西醫治病，並推廣奎寧，在宮內設立實驗室。有時，康熙親自給官員問病開方，既用中藥，也用西藥。他還令人特製一些藥壺、藥瓶，裝入西藥，隨時賜給病人。天花流行時，死亡率很高，康熙得到種牛痘的藥方，在宮內使用，效果良好，康熙令推廣，邊外四十九旗及喀爾喀蒙古也種牛痘，「初種時年老人尚以為怪」，康熙「堅意為之」。

　　解剖學書籍在明末傳入中國，康熙令法國傳教士巴多明將法國人皮理的「人體解剖學」譯成滿文，復又用漢文譯出兩部。他對巴多明說：「身體上雖任何微小部分，必須詳加選擇，不可或缺。朕所以不憚麻煩，命卿等詳譯此書者，緣此書一出，必大有造於社會，人之生命或可挽救不少。」

12-1 寸口脈動而弱，動為驚，弱為悸

12-2 太陽衄者，陽明衄者

12-3 吐血咳逆上氣，酒客咳致吐血

12-4 寸口脈弦大，弦為減，大為芤

12-5 病人胸滿煩滿、口燥，有瘀血

12-6 下血、吐血、衄血

12-1 寸口脈動而弱，動為驚，弱為悸

150.寸口脈動而弱，動即為驚，弱則為悸。
151.師曰：「夫脈浮，目睛暈黃，衄未止。暈黃去，目睛慧了，知衄今止。」

《傷寒論》520.「陰陽相搏，名曰動。陽動則汗出，陰動則發熱，形冷惡寒者，此三焦傷也。若數脈見於關上，上下無頭尾，如豆大，厥厥動搖者，名曰動也。」、491.「寸口脈微，名曰陽不足，陰氣上入陽中，則灑淅惡寒也。尺脈弱，名曰陰不足，陽氣下陷於陰中，則發熱也。」再審視第11章之146.及147.有關三焦之傷：「上焦受中焦氣，未和，不能消穀，故噫或涕或嘔吐。熱在上焦者，因咳為肺痿。熱在中焦者，則為堅。下焦竭，即遺溺失便。熱在下焦則尿血，或淋秘不通，大腸有寒者，多鶩溏；有熱者，便腸垢。小腸有寒者，其人下重便血，有熱者，必痔。」

綜上論證三焦傷，陰(或寸脈或浮取脈)陽(或尺脈或沉取脈)相搏，名曰動。陽動則汗出，陰動則發熱。數脈見於關上，如豆大厥厥動搖，亦名曰動。

寸口脈「動」是心臟跳動甚至悸動，受到驚嚇時心臟快速跳動，心悸時多心臟跳動乏力；生活型態改變太大又適應不良，一旦出現時而驚動或悸動，首先要考慮調整生活型態，針藥治療是不得不的方式。寸口脈動而弱可視之為初期過勞的脈相。《溫病條辨》「產後當補心氣論，產後心虛一證，最為吃緊。產後心氣十有九虛，故產後補心氣亦大扼要。 產後腎液虛，則心體亦虛，補腎陰以配心陽。產後驚悸脈芤者，用加味大定風珠，獲效多矣。」

「脈浮，目睛暈黃，衄未止」，流鼻血情況下，眼睛鞏膜靜脈回流顏面與頸上的靜脈不良，才會目睛暈黃，因為頸內動脈供應眼動脈要加強，心臟隨之加強而脈浮。眼睛的暈黃退去，眼睛聰慧了，知道鼻血停住了，脈相也隨之正常。眼睛與鼻子的血液都來自心臟輸出的頸動脈，寸口脈來自心臟輸出的鎖骨下動脈，頸動脈與鎖骨下動脈都來自上升主動脈，脈浮、衄未止，脈不浮則衄止。熬夜的人目睛暈黃，不一定會流鼻血，「脈浮，目睛暈黃」浮虛弱的脈是需要充分休息及營養，浮實有力的脈則要多活動來調整循環。

小博士解說

肝門脈是來自胃、小腸、胰臟等的異常靜脈，最後以門脈三組合流入肝臟，再入類竇微血管叢，再進入肝靜脈回流的路徑，它們全都以微血管叢再集合，合流入肝靜脈，再流下下腔靜脈回心臟，這之間，所有消化道從肝動脈與腹主動脈形成第一次微血管叢，最後在肝臟類竇形成第二次微血管叢，這之間路途廣泛而遙遠，前後面的微血管叢，構成肝門脈循環。

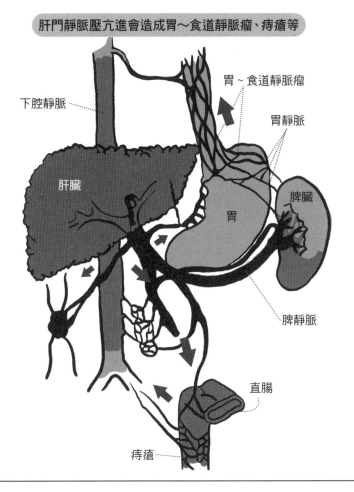

肝門靜脈壓亢進會造成胃～食道靜脈瘤、痔瘡等

胃～食道靜脈瘤

下腔靜脈

胃靜脈

肝臟

脾臟

胃

脾靜脈

直腸

痔瘡

✚ 知識補充站

　　肝臟的血流有20~35%來自心臟的肝動脈，其他70~80%則來自肝門脈，不論任何理由，只要妨礙肝門脈血流(亦即肝門脈壓高於200mmHg以上)，如左胃靜脈、後胃靜脈、短胃靜脈流入肝門脈出現障礙，就會造成逆方向的血流增加，影響食道下部的靜脈流入靜脈循環系統。因此，往肝臟迂迴的上腔靜脈形成側副血行路；進而造成食道及胃體上部靜脈叢擴張、蛇行狀態，結果就形成食道、胃靜脈瘤。

　　肝門脈壓亢進造成的疾病最常見的是肝硬化、特發性肝門脈壓亢進症、肝外肝門脈閉塞症、Budd-Chiari症候群，食道、胃靜脈瘤，幾乎90%以上是肝硬化的合併症，特殊情形下，慢性胰臟炎、胰腫瘤等，造成相關管道狹窄及閉塞，併見脾靜脈領域的門脈壓局部性亢進(左側壁門脈壓亢進症)，短胃靜脈形成肝性的側副行血路造成胃靜脈瘤。這些症候群患者多數是生活忙碌或壓力很大。

12-2 太陽衄者，陽明衄者

152.又曰：「從春至夏衄者太陽，從秋至冬衄者陽明。」
153.衄家不可汗，汗出必額上陷，脈緊急，直視不能眴，不得眠。
154.病人面無色，無寒熱。脈沉弦者，衄；浮弱，手按之絕者，下血，煩咳者，必吐血。

《傷寒論》「太陽欲解時辰是上午三點到九點，陽明欲解時辰是下午三點到九點」，《內經·靈樞·順氣一日分為四時》「上午三點到九點是春季，下午三點到九點是秋季」，「從春至夏衄者太陽」以頭頂上的督脈為主，太陽以背的膀胱經脈為輔，春生夏長，是年輕人努力耕耘成長的時候。「從秋至冬衄者陽明」以上顏面的任脈為主，陽明以腹部的胃經脈為輔，秋收冬藏，是年老者休養生息的時候。衄者是流鼻血，春夏天氣暖熱，太陽之為病(脈浮頭項強痛而惡寒)的機率較高，秋冬天氣涼寒，陽明之為病(胃家實)的機率較高，年輕人從春至夏流鼻血的機率較高，年老者從秋至冬流鼻血的機率較高。

「衄家不可汗，汗出必額上陷，脈緊急，直視不能眴，不得眠」，「面無血色，無寒熱，脈沉弦者，衄」，脈緊急與脈沉弦，很難細分清楚。「諸細而沉者，皆在陰。滑者陰氣有餘也」，脈沉在陰，脈緊急與弦為滑者陰氣有餘。

《傷寒論》521.「脈浮而緊者，名曰弦也。弦者，狀如弓弦，按之不移也。脈緊者，如轉索無常也。」、522.「脈弦而大，弦則為減，大則為芤；減則為寒，芤則為虛。寒虛相搏，此名為革。婦人則半產漏下，男子則亡血失精。」、523.「脈有弦、緊、浮、滑、沉、濇。此六脈名曰殘賊，能為諸脈作病也。」

「病人面無血色，無寒熱。脈浮弱，手按之絕者，下血。」小便清者與寒熱是邪在表，無寒熱有病是邪在裏，面無血色是血液不能上到臉部，脈浮弱，手按之絕者，血液也不能輸送到寸口脈，是下部出血而失血，才會面無血色。面無血色而脈沉弦者，上部出血，或流鼻血，或眼睛充血，或口瘡耳瘡等，《傷寒論》「脈浮緊、發熱、身無汗，自衄者愈。脈浮緊，不發汗，因致衄者，麻黃湯主之。」、「身黃，脈沉結，少腹硬滿，小便不利者，無血也。小便自利人如狂血證諦，為有血也，屬抵當湯或抵當丸。」

脈浮緊因致衄者，麻黃湯主之。脈沉結血證諦，屬抵當湯或抵當丸。診脈當取太過與不及，浮脈是表而沉脈是裏。「病人面無色，脈浮弱，手按之絕而煩咳者，必吐血。」

流鼻血、下血與吐血是三個不一樣的症狀，脈沉弦者流鼻血，是呼吸器官的問題，肺臟與心臟脈管的交流以氧氣為主，流鼻血反應在心臟脈動是脈沉弦。脈浮弱而按之絕者下血與吐血，是消化器官的問題；肝臟等消化器官與心臟脈管的交流以營養為主，下血與吐血反應在心臟脈動是脈浮弱。

《傷寒論》關於衄的症狀或藥方

脈象	症狀	藥方
浮緊	無汗，發熱，身疼痛，發其汗。服藥已，微除，其人發煩、目瞑。劇者必衄，衄乃解	麻黃湯
浮緊	發熱、身無汗，自衄者愈	
浮緊	不發汗，因致衄者	麻黃湯
	不大便六、七日，頭痛有熱者，與承氣湯。小便清者，知不在裏，仍在表須發汗。若頭痛者必衄	桂枝湯
浮發熱	口乾鼻燥，能食者，則衄	
趺陽脈浮	浮則為虛，浮虛相搏，故令氣䭇，言胃氣虛竭也	
浮	鼻中燥者，必衄血	
	以火劫發汗，邪風被火熱，血氣流溢，失其常度，兩陽相薰灼，其身發黃，陽盛則欲衄，陰虛則小便難，陰陽俱虛竭，身體則枯燥，但頭汗出	
動氣在右	不可發汗；發汗則衄而渴	
	咽中閉塞，不可發汗；發汗則吐血	
	發熱頭痛，微汗出，發汗則不識人；薰之則喘，不得小便，心腹滿；下之則短氣，小便難，頭痛背強；加溫鍼則衄	

➕ 知識補充站

　　桂枝湯主治「鼻鳴」(呼吸系統出問題)與「乾嘔」(消化系統出狀況)。鼻鳴是鼻腔不順暢，鼻腔每天分泌鼻汁約100ml，大部分會蒸發掉，有感染或空氣過度汙濁會產生鼻涕，在此之前，多會出現「鼻腔異樣」，鼻鳴就是其一。肺經脈，從腹腔開始上行，通過橫膈膜才屬於肺，終止於大拇指與食指；肝經脈起於大拇趾叢毛之際，有一支脈從肝別貫橫膈膜上注肺；申言之，肝經脈、肺經脈有恙都可能引起鼻鳴。

　　《內經・素問・脈要精微論》「諸浮不躁者，皆在陽，則為熱；其有躁者在手，諸細而沉者，皆在陰，則為骨痛，其有靜者在足。數動一代者，病在陽之脈也，泄及便膿血。諸過者切之，澀者陽氣有餘也，滑者陰氣有餘也；陽氣有餘為身熱無汗，陰氣有餘為多汗身寒，陰陽有餘則無汗而寒。……按之至骨，脈氣少者，腰脊痛而身有痺也。」

12-3 吐血咳逆上氣，酒客咳致吐血

155.夫吐血，咳逆上氣，其脈數而有熱，不得臥者，死。

156.夫酒客咳者，必致吐血，此因極飲過度所致也。

「面無血色，無寒熱。脈浮弱，手按之絕者，煩咳者，必吐血」與「吐血，咳逆上氣，其脈數而有熱，不得臥」都是吐血症候，前者是煩咳而吐血，多見於呼吸器官疾病，如支氣管擴張與慢性阻塞性肺炎(COPD)等，其脈若浮弱按之絕是輕證，多屬初期症狀。後者是吐血而咳逆上氣不得臥，多見於消化器官疾病重症者，其脈數而有熱是重證，多末期症狀。

「其脈數而有熱，不得臥者，死」，先決狀況是「吐血，咳逆上氣」，吐血常出現在嚴重胃潰瘍患者，胃潰瘍初期多出現飲食後腹部脹滿感，接著腹部疼痛(心窩部壓痛)，隨著病情嚴重，可能造成噁心、嘔吐、吐血、泥便等其他症狀。

「酒客咳者，必致吐血，此因極飲過度所致」，酒客從小酌幾杯開始，所謂貪歡，日久習慣用酒取歡或解愁，酗酒成習後宿醉的痛苦，以及傷肝臟與腦，是非常可怕的，酒癮、菸癮和毒癮等，都是很難戒除的。喝酒是消化器官作業，與抽菸是呼吸器官作業，分別直接影響著MALT與BALT，間接影響下食道括約肌；喝酒與抽菸傷害了MALT與BALT之外，日久會造成下食道括約肌鬆弛，當下食道括約肌鬆弛而導致胃內容物向下食道逆流，患者會因為胃內容物的鹽酸刺激食道壁的黏膜，出現胸口灼熱感，俗稱為燒心。

胃食道逆流症患者吃完飯後多習慣躺著休息，尤其是腹脹與呼吸不順時，同時都可能存在著下食道括約肌鬆弛的問題，要警覺的是胃食道逆流症與食道癌關係密切。

小博士解說

長期服用阿斯匹林者，如未搭配腸胃藥，可能因阿斯匹林擴張血管的作用，傷及黏膜相關淋巴組織(MALT)，嚴重者甚至出血、便血或吐血，不可不提防。

上食道括約肌是骨骼肌，下食道括約肌是平滑肌，幽門括約肌是平滑肌，幽門狹窄與胃痙攣是幼兒期常發生的幽門括約肌疾病，幽門括約肌無法正常弛緩，消化物無法從胃被送往十二指腸，胃滿滿的情形下，為緩和胃壁壓力，會嘔吐出來，最典型的幽門狹窄是噴射式的激烈嘔吐，常常是液狀物。幽門括約肌聯繫著胃與十二指腸，幼兒與老弱者，有幽門括約肌方面的疾病，要確實記錄吃喝的時間與所有內容物，以及激烈嘔吐的狀況，從中找到病因。

《傷寒論》論證脈浮數的症狀及藥方

脈象	症狀	藥方
浮	病在表，發汗	麻黃湯
浮而數	可發汗	麻黃湯
脈浮數	發汗已解復煩，可更發汗	桂枝湯
脈浮數	發汗已，煩渴者	五苓散
脈浮數	法當汗出而愈。若下之，身重、心悸者，不可發汗，當自汗出乃解。所以然者，尺中脈微，此裏虛，須表裏實，津液自和，便自汗出愈	
脈浮數	無表裏證而發熱，雖脈浮數者，可下之。假令已下，脈數不解，消穀善饑大便者，有瘀血	
脈浮數	無表裏證而發熱，雖脈浮數者，可下之。假令已下，脈數不解，消穀善饑不大便者，有瘀血	抵當湯
脈數不解下不止	必脇熱便膿血	
脈浮熱甚	反灸之，此為實，實以虛治，故咽燥而吐血。咽中閉塞，不可發汗；發汗則吐血	
浮而數	能食不大便者，此為實，名曰陽結也；其脈沉而遲，不能食，身體重，大便反鞕，名曰陰結	
浮而數	浮為風，數為虛，風為熱，虛為寒，風虛相搏，則灑淅惡寒	
諸脈浮數	當發熱而灑淅惡寒，若有痛處，飲食如常者，蓄積有膿	

12-4 寸口脈弦大，弦為減，大為芤

157.寸口脈弦而大，弦則為減，大則為芤，減則為寒，芤則為虛，寒虛相擊，此名曰革，婦人則半產漏下，男子則亡血失精。

158.亡血不可發其表，汗出即寒慄而振。

　　酗酒、抽菸、喝咖啡、喝茶、暴飲暴食、熬夜或失眠、激烈運動、運動過久、嚴重創傷、生活壓力事件、體力或情緒崩潰、厭食症、斷食階段休息不足，都會導致大量皮質醇分泌，如果大量腎上腺皮質醇在體內循環過久，會促使腦細胞死亡(出現記憶力減退、反應力變差、平衡與協調和情緒失控等現象)、其他器官萎縮、傷害免疫系統、易罹患癌症、肌肉消減、皮膚變薄、骨質疏鬆、血壓上升、血管脆弱、消化道潰瘍、糖尿病、代謝症候群、脂肪囤積、不孕。此類患者的脈，不是「脈大為勞，極虛亦為勞」，就是「脈虛弱細微者，喜盜汗」、「脈浮弱而濇無子」、「脈極虛芤遲，為清穀亡血，失精」，常肇因於暴飲暴食、熬夜或失眠以致過勞，可說是一種逐漸普遍的慢性自殺。

　　副腎上腺皮質荷爾蒙（Adrenocorticotropic Hormone, ACTH）分泌之增加在醒來之前就發生。晨起的壓力造成ACTH分泌增加，一日之計在於晨，ACTH在醒來之前即已規律的增加分泌，當清晨醒來有規劃的、積極的執行生活，例如晨起活動或運動，這種壓力也會使ACTH分泌隨之更加頻繁。心理上的緊張壓力，直接關係到副腎皮質荷爾蒙的分泌，當心理壓力長期未得到紓解，副腎皮質荷爾蒙的分泌機能會衰退；另外，當身體處於活動狀態而交感神經緊張時，心跳加速，血壓上升，血液中蛋白質濃度會升高，副腎上腺皮質荷爾蒙的分泌就增加，對蛋白質的需要量也增大。由於副腎上腺皮質荷爾蒙會提高血糖質，使身體容易活動，增加熱量供給，而維生素C是形成副腎上腺皮質荷爾蒙時所需的來源；所以熬夜或睡眠不足的人，蛋白質和維生素C的消耗量特別大，補充要更多。

小博士解說

　　視交叉上核會影響ACTH每天的分泌週期，ACTH整天不規則的分泌，血漿的腎上皮質素(又稱壓力荷爾蒙，cortisol)則隨之升降。通常，在清晨肺經脈時辰(上午3~5時)最頻繁，傍晚腎經脈時辰(下午5~7時)最不頻繁。年齡越大，腎上腺皮質醇(死亡荷爾蒙)分泌越多，且不易降低。年輕人與健壯老人的腎上腺皮質醇，在壓力消除後幾小時內可下降到正常水準，不要吃藥可以自癒；但老弱的人卻需要好幾天。關鍵是要對證下藥，男女感情問題多的時候，「男子失精，女子夢交，桂枝加龍骨牡蠣湯」、「虛勞裏急，四肢痠疼，手足煩熱，咽乾口燥，小建中湯」，補眠與補充營養是非常重要的。

過勞症狀之脈象及應注意事項

脈象重點	條文內容	注意事項
脈大	男子平人，脈大為勞，極虛亦為勞	常人不知不覺造成過勞
脈大	人年五六十，其病脈大者，痺俠背行，若腸鳴，馬刀俠癭者，皆為勞得之	
脈浮	男子面色薄者，主渴及亡血，卒喘悸，脈浮者，裡虛也	
脈浮大	勞之為病，其脈浮大，手足煩，春夏劇，秋冬瘥，陰寒精自出，痠削不能行	
脈浮弱而濇	男子脈浮弱而濇，為無子，精氣清冷	多男性荷爾蒙不足，先天體質弱
脈虛弱細微	男子平人，脈虛弱細微者，喜盜汗也	
脈虛沉弦	男子脈虛沉弦，無寒熱，短氣裏急，小便不利，面色白，時目瞑，兼衄，少腹滿，此為勞使之然	男性忙碌過度
脈極虛芤遲	失精家少腹弦急，陰頭寒，目眩，髮落，脈極虛芤遲，為清穀亡血，失精，脈得諸芤動微緊，男子失精，女子夢交，桂枝加龍骨牡蠣湯主之	男女房事過勞
脈沉小遲	脈沉小遲，名脫氣，其人疾行則喘喝手足逆寒，腹滿，甚則溏泄、食不消化也	飲食偏差以致消化不良
虛勞裏急	虛勞裡急，悸、衄，腹中痛，夢失精，四肢痠疼，手足煩熱，咽乾口燥，小建中湯主之	長期消化不良

《內經·素問·脈要精微論》諸過者切之脈象及治療

脈象	病理或症狀	診治要穴或藥方
濇	陽氣有餘、身熱無汗	小青龍加石膏湯
滑	陰氣有餘、多汗身寒	桂枝加附子湯
或濇或滑	陰陽有餘、無汗而寒	太淵、太溪
推而外之，內而不外	有心腹積	半夏瀉心湯
推而內之，外而不內	身有熱	桂枝湯
推而上之，上而不下	腰足清	腎氣丸
推而下之，下而不上	頭項痛	五苓散
按之至骨，脈氣少者	腰脊痛身有痺	真武湯

+ 知識補充站

《傷寒論》與《內經·素問·脈要精微論》相關條文：
521.脈浮而緊者，名曰弦。弦者，狀如弓弦，按之不移。脈緊者，如轉索無常。
522.脈弦而大，弦則為減，大則為芤；減則為寒，芤則為虛。寒虛相搏，此名為革。婦人則半產漏下，男子則亡血失精。
523.脈有弦、緊、浮、滑、沉、濇。此六脈名曰殘賊，能為諸脈作病。

12-5 病人胸滿煩滿、口燥，有瘀血

159.病人胸滿，唇痿，舌青口燥，但欲漱水不欲嚥，無寒熱，脈微大來遲，腹不滿，其人言我滿，為有瘀血。

160.病者如熱狀，煩滿，口乾燥而渴，其脈反無熱，此為陰伏，是瘀血也，當下之。

唇痿舌青與口乾燥而渴，是食道症候群常出現之症狀。上食道括約肌鬆弛、中食道狹窄處鬆弛或下食道括約肌痙攣，都影響食道的運輸功能；同時，腦部意識、情緒失衡等，也會受飲食習慣及攝食種類，以及胃腸蠕動異常等因素，造成食道功能失常，適合小半夏加茯苓湯或小青龍湯等，改善食道功能失常的前期症候群；病程已久，胸滿、唇痿舌青又羸瘦者，多併見重症慢性心臟功能不全，嚴重者建議覓心臟專科醫師進行診治。

瘀血的脈，是無寒熱而脈微大來遲，或脈反無熱，臨證時，先審視是否有表證，即使是胸滿或煩滿而呼吸不暢，一樣可從脈象來確診。其次，才是口腔的感覺，「胸滿，唇痿，舌青口燥，但欲漱水不欲嚥」是口乾燥而渴卻喝不下水，從會厭的吸門開始即有症狀，以上消化道的疾病為多。「煩滿，口乾燥而渴」口乾燥而渴又喝得下水，是下食道括約肌的賁門之後的組織有問題，以下消化道疾病為多。急性瘀血問題，病症狀表現不明顯，用承氣湯群或瀉心湯群。長期慢性瘀血問題才是「瘀血也，當下之」，最適宜的方式是「溫藥下之(大黃附子湯)」與「緩中補虛(大黃蟅蟲丸)」，要從改善生理結構著手。

小博士 解說

《傷寒論》88.「熱結膀胱，其人如狂，血自下，下者愈。其外不解者，尚未可攻，當先解其外；外解已，但少腹急結者，乃可攻之，宜桃核承氣湯。」、89.「表證仍在，脈微而沉，反不結胸，其人發狂者，以熱在下焦，少腹當硬滿，而小便自利者，下血乃愈。所以然者，以太陽隨經瘀熱在裏故也，宜下之以抵當湯。」、90.「身黃，脈沉結，少腹硬滿，小便不利者，為無血也。小便自利，其人如狂者，血證諦，屬抵當湯。」、91.「傷寒有熱，少腹滿，應小便不利，今反利者，為有血也，當下之，宜抵當丸。」

肝臟的狀況是肝門靜脈的總表現，少腹硬滿常是肝門靜脈與下腔靜脈糾纏不清的症狀表現。大陷胸丸、抵當丸、理中丸都要煮開水來化成湯汁服用，大陷胸丸一宿即下，抵當丸對證服用之下血。抵當丸、抵當湯、桃核承氣湯都適合「熱結膀胱，其人如狂」以之下直腸的瘀血。抵當丸以水一升煮一藥丸成七合服，大部分藥丸都是和著蜂蜜製成，抵當丸是靠桃仁的油脂來製成藥丸，再加水與蜂蜜煮成藥湯飲用，科學中藥可以斟酌加水煮服，或加適量蜂蜜，增加口感與藥效。相較其煮服法，理中丸是人參、白朮、炙甘草、乾薑四味等量以蜜製為丸，如雞蛋大，以沸湯數合和一丸溫服之，白天三、四次，晚上兩次。

橫膈膜側副循環脈管的診治要領

橫膈膜	側副循環脈管	循環路線	適合藥方	診治穴道
上部	心膜橫膈靜脈	引流靜脈	瓜蒂散、小半夏湯	厥陰俞、膏肓
	筋橫膈靜脈	胸內靜脈	小陷胸湯、大陷胸湯	膈俞、膈關
後方彎曲部	小靜脈	進入奇靜脈與半奇靜脈	五苓散、苓桂朮甘湯	肝俞、脾俞、腎俞
下部	右下橫膈靜脈	進入下腔靜脈	小柴胡湯、半夏瀉心湯	右期門、右天樞
	左下橫膈靜脈	從食道裂孔橫切進入下腔靜脈	大柴胡湯、大黃䗪蟲丸	左期門、左天樞
	左下橫膈靜脈	與左副腎靜脈合流	腎氣湯、大承氣湯	左京門、左大腸俞

✚ 知識補充站

　　食道裂孔的下食道括約肌由橫膈膜右腳構成，橫膈膜上面的引流靜脈是心膜橫膈靜脈，心膜的纖維性心膜與纖維漿膜性心囊，彼此息息相關；食道或心膜或心囊出現問題時，它們之間會出現側副循環脈管，即初期的瘀血，或說宿食在上部，吐之以瓜蒂散或小半夏湯等。

　　筋橫膈靜脈進入胸內靜脈，與胸腔的器官也可能出現側副循環脈管，也是開始出現瘀血，通之以陷胸湯群或瀉心湯群。右側方面是上橫膈靜脈進入下腔靜脈，來自橫膈膜的後方彎曲部的小靜脈進入奇靜脈與半奇靜脈，下橫膈靜脈從橫膈膜下面引流，通常是右下橫膈靜脈進入下腔靜脈，左下橫膈靜脈一般分為兩條，一條是從食道裂孔橫切進入下腔靜脈，較後面的另一條則與左副腎靜脈合流，與腹腔的器官也可能出現側副循環脈管，也是開始出現瘀血，和之以柴胡湯群或瀉心湯群，下之以承氣湯群或大黃䗪蟲丸等。

12-6 下血、吐血、衄血

161.火邪者，桂枝去芍藥加蜀漆牡蠣龍骨救逆湯主之。

162.心下悸者，半夏麻黃丸主之。

163.吐血不止者，柏葉湯主之。

164.下血，先便後血，此遠血也，黃土湯主之。

165.下血，先血後便，此近血也，赤小豆當歸散主之。

166.心氣不足，吐血、衄血，瀉心湯主之。

　　便血包括食道、胃、小腸、大腸、結腸、直腸或肛門的管壁破損流血。可能是胃潰瘍的一個小出血口，或是結腸炎的大面積瀰漫性腸壁滲血。痔瘡或肛裂，糞便表面附著鮮血，或大便後滴血，或衛生紙沾有鮮血。結腸上段或更高處部位出血，糞血混雜而下，便色多為深紅或褐色，便色愈深即消化道出血位置愈高。直腸腫瘤多持續便血，伴隨便秘和腹瀉交替出現，又體重下降。消化道上部如胃、十二指腸潰瘍或是小腸出血，多深黑柏油樣、惡臭大便。直腸腫瘤多血性腹瀉，黏液膿血便，伴隨便意頻頻、腹痛、發燒。大便潛血(指出血量極低)，可能是結腸癌或結腸息肉初期的信號。便血併見牙血、鼻血、體表易有瘀斑，多是全身性疾病。肛門疾病、胃腸病變、某些急性傳染病、血液病、中毒等，均可見便血症狀。便血病證多因外感濕熱、飲食所傷、情志失調、勞倦內傷等，導致腸道積熱，熱傷脈絡，或瘀阻脈絡，血不循經，或氣虛不攝，血液下溢而成，整體分析治療是很重要的。

　　臨床上食道、胃靜脈瘤的唯一症狀就是出血，突然大量的吐血併見下血甚至休克，嚴重肝障礙即使少量出血，也易導致二次性肝衰竭。壓力大出現胃黏膜虛血性變化，可能引發急性胃炎，以急性胃腸黏膜病變(Acute Gastric Mucosal Lesion, AGML)為多，病變會擴及十二指腸等，成為急性胃、十二指腸黏膜病變。以西藥制酸劑預防，不如桂枝去芍藥加蜀漆牡蠣龍骨救逆湯的效果，副作用又低，現代人忙碌壓力大，有些疾病不得不服用抗血小板藥，這些藥劑就有可能造成上部消化道出血，瀉心湯輩是緩解壓力的好藥方，柴胡湯輩與建中湯輩也是很好的考量。

　　「先便後血，此遠血；先血後便，此近血」症狀常發生於較嚴重的胃潰瘍出血，或嚴重肝硬化之靜脈曲張，或膽道內血管瘤破裂，或是腸黏膜缺血的壞死、嚴重發炎等。便血在腸道停留越久，顏色越黑越綿。90%的便血是肛門口破皮，勞累或火氣大，或大量吃辛辣、油炸類等刺激性食物，或酒類，易造成黏膜水腫或脆弱，肛門口黏膜即是，加上大便較堅硬，使肛門口裂傷。上消化道出血經常引起嘔血，出血的血液也可能向下流，成為黑便。要注意的是，上消化道的便血是非常顯著且快速，多會危及生命。食用甜菜或服用鐵劑、鉍劑、活性碳、中草藥或深色食品，都可能令糞便顏色加深。

血相關部位、脈象、症狀及藥方

部位	脈象	症狀	藥方
胃	脈滑數或弦數	胃中積熱，便血紫暗或紫黑，大便乾結，口苦口臭，口渴喜冷飲，口舌生瘡，胃脘灼痛，舌紅苔黃而乾	瀉心湯群
胃	脈弦數	肝胃郁熱，便血紫暗或暗紅，口苦目赤，胸脅脹滿，心煩易怒，失眠多夢，舌紅苔黃	柴胡湯群
復	脈弦細或澀	瘀血阻絡，便血紫暗，脘腹脹痛，面色黧黑，或脅下積塊，腹部刺痛拒按，或見腹部靜脈顯現、朱砂掌。可伴有腹部膨隆如鼓，青筋顯露。舌質紫暗或有瘀點、瘀斑	大黃蟅蟲丸
	脈數滑	熱毒內結，大便膿血混雜而下，腹痛如絞，肛門灼熱墜脹，便意頻頻，口乾舌燥，口渴喜冷飲，舌紅或紫紅	白頭翁湯
脾	脈弱	脾虛氣陷，大便下血色淡，排便無力，大便爛，肛門墜脹，精神疲倦，語聲低怯，面色無華，眩暈，沒胃口，舌淡苔薄	大建中湯
胃	脈沉細	脾胃虛寒，便血紫暗或黑如柏油樣，大便爛，腹脘隱痛，喜溫喜按，神疲乏力，形寒肢冷，面色無華，舌淡苔白潤	桃花湯

《傷寒論》相關血證之條文

條文	症狀	藥方
71.	傷寒六、七日，大下後，寸脈沉而遲，手足厥逆，下部脈不至，咽喉不利，唾膿血，泄利不止者，為難治	麻黃升麻湯
72.	傷寒八、九日，下之，胸滿煩驚，小便不利，讝語，一身盡重，不可轉側	柴胡加龍骨牡蠣湯
79.	太陽傷寒者，加溫鍼必驚也。燒鍼令其汗，鍼處被寒，核起而赤者，必發奔豚，氣從少腹上衝心者，先灸核上各一壯	桂枝加桂湯，更加桂
30.	太陽病，以火薰之，不得汗，其人必躁，到經不解，必圊血，名為火邪	
31.	脈浮熱甚，反灸之，此為實，實以虛治。因火而動，故咽燥而吐血	
32.	微數之脈，甚不可灸，因火為邪，則為煩逆，追虛逐實，血散脈中，火氣雖微，內攻有力，焦骨傷筋，血難復也	
33.	榮氣微者，加燒鍼，則血留不行，更發熱而躁煩也	
34.	脈浮，宜以汗解，用火灸之，邪無從出，因火而盛，病從腰以下，必重而痺，名火逆也	
35.	形作傷寒，其脈不弦緊而弱，弱者必渴，被火者必讝語。弱者，發熱脈浮，解之當汗出愈	
36.	傷寒脈浮，醫以火逼劫之，亡陽，必驚狂，起臥不安者	桂枝去芍藥加蜀漆龍骨牡蠣救逆湯
37.	火逆下之，因燒鍼煩躁者	桂枝甘草龍骨牡蠣湯

NOTE

NOTE

第13章
痰飲咳嗽病脈

　　「夫心下有留飲，其人背寒冷如手大。」背部俞穴T9~T12(肝俞、膽俞、脾俞、胃俞)的靜脈血回流不良，背寒冷如手大，多來自下食道括約肌鬆弛，或胃蠕動不良致內容物停頓了，或向上食道逆流而嘔吐，「病痰飲者，當以溫藥和之」，屬賁門的問題。

　　「先渴後嘔，為水停心下，此屬飲家」，屬幽門的問題，小半夏茯苓湯主之。

　　「夫短氣有微飲，當從小便去之」，屬橫膈膜的問題，苓桂朮甘湯主之，腎氣丸亦主之。

　　「病溢飲者，當發其汗」，屬闌門的問題，大青龍湯主之，小青龍湯亦主之。

13-1 痰飲、懸飲、溢飲、支飲四飲

167.問曰：「夫飲有四，何謂也？」師曰：「有痰飲，有懸飲，有溢飲，有支飲。」
168.問曰：「四飲何以為異？」師曰：「其人素盛今瘦，水走腸間，瀝瀝有聲，謂之痰飲；飲後水流在脅下，咳唾引痛，謂之懸飲；飲水流行，歸於四肢，當汗出而不汗出，身體疼重，謂之溢飲；咳逆倚息，短氣不得臥，其形如腫，謂之支飲。」

　　「其人素盛今瘦，水走腸間，瀝瀝有聲謂之痰飲」，腸道的體液循環不良，腸鳴而消瘦。消化道的分泌，一天約7000ml，如果量缺乏，會間接影響呼吸而短氣；口腔唾液1500ml、胃2500ml、膽1000ml、胰500ml、腸1500ml。慢性腹瀉，即使體液平衡，仍有潛在併發症；小腸(迴腸及結腸)液體的損失，會導致嚴重的低血鉀症。霍亂弧菌與特類型大腸桿菌都會產生毒素造成腹瀉，嚴重下痢使人虛弱，大量的鈉離子(Na+)、鉀離子(K+)和水被沖出體外，造成腹水、血量不足進而休克、心血管衰竭而喪命，特別是嬰幼兒。含有醣類的穀類飲食，對改善腸鳴很有效。當快速翻身轉換成側躺姿勢時，腹部出現有水連續跳動聲音，可能是胃功能不全、麻痺、胃幽門閉塞、腹中有寒氣，以致雷鳴切痛，宜附子粳米湯。若下利便膿血者，桃花湯主之。粳米是含有醣類的穀類，可緩解腸鳴。

　　「飲後水流在脅下，咳唾引痛，謂之懸飲」，肝圓索韌帶固定於腹腔內，自肚臍移行到臍切迹的肝圓索韌帶纖維索，經過鐮狀韌帶游離緣的兩側腹膜之間，到達門

靜脈左側的膽囊部與靜脈韌帶相連，肝硬化嚴重會出現肚臍周圍呈散開狀的靜脈曲張。相對地，如果是髖骨上方的靜脈曲張上行胸部，只是腹腔臟器循環不良，導致下肢靜脈回流腹腔的下腔靜脈不良，才會出現腹部兩側靜脈曲張。左腹股溝上緣與內側靜脈突顯比右側靜脈嚴重，多併見下腸間膜靜脈與降結腸方面的運輸問題；如果右側靜脈突顯較左側嚴重，是上腸間膜靜脈與升結腸的貯藏問題，前者多實證，後者多虛證，宜補養之。

　　「飲水流行，歸於四肢，當汗出而不汗出，身體疼重，謂之溢飲」，上腔靜脈收集上半身(雙手、胸部、頭部)的靜脈，以及奇靜脈等。下腔靜脈收集下半身(雙腳、盆部、腹部)的靜脈血，由左右髂總靜脈於第四、五腰椎處匯合而成，分成臟支(肝靜脈、腎靜脈、睪丸或卵巢靜脈)與壁支(膈下靜脈、腰靜脈、奇靜脈)。下腔靜脈或肝門脈阻礙或循環不良，可能透過奇靜脈送到上腔靜脈回右心房，所以下腔靜脈與上腔靜脈循環不良，將造成雙腳、雙手腫脹疼痛。

　　「咳逆倚息，短氣不得臥，其形如腫，謂之支飲」，咳逆倚息，短氣不得臥，是急性支氣管擴張或肺氣腫或氣喘等造成，幾乎都是血痺虛勞病，必是從痰飲咳嗽病日久病化而成。痰飲咳嗽病即因上腔靜脈與下腔靜脈循環不良，血痺虛勞病則是主動脈與肺動脈循環出了問題。輕症病狀治療之際，同時要改善偏差的生活習慣，否則，施予再多的治療，恐是事倍功半。

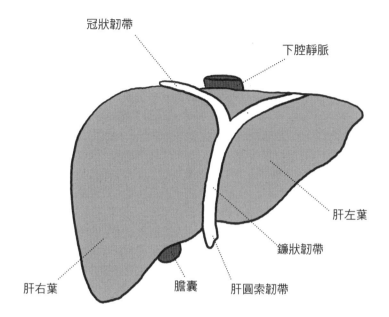

冠狀韌帶

下腔靜脈

肝左葉

鐮狀韌帶

肝圓索韌帶

膽囊

肝右葉

肝圓索韌帶是臍靜脈閉鎖後的遺跡，固定於腹腔內

+ 知識補充站

　　「陽明之為病，胃家實。少陽之為病，口苦咽乾目眩。太陰之為病，腹滿而吐食不下，時腹自痛。厥陰之為病，消渴，氣上衝心，心中疼熱，飢而不欲食」，此四經病都是消化系統方面的疾病，與《金匱要略》「痰飲咳嗽病」、「消渴小便淋痢病」、「黃疸病」、「驚悸吐衄下血胸膈瘀血病」、「瘀癘腸癰瀉浮病」等互為輝映。臨床運用要相互參考，其中以《傷寒論》條文為主軸，其六經病的主要病證與重要註解，可以提綱挈領，掌握竅門。

　　寸口脈陰陽俱緊，要明確問診才能掌握治療方向，《傷寒論》條文526.寸口脈陰陽俱緊，即使上吐下瀉，只要轉索無常的緊脈消失就會痊癒，若寸口脈陰陽俱緊又兼見脈遲，且不欲食，是水停飲滯造成，服用小青龍湯或真武湯可利水飲；如果，寸口脈陰陽俱緊又兼見脈遲卻飲食正常，表示快要痊癒了。

13-2 水在五臟之證

169.水在心，心下堅築，短氣，惡水不欲飲。
170.水在肺，吐涎沫，欲飲水。
171.水在脾，少氣身重。
172.水在肝，脅下支滿，嚏而痛。
173.水在腎，心下悸。

　　胃直接在橫膈膜下的J字形管腔擴大為消化道，從左側肋骨下到肚臍，胃的機能為混合食糜與暫時性貯藏所，食糜消化後，胃以適當的時間間隔，將消化物逐次、小量的送往十二指腸；正常的消化狀況，胃約一分鐘蠕動三次，十二指腸約一分鐘蠕動二十次。胃的位置與形狀全天不停的在變化，空腔時其大小像一根大香腸，吸氣時橫膈膜將胃向下壓，呼氣時橫膈膜將胃向上拉提，規律持續進行的運動最養胃。胃主司四肢，是動態的，透過四肢與橫膈膜的運動來按摩胃；胃則提供消化物的營養給四肢，互為因果。胃的蠕動慢，喝水速度太快就會造成胃脹氣(病人飲水多，必暴喘滿)。凡食少飲多，水停心下，甚者則悸，微者短氣。攝取過量的水分，初期傷胃礙腸，日久妨礙肝臟代謝功能，也會影響心臟與腎功能。

　　人的口腔一天約分泌唾液1.5公升，胃腺體細胞分泌約2.5公升的胃液，口腔與胃就分泌4公升之多；膽分泌1公升水分、胰臟分泌0.5公升、腸分泌1.5公升，加上人每天飲取約2公升水分，一共10公升左右，其中8~9公升由小腸回收，2~3公升由大腸回收，飲食之際胃約20秒收縮一次，十二指腸約3秒收縮一次，大腸蠕動則與胃、小腸互動感應，胃蠕動耗用時間較長，蠕動次數相對少；反之，腸蠕動耗用時間較短、次數又多。因此，吃喝多動得少，水分滯留在胃腸機會增大，小腸的吸收不容易產生新營養以補給肝臟與心臟，體內又滯留了多餘的水分，首先小腸方面，因十二指腸無法正常供應營養給肝臟，乳糜管也無法透過胸管正常提供營養給心臟，其周圍的器官組織必受影響，特別是影響了靜脈血液的流動，甚至也影響奇靜脈循環，出現許多不同的症狀，如「水在心，心下堅築，短氣，惡水不欲飲。水在肺，吐涎沫，欲飲水。水在脾，少氣身重」，都是因水在胃腸蠕動、吸收狀況不良，影響周圍的臟器功能。「心下堅築，短氣，惡水不欲飲」是妨礙到賁門與橫膈膜的作業；「吐涎沫，欲飲水」是礙到吸門(會厭)與橫膈膜；「少氣身重」是礙到賁門與幽門；「水在肝，脅下支滿，嚏而痛」是礙到賁門與魄門；「水在腎，心下悸」是礙到幽門與闌門。

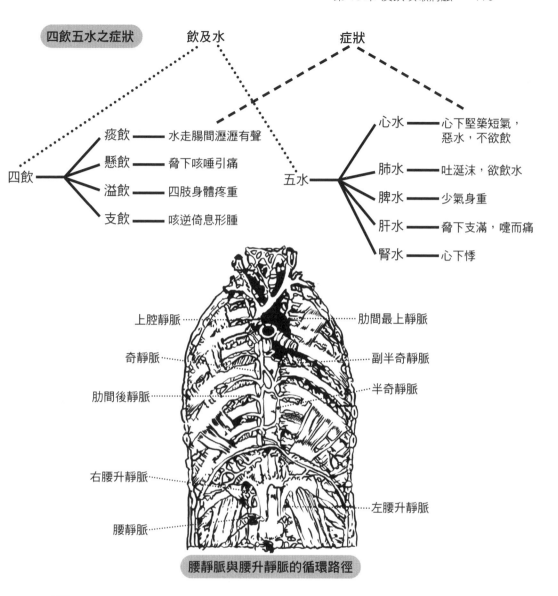

四飲五水之症狀

飲及水　　　　　　　症狀

四飲 ─── 痰飲 ─── 水走腸間瀝瀝有聲
　　　　　 懸飲 ─── 脅下咳唾引痛
　　　　　 溢飲 ─── 四肢身體疼重
　　　　　 支飲 ─── 咳逆倚息形腫

五水 ─── 心水 ─── 心下堅築短氣，惡水，不欲飲
　　　　　 肺水 ─── 吐涎沫，欲飲水
　　　　　 脾水 ─── 少氣身重
　　　　　 肝水 ─── 脅下支滿，嚏而痛
　　　　　 腎水 ─── 心下悸

上腔靜脈　　　　　　　肋間最上靜脈
奇靜脈　　　　　　　　副半奇靜脈
肋間後靜脈　　　　　　半奇靜脈
右腰升靜脈　　　　　　左腰升靜脈
腰靜脈

腰靜脈與腰升靜脈的循環路徑

+ 知識補充站

　　腰靜脈共有4對，與腰動脈伴行，收集腰部組織的靜脈血，直接匯入下腔靜脈。其中左側腰靜脈走行於腹主動脈的後方；腰靜脈與椎外靜脈叢吻合，進而與椎內靜脈叢相通，間接收納椎內和脊髓(貫脊)的部分血液。各腰靜脈之間有縱行的交通支相連，稱腰升靜脈。腰升靜脈下與髂腰靜脈、髂總靜脈及髂內靜脈(絡膀胱)相連；上與腎靜脈(屬腎)、肋下靜脈相通，經膈腳入後縱膈(從腎上貫肝膈)。左側移行於半奇靜脈，右側移行於奇靜脈，最後匯入上腔靜脈。腰升靜脈是溝通上、下腔靜脈系統間側支循環的途徑之一。

13-3 心下留飲，膈上病痰

174.夫心下有留飲，其人背寒冷如手大。

175.留飲者，脅下痛引缺盆，咳嗽則輒已(轉甚)。

176.胸中有留飲，其人短氣而渴；四肢歷節痛，脈沉者，有留飲。

177.膈上病痰，滿喘咳吐，發則寒熱，背痛腰疼，目泣自出，其人振振身瞤劇，必有伏飲。

178.夫病人飲水多，必暴喘滿。凡食少飲多，水停心下。甚者則悸，微者短氣。

179.脈雙弦者寒也，皆大下後善虛。脈偏弦者飲也。

180.肺飲不弦，但苦喘短氣。

181.支飲亦喘而不能臥，加短氣。其脈平也。

182.病痰飲者，當以溫藥和之。

「心下留飲，背寒冷如手大。留飲，脅下痛引缺盆，咳嗽輒已(轉甚)。胸中留飲，短氣而渴，四肢歷節痛，脈沉。」奇靜脈起自右腰升靜脈(右三焦俞、右腎俞)在右側上升至第7~8胸椎高度(右膈俞)，接受左側的半奇靜脈和副半奇靜脈的橫幹。奇靜脈達第4胸椎高度，形成奇靜脈弓轉向前行(心下留飲，背寒冷如手大)，跨越右肺根上緣，注入上腔靜脈(胸中留飲，短氣而渴，四肢歷節痛，脈沉)。奇靜脈沿途收納食管、縱膈、心包和支氣管來的靜脈，還接受右側除第1肋間靜脈以外的肋間靜脈的匯入(水在心，心下堅築，短氣，惡水不欲飲。水在肺，吐涎沫，欲飲水)。

半奇靜脈通常從腎靜脈分出來，從左腰升靜脈、左肋下靜脈開始往上，上行於脊柱左前方，穿膈主動脈裂孔，會經過主動脈、胸管後方，蒐集左側T9~T12(肝俞、膽俞、脾俞、胃俞)的靜脈血，至第8胸椎(左膈俞)平面轉向右行注入奇靜脈(脅下留飲，痛引缺盆，咳嗽輒已或轉甚)。

副半奇靜脈在脊柱左側下行，於第7胸椎平面注入奇靜脈，匯集T5~T8的左側回流靜脈血，在第7肋間匯入奇靜脈或注入半奇靜脈，副半奇靜脈收納左側第4~7肋間靜脈(上位其餘肋間靜脈由最上肋間靜脈收集)，與左主支氣管靜脈的血。副半奇靜脈膀胱經脈的心俞、膈俞都是副半奇靜脈的責任區。

「脈雙弦者寒也」(腹腔有寒飲)、「肺飲脈不弦」(胸腔有飲)、「支飲亦喘而不能臥，加短氣，其脈平」(胸腔有飲)，暴飲暴食是水積成疾(腹腔有寒飲)的主因，三五分飽養胃，八九分飽礙胃，酒足飯飽則傷胃(病人飲水多，必暴喘滿。凡食少飲多，水停心下。甚者則悸，微者短氣)。寒疝的脈是弦緊，浮取是緊脈，沉取不是緊脈就是「弦脈」，是寒疝繞臍痛。「脈雙弦者寒也，皆大下後善虛」、「脈偏弦者飲也」、「肺飲不弦，但苦喘短氣」、「支飲亦喘而不能臥，加短氣，其脈平也」，肺飲與支飲脈不弦與脈平，是停飲在橫膈膜上，脈雙弦者寒與脈偏弦者飲，是橫膈膜下的停飲。

胃消化四大部位

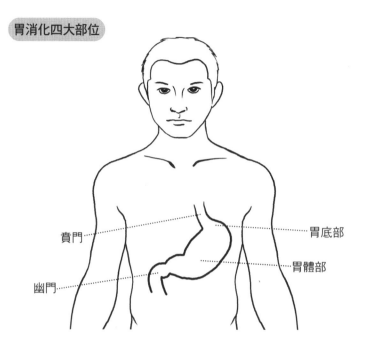

賁門

幽門

胃底部

胃體部

➕ 知識補充站

　　現代孩童少有不聰明的,電視、電腦、手機資訊氾濫,孩童成長教育父母一疏忽極可能荒腔走板。父母學習心越強,孩子越穩定,父母實踐力越強,孩子也越積極,求知慾隨之加大。反之,父母下班看電視,晨醒匆忙趕上班,資質再好的孩童,也會因未琢磨啟發,變得小聰明有餘,智慧缺乏,想多做少;在體能方面,因缺乏運動,少接觸大自然,容易有免疫力弱化,體質過敏等現象,最常見的就是抵抗力差、營養失調、容易被感染。

　　日常,以茯苓杏仁甘草湯調理氣管紓解胸悶,目的為改善食道或氣管管道功能不良,若未治療,日久會演變成心血管或肺泡的問題,若加上主動脈也有狀況,即出現頭暈眼花,就要改以苓桂朮甘湯。苓桂朮甘湯與腎氣丸都治「短氣有微飲,當微小便去之」,兩方相同的藥味有茯苓、桂枝;苓桂朮甘湯偏重調理腸胃,腎氣丸則重腎臟及腎上腺方面。再者,茯苓杏仁甘草湯與橘枳薑湯都治「胸痺胸中氣空、短氣」,茯苓杏仁甘草湯較重肺與氣管,改善呼吸方面問題,橘枳薑湯重脾胃與食道,調理攝食與脾胃功能。

13-4 論五飲之證與治療

183.心下有痰飲，胸脅支滿，目眩，苓桂朮甘湯主之。

184.夫短氣有微飲，當從小便去之，苓桂甘朮湯主之(方見上)，腎氣丸亦主之(方見腳氣中)。

185.病者脈伏，其人欲自利，利反快，雖利，心下續堅滿，此為留飲欲去故也，甘遂半夏湯主之。

186.脈浮而細滑，傷飲。

187.脈弦數，有寒飲，冬夏難治。

188.脈沉而弦者，懸飲內痛。

189.病懸飲者，十棗湯主之。

190.病溢飲者，當發其汗，大青龍湯主之，小青龍湯亦主之。

191.取微似汗，汗多者，溫粉粉之。

孩童心臟跳動較快，喝小青龍湯後隨即游泳或跑步，而心跳加速，出現背部發疹現象，多數因奇靜脈回流右心房加速造成。奇靜脈導引胸腔與腹腔的靜脈血流，導出下肢靜脈血液進入下腔靜脈的側副行路；「心下有留飲，背寒冷如手大」就是奇靜脈不通暢，小青龍湯(辛溫)與大青龍湯(辛溫與辛涼複方)有通暢奇靜脈效果。奇靜脈在第四胸椎位置(右膏肓穴區)越過右肺門進入上腔靜脈。短氣有微飲當從小便去之，苓桂朮甘湯導引胸腔的靜脈血流，改善胸腔循環滯礙；腎氣丸導引腹腔的靜脈血流，改善腹腔循環滯礙。

通常慢性支氣管炎患者多是老弱婦孺，尤其是嬰幼兒及老人，如果又有心臟病，只要黏液增加，或痰、鼻涕顏色加深變稠，三、四天下來，以上中藥效果如果不彰，一定要看西醫，非抗生素不可。長期服用抗生素對內臟傷害很大，所以除了以西藥救急、中藥調理之外，還要從居家環境及生活習慣著手，空氣品質、睡眠狀況與飲食習慣是最重要的。

嬰幼兒的發育，呼吸器官在內臟器官中屬於最慢的，嬰幼兒成長中，最怕空氣汙染，對肺呼吸系統之發育極為不利；還有病毒傳播，尤其每年1~3月呼吸道融合病毒(RSV)流行期，任何嬰幼兒都要特別防範。另外，流行性感冒病毒、腺病毒、鼻病毒及腮腺病毒感染也時有所聞，因此理中湯、七味白朮散、小青龍湯、小柴胡湯、五苓散、半夏瀉心湯、加味消遙散、安中散、芍藥甘草湯、甘草乾薑湯、越鞠丸等，對經常罹患呼吸道疾病者而言，不論老弱婦孺，是病前病後調理良方。

《傷寒論》521.「脈浮而緊者，名曰弦也。弦者，狀如弓弦，按之不移也。脈緊者，如轉索無常也」，脈浮而緊者是弦，脈沉而緊者是緊不是弦。「肺飲不弦，但苦喘短氣」、「脈浮而細滑，傷飲」、「脈偏弦者飲也」、「脈雙弦者寒也，皆大下後善虛」、「脈沉而弦者，懸飲內痛」、「脈弦數，有寒飲，冬夏難治」、「病者脈伏，其人欲自利，利反快，雖利，心下續堅滿，此為留飲欲去」、「膈間支飲喘滿，心下痞堅，面色黧黑，脈沉緊」，脈浮而細滑是傷飲，膈間支飲其脈沉緊，傷飲是胃脹氣之類，膈間支飲已經影響奇靜脈循環。短氣有微飲當從小便去之，宜苓桂朮甘湯或腎氣丸。心下留飲宜甘遂半夏湯。懸飲宜十棗湯。溢飲當發其汗，宜大青龍湯或小青龍湯。

苓桂朮甘湯等治療五飲證之藥方比較

藥方	組成	煮服法	治療重點
苓桂朮甘湯	茯苓四兩、桂枝、白朮各三兩、甘草二兩（苓桂朮甘）	水六升，煮取三升，分溫三服，小便則利	心下有痰飲，胸脅支滿，目眩，短氣有微飲，當從小便去之
甘遂半夏湯	甘遂大者三枚、半夏十二枚（以水一升，煮取半升，去滓）、芍藥五枚、甘草如指大一枚（炙）一本作無（遂夏芍甘）	水二升煮取半升，去滓，以蜜半升，和藥汁煎取八合。頓服之	脈伏，其人欲自利，利反快，雖利，心下續堅滿，此為留飲欲去
十棗湯	芫花（熬）、甘遂、大戟各等分，上三味，搗篩，以水一升五合，先煮肥大棗十枚（芫遂戟棗）	取六合，去滓，內藥末，強人服一錢七分，羸人服半錢，平旦溫服之；不下者，明日更加半錢。得快下後，糜粥自養	懸飲
大青龍湯	麻黃六兩（去節）、桂枝三兩（去皮）、甘草二兩（炙）、杏仁四十個（去皮尖）、生薑三兩（切）、大棗十二枚、石膏如雞子大（碎）（麻桂甘杏薑棗膏）	水九升，先煮麻黃，減二升，去上沫，內諸藥，煮取三升，去滓，溫服一升	溢飲者，當發其汗
小青龍湯	麻黃三兩（去節）、芍藥三兩、五味子半升、乾薑三兩、甘草三兩（炙）、細辛三兩、桂枝三兩（去皮）、半夏半升（洗）（麻芍味薑甘辛桂夏）	水一斗，先煮麻黃，減二升，去上沫，內諸藥，煮取三升，去滓，溫服一升	溢飲者，當發其汗

13-5 論證支飲之症狀及治療

192.膈間支飲，其人喘滿，心下痞堅，面色黧黑，其脈沉緊，得之數十日，醫吐下之不愈，木防己湯主之。虛者即愈，實者三日復發，復與不愈者，宜木防己湯去石膏加茯苓芒硝湯主之。

193.心下有支飲，其人苦冒眩，澤瀉湯主之。

194.支飲胸滿者，厚朴大黃湯主之。

195.支飲不得息，葶藶大棗瀉肺湯主之。

　　木防己湯促進奇靜脈循環，導出右肋間靜脈、右支氣靜脈、半奇靜脈(右肋下靜脈、食靜脈、縱膈靜脈)、副半奇靜脈(左肋間靜脈、左支氣管靜脈、縱膈靜脈)、心膜靜脈等血液，將之導入上腔靜脈；如下腔靜脈與肝門脈閉塞，奇靜脈系統會將它們的血液還流入上腔靜脈。木防己湯因促進奇靜脈，可改善心下痞硬，相對的影響肱臂靜脈、頸內靜脈的循環，改善面色黯黑。木防己湯去石膏加茯苓、芒硝，治則有如大承氣湯，但與小承氣湯不同，因加了芒硝，大為促進下腸間膜靜脈循環，通利結腸與直腸。

　　木防己湯治膈脇支飲，調理上焦食道與氣管；大青龍湯治溢飲，調理中焦上腸間膜動脈與靜脈；抵當湯治腹腔瘀滯，調理下焦下腸間膜動脈與靜脈。中藥方貴於精專、對證，木防己湯只有木防己、人參、石膏、桂枝五味藥，大青龍湯有麻黃、桂枝、杏仁、石膏、生薑、甘草、大棗，抵當湯則有大黃、桃仁、水蛭、蟅蟲。許多藥方，只看其名以及原有的主治功能，會令現代醫者望之卻步，不敢施用；事實上，只要對證，取少劑量是可用來中長期調理經脈、臟腑。

　　下段消化器官以大腸為主，厚朴三物湯所用厚朴是大黃的兩倍，針對升結腸與橫結腸前半部分；小承氣湯的大黃是厚朴的兩倍，以橫結腸後半部與降結腸為主。腹診比較時，右天樞比左天樞結實而痛者，適合厚朴三物湯；左天樞比右天樞結實而痛者則是小承氣湯。厚朴七物湯的大黃用量，只有厚朴的1/4，主要為調理大腸的蠕動功能。古之設計施用於今日，若能舉一隅而以三隅反，即能無比妙用，然而究其根，能否發揮最大的療效，關鍵還是在患者有無配合調整生活習慣，否則神方也無效。

　　澤瀉湯治頭暈眼花，豬苓散治嘔吐口渴，兩方皆在養益胃腸，合之再加桂枝成為五苓散，是利尿、消水腫、緩腹瀉良方，亦是舒緩暈車船、止嘔逆必備藥。澤瀉帶酸味，也是八味腎氣丸的要角之一，酸入肝，養益肝門脈，澤瀉湯即能養益肝靜脈與胃靜脈，助益胃靜脈與肝門脈回流肝臟，讓肝臟、心臟、腦部得以保養。

小博士解說

　　2014年6月18日東京讀賣新聞刊登一則廣告，推銷「再春館」的「痛散湯」，治療全身關節疼痛。此方只有五味中藥：麻黃、杏仁、薏苡仁、甘草、防己等，分析各味藥性，它們絕對不是採止痛機制，而是藉由活絡經脈、臟腑之氣血循環，以去瘀滯進而「痛散」。科學中藥用之恰當，效果也常出人意表。

木防己湯等治療支飲藥方之比較

藥方	組成	煮服法	治療重點
木防己湯	木防己三兩、石膏十二枚雞子大、桂枝三兩、人參四兩（木膏桂參）	水六升，煮取二升，分溫再服	膈間支飲，其人喘滿，心下痞堅，面色黧黑，其脈沉緊虛者即愈
木防己去石膏加茯苓芒硝湯	木防己、桂枝各二兩、人參四兩、芒硝三合、茯苓四兩（木桂參硝苓）	水六升，煮取二升，去滓，內芒硝，再微煎，分溫再服，微利則愈	膈間支飲，實者三日復發，復與不愈者
澤瀉湯	澤瀉五兩、白朮二兩（瀉朮）	水二升，煮取一升，分溫再服	心下有支飲，其人苦冒眩
厚朴大黃湯	厚朴一尺、大黃六兩、枳實四枚（厚大枳）	水五升，煮取二升，分溫再服	支飲胸滿者
葶藶大棗瀉肺湯	葶藶熬令黃色，搗丸如彈子大，大棗十二枚（葶棗）	水三升，煮棗取二升，去棗內葶藶，煮取一升，頓服	支飲不得息

《傷寒論》苓桂朮甘湯與苓桂甘棗湯治療心下臍下之證

藥方	組成	煮服法	治療重點
苓桂朮甘湯	茯苓四兩、桂枝三兩、白朮二兩、炙甘草二兩	水六升煮成三升，去渣，分溫三服	心下有痰飲，胸脅支滿，目眩。夫短氣有微飲，當從小便去之
苓桂甘棗湯	茯苓半觔、桂枝四兩、炙甘草一兩、大棗十五枚	甘瀾水一斗煮茯苓成八升，再加其他三味煮成三升，去渣，溫服一升，日三服	臍下悸欲作奔豚

✚ 知識補充站

　　《傷寒論》條文96.~98.是「心中痞硬而滿(心下痞，按之較僵硬)」，腹直肌終止區與腹外斜肌起始區呈現緊張狀態，橫膈膜吸氣運作功能不良。條文92.~95.是「氣痞(心下痞，按之濡)」，腹直肌終止區與腹外斜肌起始區都呈現不緊張狀態，橫膈膜的吸氣運作功能也相當好。

　　瀉心湯症候群的相關條文中，條文92.~95.偏慢性胃炎，條文96.~98.則偏屬急性胃炎。西藥為了緩解胃痛及停止嘔吐，改善無法進食(食不下)及噁心嘔吐等症狀，多處方以制酸劑、保護黏膜藥等，如果是病毒性感染的急性胃炎，嘔吐與腹痛劇烈，一定要西醫急診。任何嚴重的胃腸炎，都需要多補充水分，點滴治療也是必要的。古人說拉肚子要多吃喝，有三分道理；事實上，輕症處理方式幾乎相反，不進食讓胃安靜半天多見改善。

13-6 論證心下支飲、膈間有水

196.嘔家本渴，渴者為欲解，今反不渴，心下有支飲故也，小半夏湯主之。《千金》云：「小半夏加茯苓湯。」

197.腹滿，口舌乾燥，此腸間有水氣，己椒藶黃丸主之。

198.卒嘔吐，心下痞，膈間有水，眩悸者，小半夏加茯苓湯主之。

199.假令瘦人臍下有悸，吐涎沫而癲眩，此水也，五苓散主之。

「瘦人臍下有悸，吐涎沫而癲眩，五苓散主之」、「腹滿，口舌乾燥，己椒藶黃丸主之」或「腰溶溶如坐水中(甘薑苓朮湯治療腎著)」，第一腰椎的橫突(三焦俞)到第十二肋骨尖(京門穴)，第二腰椎(腎俞、志室)有腰背寒冷或如手大，特別是臍下有留飲者。痰飲，頭暈目眩，辨證上，大致上分為胃的心下痞與腸道中的臍下悸，「心下痞而眩悸，小半夏加茯苓湯」，「臍下悸而癲眩，五苓散」。

嘔吐，是一種常見症狀，如涉及飲食問題，症狀較容易診治，除非是嚴重感染，有的甚至是伴有下泄的急性胃腸炎，值得注意的是腦中風，因腦血管阻塞引發頭痛與嘔吐，雖較罕見，但不可不慎。診斷策略是要把整個症候群解析清楚，不只著眼在嘔吐而已。

《溫病條辨》關於瘧之診治，「瘧傷胃陽，氣逆不降，熱劫胃液，不飢不飽，不食不便，渴不欲飲，味變酸濁，加減人參瀉心湯主之。瘧傷胃陰，不飢不飽，不便，潮熱，得食則煩熱愈加，津液不復者，麥冬麻仁湯主之。太陰脾瘧，脈濡寒熱，瘧來日遲，腹微滿，四肢不暖，露姜飲主之。太陰脾瘧，脈弦而緩，寒戰，甚則嘔吐噫氣，腹鳴溏泄，加味露姜飲主之。加減人參瀉心湯(苦辛溫複鹹寒法)大辛大溫，與大苦大寒合方，乃厥陰經之定例。蓋別臟之與腑，皆分而為二，或上下，或左右，不過經絡貫通，臆膜相連耳；惟肝之與膽，合而為一，膽即居於肝之內，肝動則膽亦動，膽動而肝即隨。肝宜溫，膽宜涼，仲景烏梅圓、瀉心湯，立萬世法。嘔吐噫痞，有時上逆，升者胃氣，所以使胃氣上升者，非胃氣也，肝與膽也。嘔為肝病或為胃病。麥冬麻仁藥方(酸甘化陰法)治太陰虛寒以甘溫補正。露姜飲方(甘溫複甘涼法)邪氣更甚加溫燥泄木退邪。加味露姜飲方(苦辛溫法)」，其中言及「仲景烏梅圓、瀉心湯，立萬世法」最為精準，可謂是診治用藥標竿。小半夏湯、半夏加茯苓湯治臍上冷，五苓散治臍下冷，斟酌病位之差異，也是藥效能否彰顯之關鍵處。

小半夏湯等治療水氣之證之比較

藥方	組成	煮服法	治療重點
小半夏湯	半夏一升、生薑半斤	水七升，煮取一升半，分溫再服	嘔家本渴，渴者為欲解，今反不渴，心下有支飲
己椒藶黃丸	防己、椒目、葶藶（熬）、大黃各一兩	末之，蜜丸如梧子大，先食飲服一丸，日三服，稍增，口中有津液，渴者加芒硝半兩	腹滿，口舌乾燥，此腸間有水氣
小半夏加茯苓湯	半夏一升、生薑半斤、茯苓三兩（一法四兩）	水七升，煮取一升五合，分溫再服	卒嘔吐，心下痞，膈間有水，眩悸者
五苓散	澤瀉一兩一分、豬苓三分（去皮）、茯苓三分、白朮三分、桂枝二分	為末，白飲服方寸匕，日三服，多飲暖水，汗出愈	假令瘦人臍下有悸，吐涎沫而癲眩，此水也
茯苓飲	茯苓、人參、白朮各三兩、枳實二兩、橘皮二兩半、生薑四兩	水六升，煮取一升八合，分溫三服，如人行八九里進之	治心胸中有停痰宿水，自吐出水後，心胸間虛，氣滿，不能食，消痰氣，令能食
桂苓五味甘草湯	茯苓四兩、桂枝四兩（去皮）、甘草三兩（炙）、五味子半升	水八升，煮取三升，去滓，分溫三服	衝氣即低，而反更咳，胸滿者，用桂苓五味甘草湯去桂加乾薑、細辛，以治其咳滿
苓甘五味薑辛湯	茯苓四兩、甘草、乾薑、細辛各三兩、五味子半升	水八升，煮取三升，去滓，溫服半升，日三服	咳滿即止，而更復渴，衝氣復發者，以細辛、乾薑為熱藥也，服之當遂渴，而渴反止者，為支飲。支飲者法當冒，冒者必嘔，嘔者復內半夏以去其水
桂苓五味甘草去桂加薑辛夏湯	茯苓四兩、甘草、細辛、乾薑各二兩、五味子、半夏各半升	水八升，煮取三升，去滓，溫服半升，日三服	水去嘔止，其人形腫者，加杏仁主之。其證應內麻黃，以其人遂痺，故不內之。若逆而內之者，必厥，所以然者，以其人血虛，麻黃發其陽故也
苓甘五味加薑辛夏杏仁湯	茯苓四兩、甘草三兩、五味子半升、乾薑三兩、細辛三兩、半夏半升、杏仁半升	水一斗，煮取三升，去滓，溫服半升，日三服	若面熱如醉，此為胃熱上衝熏其面，加大黃以利之
苓甘五味加薑辛半杏大黃湯	茯苓四兩、甘草三兩、五味子半升、乾薑三兩、細辛三兩、半夏半升、杏仁半升、大黃三兩	水一斗，煮取三升，去滓，溫服半升，日三服	先渴後嘔，為水停心下，此屬飲家，小半夏加茯苓湯主之

第14章
消渴小便利淋病脈

　　小便不利，嚴重者分為兩種，一種是乏尿，指 24 小時尿未滿 400ml，另一種是無尿，指 24 小時尿未滿 100ml，多見於兩側性尿路閉塞、兩側性腎動脈及腎靜脈閉塞、休克（高度低血壓、強度腎血管收縮），或者是腎皮質壞死、急性尿小管壞死、急性進行性絲球體腎炎。所有急性腎障礙都併見乏尿，除了腎前性高氮素血症之外，腎機能回復的預後都不理想。

　　急性或慢性的高氮素血症者，維持一天 400ml 以上的尿量，則屬於非乏尿性的變化。非乏尿性急性尿小管壞死，鉀離子 (K^+) 與氫離子 (H^+) 的平衡異常，惟乏尿性問題並不嚴重，腎機能回復正常的速度會比乏尿性病症快。

　　多尿，指一天超過 3L，與頻尿很難區別，多尿是無法再吸收的溶質排泄，或欠缺抗利尿荷爾蒙與腎臟反應低下，造成水分排泄過多。大量的稀釋尿多是多飲及尿崩症造成，原發性多飲常是習慣性精神障礙、神經病變及藥物造成。中樞性尿崩症是特發性或腦下垂體切除後，外傷性、腫瘍性各種下視丘的變化，以及炎症性、血管性、感染性的下視丘疾病造成的二次疾病。

14-1 厥陰之為病，消渴氣上衝心

200.厥陰之為病，消渴氣上衝心，心中疼熱，飢而不欲食，食即吐蚘，下之不肯(利不)止。

201.寸口脈浮而遲，浮即為虛，遲即為勞；虛則衛氣不足，勞則營氣竭。

202.趺陽脈浮而數，浮即為氣，數即消穀而大堅(緊)，氣盛則溲數，溲數即堅，堅數相搏，即為消渴。

　　《傷寒論》厥陰病篇「厥陰病，渴欲飲水，少少與之癒」與「厥陰之為病，消渴，氣上衝心，心中疼熱，饑不欲食，食則吐蚘，下之利不止」，渴的中樞機制在下視丘，下視丘與腦垂體控制內分泌系統作業，厥陰病反應在內分泌系統上，就是渴；「渴欲飲水，少少與之癒」，就是要控制飲水量。「飲水多，必暴喘滿。食少飲多，水停心下，甚則悸，微者短氣」，嚴重者會出現「消渴，氣上衝心，心中疼熱」，罹患糖尿病的機率相對升高。

　　肝臟與脾臟貯藏血量可高達全身血液量約70%，並負責製造血液的大部分工作，飲食控制不良會妨礙其生理作業。「太陰之為病，腹滿而吐，食不下，時腹自痛」，是消化道(脾臟與胃腸)出現問題，「厥陰之為病，消渴，氣上衝心，心中疼熱，饑不欲食」，則是內分泌系統出問題。治療肝臟疾病，除了需充分休息外，還要調和飲食；同時，亦不能只聚焦於瀉肝臟之鬱，或補肝臟之虛，忽略了消化道(脾臟與胃腸)是肝臟之本，所以第一章開宗明義即強調「中工不曉相傳，見肝之病，不解實脾」。

　　診脈通常以診寸口脈為主，寸口脈察太淵、列缺、經渠等穴之寸、關、尺脈動，診呼吸氣之宗氣。趺陽脈以衝陽穴、解溪穴之脈動為主，診消化氣之中氣，寸口脈以心臟主動脈出心臟之後的上升主動脈為主，趺陽脈則以下降主動脈為主，心臟出來的主動脈依序為上升主動脈、主動脈弓、下降主動脈(胸主動脈、腹主動脈)等，腹主動脈的分支髂總動脈到了小腿部分，分成脛骨後動脈的少陰脈與脛骨前動脈的趺陽脈。

　　通常，趺陽脈比少陰脈的跳動有力，當同時比診寸口脈與趺陽脈，寸口脈是反應呼吸的問題，寸口脈浮而遲是肺泡或細支氣管痿弱；趺陽脈是反應消化的問題，趺陽脈浮而數是胃腸蠕動過快或發炎。虛勞與消渴是常見的慢性生活習慣病，「寸口脈浮而遲，即為虛勞；趺陽脈浮而數，即為消渴」，寸口脈浮而遲與趺陽脈浮而數並見，是併見虛勞與消渴，多見於糖尿病患者身上。

　　關於虛勞之證，可見第6章《血痹虛勞病脈證並治》69.「夫男子平人，脈大為勞，極虛亦為勞。男子面色薄者，主渴及亡血，卒喘悸。脈浮者，裏虛也。」、70.「勞之為病，其脈浮大，手足煩，春夏劇，秋冬瘥，陰寒精自出，痠削不能行。」、71.「男子脈浮弱而澀，為無子，精氣清冷」。

浮而數的脈診，參考12-3之論述

脈名	脈象
沉	寸口脈浮而遲，浮脈則熱，遲脈則潛，熱潛相搏
伏	趺陽脈浮而數，浮脈即熱，數脈即止，熱止相搏
水	沉伏相搏
水	沉則脈絡虛，伏則小便難，虛難相搏，水走皮膚

✛ 知識補充站

　　《內經・素問・三部九候論》五里穴區屬肝經脈，該區的股動脈脈動是診察肝臟的重要據點；肝臟功能都好，心臟血管運作較優勢。股動脈是四肢最大的動脈，其跳動比其他穴區更強有力。髂總動脈經過股動脈，到了小腿部分成脛骨後動脈的少陰脈與脛骨前動脈的趺陽脈(衝陽穴)，腳背的活動量比腳底的大，所以腳背趺陽脈(衝陽穴)脈診的參考價值很高。反之，手心的活動量則比手背的大很多，同時也比腳大很多，所以，診察太淵、列缺、經渠等穴之寸、關、尺脈動相形重要。大病或久病，診察趺陽脈(衝陽穴)與少陰脈(太溪穴)，為求確診，三部九候的脈都該診察，只診寸口脈是不夠的。

　　《傷寒論》條文542.趺陽脈浮而濇，少陰脈如經者，其病在脾，法當下利。若反滑而數者，故知當屎膿也。浮脈如果是浮大數則胃氣強，胃口好，消化好，多見於活動量大的人，尤其是經常長途行走、爬山、長跑的，個性較活潑外向；反之，浮濇或浮芤之脈，多是胃口小，消化功能不佳，活動與運動量少，個性偏內向。

　　診趺陽脈，正常是「遲緩」而不是「濇、芤或緊」，趺陽脈在衝陽穴區，是腳背的最高點，腳背的動脈輸送腳趾，在趾端末端有動靜脈末梢管道，如472.「呼吸者，脈之頭也」，四肢動作都與呼吸及脈動牽引，相互維持著一定的生理節奏。

　　《傷寒論》517.「脈大、浮、數、動、滑，此名陽也；脈沉、濇、弱、弦、微，此名陰也。凡陰病見陽脈者生，陽病見陰脈者死。」和521.「脈浮而緊者，名曰弦也。弦者，狀如弓弦，按之不移也。脈緊者，如轉索無常也。」是471.~552.共82條把脈的條文中，最為容易體會的兩條。

14-2 男子消渴，小便反多

203.男子消渴，小便反多，以飲一斗，小便一斗，腎氣丸主之。

204.脈浮，小便不利，微熱消渴者，宜利小便、發汗，五苓散主之。

205.渴欲飲水，水入則吐者，名曰水逆，五苓散主之。渴欲飲水不止者，文蛤散主之。

五苓散主治消化道(脾臟與胃腸)問題，多肇因於飲食失調。腎氣丸主治內分泌系統問題，多數因過勞而不自覺，久而久之，導致肝腎不足，真陰虧損，傷害了內分泌系統。五苓散治消渴、脈浮(表證偏陽)、小便不利，是治消化器官與泌尿器官。腎氣丸所治消渴、脈不浮(裏證偏陰)、小便反多(或小便不利)，是受腦垂體後葉抗利尿激素分泌的影響，相關的臟器問題較多。適合腎氣丸的症狀，常見的是「虛勞腰痛，少腹拘急，小便不利」，小便反多與小便不利都可以用腎氣丸，只要是肝腎陰虛內熱就可以用腎氣丸，小便利或不利就其次了。

「趺陽脈浮而數，消穀而溲數大便硬的消渴」不是五苓散，依證有可能是腎氣丸，最合適的是善治趺陽脈浮而澀的麻子仁丸；「厥陰之為病的消渴」，腎氣丸、烏梅丸或大黃蟅蟲丸等，都有適證之可能。

尿路結石的疼痛，臨床上最常見的症狀是腰腹疼痛，尿道疝痛(銳痛)多突然出現激烈的側腹痛，併見結石向前方、下方移動，有血尿、尿液逼迫、頻尿、噁心、吐氣、嘔吐等併症，暢通尿路即可解除疼痛。慢性絲球體腎炎有可能是蛋白尿或是血尿，或兩者皆有，逐漸造成血壓高，也慢慢致使腎機能障礙，現代治療方法很多，降壓藥、類固醇、免疫抑制劑等西藥，即使配合中藥及針灸療法有一定的療效，惟最關鍵的還是配合生活指導，運動、活動要適量持恆，勞動量要限制，飲食方面，要控制鹽分與蛋白之攝取。把握此兩大原則，才能發揮中藥與針灸的支持療效，導引按蹻、氣功、瑜珈、緩步於庭(輕鬆散步)……等，都有助於優化體況，也可提振精神，疏解壓力。

「渴欲飲水不止者」，適合文蛤散，入肺手太陰經脈及膀胱足太陽經脈。清熱、利濕、化痰、軟堅，治口渴煩熱、咳逆胸痺、瘰癧、痰核、崩漏、痔痛，但氣虛有寒者不得用。文蛤的性味鹹、平、微寒，對單純的渴欲飲水不止，有鎮定作用與調整體內的電解質到最佳化效果，與「厥陰病，渴欲飲水，少少與之癒」有異曲同工之妙。

小博士解說

《溫病條辨》「下後大便溏甚，週十二時三、四行，脈仍數者，未可與復脈湯，一甲煎主之；服一二日，大便不溏者，可與一甲復脈湯。以牡蠣一味，單用則力大，即能存陰，又澀大便，且清在裏之餘熱，一物而三用之。」

一甲煎(鹹寒兼澀法)以生牡蠣(二兩，碾細)加水八杯，煮取三杯，分溫三服。一甲復脈藥方即於加減復脈湯內，去麻仁，加牡蠣一兩，文蛤與牡蠣皆鹹、寒，含豐富的微量礦物質。

腎氣丸、五苓散與文蛤散治消渴

藥方	組成	煮服法	治療重點
腎氣丸	乾地黃八兩、山藥、山茱萸各四兩、澤瀉、牡丹皮、茯苓各三兩、桂枝、附子（炮）各一兩	煉蜜和丸梧子大，酒下十五丸，加至二十五丸，日再服	男子消渴，小便反多，以飲一斗，小便一斗
五苓散	澤瀉一兩一分、豬苓三分（去皮）、茯苓三分、白朮三分、桂枝二分（去皮）	為末，白飲服方寸匕，日三服，多飲暖水，汗出愈	脈浮，小便不利，微熱消渴者，宜利小便、發汗。渴欲飲水，水入則吐者，名曰水逆
文蛤散	文蛤五兩	杵為散，以沸湯五合，和服方寸匕	渴欲飲水不止者

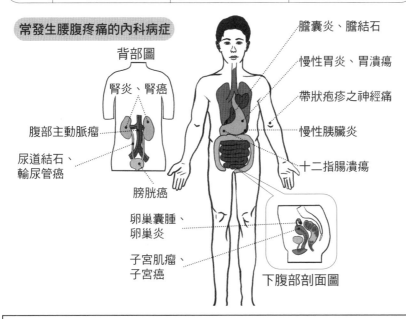

常發生腰腹疼痛的內科病症

背部圖

腎炎、腎癌

腹部主動脈瘤

尿道結石、輸尿管癌

膀胱癌

卵巢囊腫、卵巢炎

子宮肌瘤、子宮癌

膽囊炎、膽結石

慢性胃炎、胃潰瘍

帶狀疱疹之神經痛

慢性胰臟炎

十二指腸潰瘍

下腹部剖面圖

+ 知識補充站

　　多發性囊胞腎患者，有60%會疼痛，發生激烈疼痛時，要懷疑是否囊胞內出血感染，或是結石、腎盂腎炎及腎周圍腫瘤等感染，也會出現腰背痛、肢節痛；腎梗塞則會突然上腹部一側隱痛、噁心、嘔吐、發燒，偶爾會出現急性腎衰竭；腎動脈血栓症會出現輕度蛋白尿與血尿，然而腎靜脈血栓症急性發作時會出現大量血尿、蛋白尿與疼痛，特別要辨別的是腎後性急性腎衰竭，因腎盂擴張會引起背痛，而運動後急性腎衰竭，則是腎臟血管的收縮造成腰背疼痛，兩者施治方針不同。

14-3 淋病小便如粟，小腹痛引臍中

206.淋之為病，小便如粟狀，小腹弦急，痛引臍中。

207.跗陽脈數，胃中有熱，即消穀引食，大便必堅，小便即數。

208.淋家，不可發汗，發汗則必便血。

《傷寒論》407.「太陽中暍者，發熱惡寒，身重而疼痛，其脈弦細芤遲，小便已，灑灑然毛聳，手足逆冷，小有勞身即熱。……若發汗則惡寒甚，加溫鍼則發熱甚，數下之則淋甚」，454.「脈濡而弱，……浮反在上，數反在下。……自汗出而惡寒；……振而寒慄。……形如瘧狀，醫反下之，故令脈數發熱，狂走見鬼，心下為痞，小便淋瀝，少腹甚硬，小便則尿血」。淋之為病，小便如粟狀，淋家不可發汗，不可數下之。

「跗陽脈數，胃中有熱，即消穀引食，大便必堅，小便即數」與「跗陽脈沉而數，沉為實，數消穀；緊者，病難治」，都是「脈數，胃中有熱而消穀引食」。沉而緊者，腹腔內的脈管一定有部分栓塞，以致腹腔內靜脈回流心臟不良，心臟輸送到跗陽脈才會數而沉緊。跗陽脈浮而數，而寸口脈浮而遲，是虛勞且消渴，多要以腎氣丸養護肝腎，或大黃蟅蟲丸緩中補虛。

小博士解說

《溫病條辨》「寒濕傷脾胃兩陽，寒熱，不飢，吞酸，形寒，或脘中痞悶，或酒客濕聚，苓薑朮桂湯主之。濕傷脾胃兩陽，既吐且利，寒熱身痛，或不寒熱，但腹中痛，名曰霍亂。寒多，不欲飲水者，理中湯主之。熱多，欲飲水者，五苓散主之。吐利汗出，發熱惡寒，四肢拘急，手足厥逆，四逆湯主之。吐利止而身痛不休者，宜桂枝湯小和之。霍亂兼轉筋者，五苓散加防己桂枝薏仁主之；寒甚脈緊者，再加附子。苓薑朮桂藥方(茯苓、生薑、炒白朮、桂枝)，乃苦辛溫法。霍亂一證，長夏最多，本於陽虛寒濕凝聚，傷人於頃刻之間。胃陽不傷不吐，脾陽不傷不瀉，邪正不爭不痛，營衛不乖不寒熱。以不飲水之故，知其為寒多，主以理中湯(原文係理中丸，然丸不及湯，蓋丸緩而湯速也；且恐丸藥不精，故直改從湯)溫中散寒。人參、甘草，胃之守藥；白朮、甘草，脾之守藥；乾薑能通能守，上下兩泄者，故脾胃兩守之；以守藥作通用，以通藥作守用。若熱欲飲水之證，飲不解渴，而吐泄不止，則主以五苓。邪熱須從小便去，五苓通前陰，所以守後陰也。此二湯皆有一舉兩得之妙。吐利則脾胃之陽虛，發熱者浮陽在外也；惡寒者實寒在中也；四肢拘急，手足厥冷，四逆湯。人參、甘草守中陽，乾薑、附子通中陽，人參、附子護外陽，乾薑、甘草護中陽，中外之陽復回，則群陰退避，而厥回矣。吐利止而身痛不休者，中陽復而表陽不和，以桂枝湯溫經絡而微和之。」

《溫病條辨》關於霍亂相關症狀

病證	症狀	說明
胃陽	不傷不吐	霍亂一證，長夏最多，本於陽虛寒濕凝聚，傷人於頃刻之間
脾陽	不傷不瀉	
邪正	不爭不痛	
營衛	不乖不寒熱	

《溫病條辨》治療寒濕傷脾胃兩陽之主要藥味

藥味	功效
人參、甘草	胃之守藥，守中陽
白朮、甘草	脾之守藥
乾薑、附子	通中陽
人參、附子	護外陽
乾薑、甘草	護中陽，中外之陽復回，則群陰退避，而厥回矣
乾薑	能通能守，上下兩泄者，故脾胃兩守之；以守藥作通用，以通藥作守用

《溫病條辨》主治寒濕傷脾胃兩陽藥方比較

藥方	主治
苓薑朮桂湯	寒濕傷脾胃兩陽，寒熱，不飢，吞酸，形寒，或脘中痞悶，或酒客濕聚。濕傷脾胃兩陽，既吐且利，寒熱身痛，或不寒熱，但腹中痛，名曰霍亂
理中湯	寒多，不欲飲水，以不飲水之故，知其為寒多，主以理中湯溫中散寒
五苓散	若熱欲飲水之證，飲不解渴，而吐泄不止，邪熱須從小便去，五苓通前陰，所以守後陰也
四逆湯	吐利汗出，發熱惡寒，四肢拘急，手足厥逆惡寒者實寒在中也；四肢拘急，手足厥冷
桂枝湯	吐利止而身痛不休者，宜桂枝湯小和之
五苓散加防己、桂枝、薏仁	霍亂兼轉筋
五苓散加防己、桂枝、薏仁，再加附子	寒甚脈緊
桂枝湯	吐利止而身痛不休者，中陽復而表陽不和，以桂枝湯溫經絡而微和之

+ 知識補充站

　　腎動脈在第二腰椎(腎俞、志室)高度處，由腹大動脈走向兩腎，腹大動脈在下腔靜脈左側，所以右腎動脈比左腎動脈長。相對的，下腔靜脈在腹大動脈右側，所以左腎靜脈比右腎靜脈長。

　　左腎靜脈壓迫症候群(胡桃鉗症候群)，因其左腎靜脈受到上腸系膜動脈與腹主動脈的壓迫造成，這兩條動脈就像鉗子的兩腳，將如核桃的左腎夾住擠壓，患者會有血尿(會造成貧血)與左腹區域腹痛；因性腺靜脈流經左腎靜脈，連帶受影響，而出現睪丸痛與婦女左下腹痛的症狀；因內臟靜脈受到擠壓，也會噁心與嘔吐。再者，會有靜脈曲張發生，尤以下肢為多。

14-4 論證小便不利及治療

209.小便不利者，有水氣，其人若渴，栝蔞瞿麥丸主之。

210.小便不利，蒲灰散主之；滑石白魚散、茯苓戎鹽湯並主之。

211.脈浮發熱，渴欲飲水，小便不利者，豬苓湯主之。

　　滑石白魚散有補充蛋白質的效果，少少與飲之而癒。滑石，性寒味甘淡，入肺、胃、膽經脈；五苓散不用滑石，滑石白魚散、豬苓湯與八正散皆用滑石，內服，布包煎湯3～4錢，或少量入丸散；陰虛火熾水涸(小便不利而口渴)，脾胃俱虛、泄瀉皆禁服，孕婦也不宜。滑石甘草六一散治暑熱身倦、口渴泄瀉、小便黃少；蒲灰是蒲黃炮灰，蒲黃與五靈脂為失笑散，治心腹疼痛、產後瘀痛；蒲黃性平味甘，甘緩不峻，入肝經脈、心包經脈，能止血化瘀通淋。

　　文蛤散(止渴)、牡蠣散(止瀉)，日常飲食海鮮類湯品，即可以補充優質充足的礦物質、蛋白質與脂肪，白天大汗淋漓，晚餐不但要補充水分，也要補充營養，海帶湯、昆布湯、海藻湯加蛋或加排骨，因應體況需要，從飲食中補充良好營養與充足水分，防範白天熱暑之傷害。

　　白虎加人參湯與豬苓湯都治渴欲飲水，白虎加人參湯以口乾舌燥為主，豬苓湯以小便不順暢為主。白虎加人參湯的石膏與豬苓湯的滑石各有專長，大暑下工作而口乾舌燥者，豆腐湯、豆干炒豆豉等，豆腐類食材含石膏成分，也有止渴功能。滑石甘草六一散治暑熱身倦、口渴泄瀉，補充體內礦物質與平衡電解質，有調節體溫中樞效果，是預防中暑妙方。

　　茯苓戎鹽湯(茯苓半斤、白朮二兩、戎鹽彈丸大一枚)，依現代人生活型態而言，苓桂朮甘湯、甘薑苓朮湯、五苓散，在三餐前服2～5錢，餐飲料理多少有加鹽，因此，藥方搭配食飲更具實用，滑石白魚散則於飯前服用豬苓湯以取代之。

　　腎臟病的特徵是眼瞼及顏面浮腫，以慢性腎臟病及急性腎衰竭為多；急性腎衰竭可能誘發肺水腫，慢性腎衰竭多見臉色薄黃，可能貧血或黃疸，其搔癢症常至抓破表皮，重者有尿毒性口臭(魚腥臭)的早期前兆。

小博士 解說

　　《內經・靈樞・本輸篇》井穴都在指、趾之末端，為十二經脈之所出，正是動靜脈吻合區(A-V)最具代表性的部位。滎穴在指骨、趾骨周邊，都以在第一指骨與趾骨為多，除了腎經脈的然谷穴在第一蹠骨與舟狀骨之間。大隱靜脈與小隱靜脈回流受阻時，滎穴的反應很敏感，足六經脈會與之呼應。臨床上，針灸照海穴、太溪穴、復溜穴、交信穴、築賓穴等穴區，有效促進腎臟功能。比較兩腳以上穴區，在較塌陷者，及體溫較低的一側施針，效果較彰顯；放血則以膀胱經脈穴區有靜脈曲張者為主要治療區，養護腎經脈與腎臟。

腎氣丸等治療小便不利之藥方比較

藥方	組成	煮服法	治療重點
腎氣丸	乾地黃八兩、山藥、山茱萸各四兩、澤瀉、牡丹皮、茯苓各三兩、桂枝、附子（炮）各一兩	八味末之，煉蜜和丸梧子大，酒下十五丸，加至二十五丸，日再服	男子消渴，小便反多，以飲一斗，小便一斗（虛勞腰痛，少腹拘急，小便不利）
五苓散	澤瀉一兩一分、豬苓三分（去皮）、茯苓三分、白朮三分、桂枝二分	五味為末，白飲服方寸匕，日三服，多飲暖水，汗出愈	脈浮，小便不利，微熱消渴者，宜利小便發汗
栝蔞瞿麥丸	栝蔞根二兩、茯苓三兩、薯蕷三兩、附子一枚（炮）、瞿麥一兩（栝苓薯附瞿）	末之，煉蜜丸梧子大，飲服三丸，日三服；不知。增至七八丸，以小便利，腹中溫為知	小便不利者，有水氣，其人若渴
茯苓戎鹽湯	茯苓半斤、白朮二兩、戎鹽彈丸大一枚（苓朮鹽）	上三味，以水五升，煮取三升，分溫三服	小便不利
蒲灰散	麻黃三兩、甘草二兩、炮附子一枚（麻甘附）	水七升，先煮麻黃，去上沫，內諸藥，煮取二升半，溫服八分，日三服	小便不利
豬苓湯	豬苓（去皮）、茯苓、阿膠、滑石、澤瀉各一兩（苓苓膠滑瀉）	水四升，先煮四味，取二升，去滓，內膠烊消，溫服七合，日三服	脈浮發熱，渴欲飲水，小便不利

✛ 知識補充站

第14章治消渴小便利淋病，方中多以「汗之」治病，第13章治痰飲咳嗽病，方中多以「利之」治病；第14章「諸有水者，腰以下腫，當利小便；腰以上腫，當發汗乃愈。」上腔靜脈循環不暢宜「汗之」，下腔靜脈循環不暢宜「利之」，本章方中多兼用「利之」、「下之」治病。

第14章中的「汗」方，將第12章、13章與本章劃分出來，也作其間的橋樑，並與第2章的「汗」之治病相互輝映，第14章防己茯苓湯(黃耆、桂枝、甘草)治「四肢腫，四肢聶聶動」，第2章防己黃耆湯(白朮、甘草、生薑、大棗)治「身重，汗出惡風」。

第15章
水氣病脈

　　《金匱要略》侯黑氏散治中風歷節病，與《醫方集解》攻裏之劑有倒倉法，兩者都有「淨齋」之忌，前者「禁魚肉大蒜，常食冷食，六十日止，即藥積在腹中不下也，熱食即下矣，冷食自能助藥力」，後者「擇一靜室明快不通風者，令病人先一夜不食，坐其中，每飲一鍾，少時又飲，積數十種，病在上者必吐，病在下者必利，病在中者吐而且利，視所出物可盡，病根乃止。連進之，急則逆上而吐多，緩則順下而利多，視病之上下而為緩急。吐利後必渴，不得與湯，其小便必長，取以飲之，名輪迴酒，非惟止渴，兼滌餘垢。行後倦臥覺飢，先與米飲，次與稀粥，三日後方與厚粥軟飯菜羹，調養半月一月，精神煥發，沉痾悉痊矣。」進階式療法，如何用於不同人身上，散齋七日，定齋三日，孔子《論語》全書一萬五千多字，一言以概之，就是「齋」。

15-1 風水、皮水、正水、石水、黃汗

212.師曰：「病有風水、有皮水、有正水、有石水、有黃汗。風水其脈自浮，外證骨節疼痛，惡風；皮水其脈亦浮，外證胕腫，按之沒指，不惡風，其腹如鼓，不渴，當發其汗；正水其脈沉遲，外證自喘；石水其脈自沉，外證腹滿不喘；黃汗其脈沉遲，身發熱，胸滿，四肢頭面腫，久不愈，必致癰膿。」

213.脈浮而洪，浮則為風，洪則為氣。風氣相搏，風強則為隱疹，身體為癢，癢為泄風，久為痂癩；氣強則為水，難以俯仰；風氣相擊，身體紅腫，汗出乃愈；惡風則虛，此為風水；不惡風者，小便通利，上焦有寒，其口多涎，此為黃汗。

214.寸口脈沉滑者，中有水氣，面目腫大有熱，名曰風水。視人之目窠上微腫，如蠶新臥起狀，其頸脈動，時時咳，按其手足上，陷而不起者，風水。

215.太陽病，脈浮而緊，法當骨節疼痛，反不痛，身體反重而痠，其人不渴，汗出即愈，此為風水。惡寒者，此為極虛發汗得之。

　　臨床診治，「胕腫按之沒指」大有價值，初期胕腫，陰側較腫多肝臟或腎臟功能問題，分布其間的大隱靜脈與淺鼠蹊淋巴節屬於足陰經脈，日久不但妨礙循環，多易致內分泌失調，尤見於過勞者，陽側較腫多為新陳代謝問題，小隱靜脈與深鼠蹊淋巴節屬於足陽經脈關係，多發生於生活習慣不良者。

　　「其腹如鼓」多是肝門脈或下腔靜脈回流不良，初期是消化性腹脹，嚴重的病化就是脾腫大或肝硬化，只要是腹部出現靜脈曲張，甚或從肚臍出現蜘蛛網狀者，肝硬化情況多已很嚴重。

　　「身體紅腫，惡風則虛為風水，汗出乃愈」，是皮表循環不良，透過肢體大量活動而汗出，即可改善。「身體紅腫不惡風者，小便通利，上焦有寒，其口多涎為黃汗」，是消化道功能不良，改善飲食習慣、調理胃腸，才可治癒。

　　「脈浮而洪，浮則為風、為隱疹癢，久為痂癩；洪則為氣、為水，難以俯仰。風氣相擊，身體紅腫，汗出乃愈」，惡風則虛為風水，防己黃耆湯或越婢湯主之；不惡風為黃汗，宜耆芍桂酒湯或桂枝加黃耆湯。「風強則為隱疹癢」，皮膚的微血管與靜脈，如果回流心臟不良，都將反應在肺經脈上；「氣強則為水而難以俯仰」，橫膈膜與其相關的腰方肌和腰大肌血液運轉不良，與肝經脈關係密切。

　　寸口脈沉滑與脈浮而緊都是風水，脈沉滑者面目腫大，脈浮而緊者體重而痠。面目腫大脈沉，小便利則愈。體重而痠脈浮，汗出即愈。「面目腫大」是顏面靜脈回流頸靜脈不良，胃經脈問題大，初期注意飲食多可以改善。「目窠上微腫」是眼靜脈回流頸靜脈不良，肝胃經脈問題大，多三酸甘油脂過高，嚴重則可能是糖尿病、高血壓或肝硬化等。不惡寒者，小便利或汗出即可改善。惡寒者，宜養護之。

水氣病脈象與其症候群

脈象	臨床症狀	症候群
風水脈浮	骨節疼痛而惡風	肢節症候群
皮水脈浮	胕腫按之沒指，不惡風； 其腹如鼓不渴，當發其汗	皮表症候群
正水脈沉遲	喘	胸腔臟器症候群
石水脈沉	腹滿不喘	腹腔臟器症候群
黃汗脈沉遲	身熱胸滿，四肢頭面腫， 久不愈，必致癰膿	新陳代謝症候群

皮膚的構造

造成淋巴浮腫

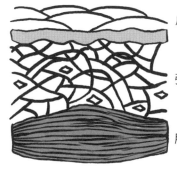

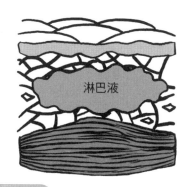

皮膚

彈性纖維

淋巴液

肌肉

淋巴回流不暢積滯於皮下造成浮腫

＋ 知識補充站

「風水脈浮，皮水脈浮，正水脈沉遲，石水脈沉，黃汗脈沉遲」，水氣病從浮到沉，是從表到裏的病理變化，即是從黏膜組織病化到裏面器官。機能性問題，也是從淺部漸漸深入，風水是風生水長，只要調整生活習慣，例如居住環境衛生與飲食營養，風水與皮水必癒。病至黃汗時，幾乎都是經過了皮水，或正水，或石水階段，很少沒有任何徵兆即出現黃汗。新陳代謝症候群一定要掌握其來龍去脈，如糖尿病患者的腔室症候群，其症狀也是逐一發生的。風水的肢節症候群可能導致風濕性關節炎，皮水的皮表症候群可能導致自體免疫疾病，正水胸腔臟器症候群可能與慢性阻塞性肺病相關，石水的腹腔臟器症候群可能與腹腔內的腫瘤有關。黃汗的新陳代謝症候群，久不癒必致器官性衰竭。

15-2 論證風水、皮水、黃汗

216.太陽病，脈浮而緊，法當骨節疼痛，反不痛，身體反重而痠，其人不渴，汗出即愈，此為風水。

217.惡寒者，此為極虛，發汗得之。

218.渴而不惡寒者，此為皮水。

219.身腫而冷，狀如周痺，胸中窒，不能食，反聚痛，暮躁不得眠，此為黃汗。痛在骨節。

220.咳而喘，不渴者，此為脾脹，其狀如腫，發汗即愈。

221.然諸病此者，渴而下利，小便數者，皆不可發汗。

「渴而不惡寒，為皮水；身腫而冷，胸中窒，不能食，反聚痛，暮躁不得眠為黃汗」，只有渴而不惡寒，是輕度消化道症候造成了皮膚腫脹。不能食又骨節痛，胸悶又暮躁不得眠，是內分泌失調或新陳代謝症候群。

暮躁不得眠是黃昏症候群，多內分泌失調兼新陳代謝失調。

「咳而喘，不渴，為脾脹，狀如腫，發汗即愈。渴而下利，小便數，不可發汗」，不渴而腫需要發汗，因消化道內不需要水分，所以不渴，加上咳而喘，是呼吸管道問題，發汗即可痊癒。口渴又下利且小便數，是消化道內缺乏水分，問題只在消化道，就不能發汗治病。不渴，多呼吸道問題，可發汗；渴，多消化道問題，不可發汗。

《溫病條辨》「仲景謂腰以上腫當發汗，腰以下腫當利小便，指濕家風水、皮水之腫，無水虛腫，當發其汗，蓋指陽氣閉結而陰不虛者。若溫熱大傷陰氣之後，由陰精損及陽氣，癒後陽氣暴復，陰尚虧歉之至，豈可發汗利小便哉！血乃氣之依歸，氣先血而生，無所依歸，故暫浮腫，但靜養節飲食自愈」，總而言之，「靜養節飲食」是治病至則。

小博士解說
　　皮膚的血流量可以調節體內失去的熱量，皮膚的溫度就是失熱、保熱程度的主要決定者。皮膚血流供應可改變深部組織到皮膚的熱，當表皮血管擴張時，溫暖的血流向皮膚，血管極度收縮時，熱則保留在體內，皮下微血管及靜脈叢都是很重要的血液貯藏庫。熱的影響非常大，皮膚每分鐘1ml/100g可因熱刺激改變到150ml/100g，受這些變化影響最大的是動靜脈吻合區（A-V shunt），手指及腳趾最明顯；腳底、腳背、手掌及耳朵布有很多小動脈與小靜脈，之間吻合連接處分布很多神經。微血管壓多變，指甲床小動脈32mmHg，小靜脈15mmHg，微血管很短，血流速度很慢（約0.07cm/s），由於微血管總面積很大，自動脈端至靜脈端穿過平均大小的微血管約1~2秒。組織休息中，大部分微血管緊縮，大部分血流自微血管直接到小靜脈，組織活躍中，終末小動脈及微血管前括約肌擴張，使所有微血管流通，運動活動量越大，生理組織就越活躍。

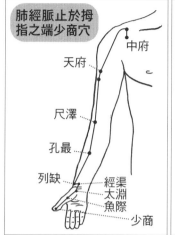

肺經脈止於拇指之端少商穴

中府
天府
尺澤
孔最
列缺
經渠
太淵
魚際
少商

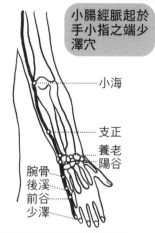

小腸經脈起於手小指之端少澤穴

小海
支正
養老
陽谷
腕骨
後溪
前谷
少澤

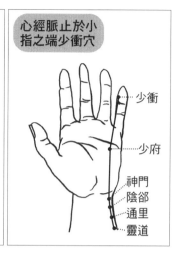

心經脈止於小指之端少衝穴

少衝
少府
神門
陰郄
通里
靈道

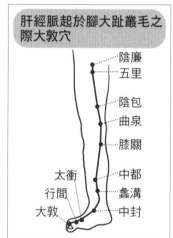

肝經脈起於腳大趾叢毛之際大敦穴

陰廉
五里
陰包
曲泉
膝關
太衝
中都
行間
蠡溝
大敦
中封

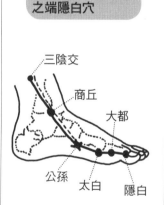

脾經脈起於腳大趾之端隱白穴

三陰交
商丘
大都
公孫
太白
隱白

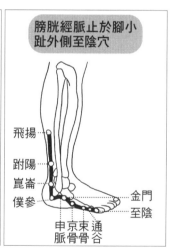

膀胱經脈止於腳小趾外側至陰穴

飛揚
跗陽
崑崙
僕參
金門
至陰
申脈
京骨
束骨
通谷

✛ 知識補充站

　　正常穿過微血管液體多於進入的量，多出的液體自淋巴系回流血液，使間質液壓不致太高，並促進組織液的周轉，正常淋巴流約2~4升。淋巴回流多靠骨骼肌運動、呼氣時胸內負壓高速、靜脈回流的虹吸作用及大淋巴管壁節律性的收縮，固有瓣膜防止倒流，骨骼肌收縮可以有效率的將淋巴液壓回心臟。早上手腫者多，因為睡覺時，上半身的體液貯留積壓造成，晚上腳腫者也不少，因為一天活動，下半身回流較乏力，尤其是長時間坐或站的人特別明顯，大拇趾與大拇指的肌肉活動能力，大於其他指趾，腳大拇趾有肝、脾經脈，小趾有腎、膀胱經脈，手大拇指有肺經脈，小指有心、小腸經脈；依據中醫經脈學所論，經脈聯絡臟腑與肢節，末梢的血液及淋巴液的循環狀況，即表現經脈與臟腑的生理現象。

15-3 裏水者，一身面目黃腫

222.裏水者，一身面目黃腫，其脈沉，小便不利，故令病水。假如小便自利，此亡津液，故令渴也。越婢加朮湯主之。

　　淺層黏膜組織病化到深層部分，「風水惡風，脈浮不渴，續自汗出，越婢湯」，就是淺層黏膜組織的病症，「裏水其脈沉，越婢加朮湯」是深層黏膜組織的病症。「水之為病，其脈沉小，宜麻黃附子湯；浮者為風，無水虛脹發汗即已」、「病人脈浮者在前，其病在表，浮者在後，其病在裏，腰痛背強不能行，必短氣而極也」，此浮脈是觸摸到脈就有脈動的感覺，前指寸，後指尺。「水氣病的脈相，從浮到沉」，就是從表病到裏病的脈象。

　　浮腫，下肢浮腫多在穿鞋子不合腳，或下肢步行沉重困難時發覺；上肢浮腫多在戴手錶、戒指或握拿東西不靈活時發覺；臉部浮腫與眼瞼沉重，自己感覺得到之外，也常會被周圍的人指出。風水、正水、石水、皮水、黃汗之證，在現代醫學就是心臟病、腎臟病、肝障礙、低蛋白血症、甲狀腺機能低下症、下肢靜脈功能不良、淋巴管回流不良等引起。

　　心臟病的浮腫多是對稱性，初階段自覺在午後下肢出現浮腫，夜間可改善，此多為右心室或左、右兩心室功能皆不良；持續下去，會瀰漫及大腿、外生殖器，甚至全身。通常顏面及上肢貯留較少，多於軀體及下肢：

本章231.「心水，身重少氣，不得臥，煩而躁，陰腫。」

235.「腎水，腹大，臍腫腰痛，不得溺，陰下濕汗，足逆冷，面反瘦」，開始時宜汗之。

222.「裏水，越婢加朮湯主之；甘草麻黃湯亦主之。」

248.「黃汗，兩脛自冷；若發熱屬歷節。食已汗出暮盜汗出勞氣。汗出已反發熱，久身必甲錯；發熱不止，必生惡瘡。」

247.「身重，汗出已輒輕，久必身瞤胸中痛，腰以上汗出，下無汗，腰髖弛痛，如有物在皮中狀，劇者不能食，身疼重，煩躁，小便不利，此為黃汗，桂枝加黃耆湯主之。」

第6章78.「五勞虛極羸瘦，腹滿不能飲食，食傷、憂傷、飲傷、房室傷、飢傷、勞傷、經絡營衛氣傷，內有乾血，肌膚甲錯，兩目黯黑，緩中補虛，大黃蟅蟲丸主之。」

第18章326.「腸癰，其身甲錯，腹皮急，按之濡，如腫狀，腹無積聚，身無熱，脈數，為腸內有癰膿，薏苡附子敗醬散主之。」

　　後三方皆治「肌膚甲錯」、溢飲，或是體內症狀十分嚴重，特別是多部位靜脈血管與淋巴管病變所造成者，午後下肢浮腫常是前兆。

越婢加朮湯之煮服法及治療

藥方	組成	煮服法	治療重點
越婢加朮湯	麻黃六兩、石膏半斤、生薑二兩、甘草二兩、白朮四兩、大棗十五枚（麻膏薑甘朮棗）	水六升，先煮麻黃去沫，內諸藥，煮取三升，分溫三服。惡風加附子一枚，炮	《千金方》：治肉極，熱則身體津脫，腠理開，汗大泄，厲風氣，下焦腳弱

《金匱要略》常見水為病，貯留軀體及下肢之辨證示例

條文	水為病	症狀
222.	裏水	一身面目黃腫，其脈沉，小便不利
231.	心水	其身重，而少氣不得臥，煩而躁，其人陰腫
235.	腎水	其腹大，臍腫腰痛，不得溺，陰下濕如牛鼻上汗，其足逆冷，面反瘦
247.	黃汗	身體腫（重），發熱，汗出而渴，狀如風水，汗沾衣，色正黃如柏汁，脈自沉
248.	黃汗	兩脛自冷；假令發熱，此屬歷節。食已汗出，又身常暮臥盜汗出者，此勞氣也

✛ 知識補充站

　　越婢加朮湯與桂枝麻黃各半湯是「陽證」用方，越婢加朮湯對增強免疫力方面貢獻很大，人因過勞或老化，越婢加朮湯益於紓解過勞或及減緩老化，比桂枝麻黃各半湯更適合長期服用。桂枝麻黃各半湯如不對證，隨即會有心悸反應；前列腺肥大的患者服用桂枝麻黃各半湯可能尿閉，有心臟及高血壓患者，慎用桂枝麻黃各半湯為宜。

　　越婢加朮湯對發育中的孩童，有增強免疫力效果，對眼紅、身癢的孩童，亦能調整其過敏性體質。臨床上調整孩童的體質，桂枝麻黃各半湯對冷熱失調、輕度皮膚搔癢有效；越婢加朮湯則對身體悶熱、煩躁不安者有舒壓鎮靜效果。

15-4 趺陽脈當伏，反緊反數之證

223.趺陽脈當伏，今反緊，本自有寒，疝瘕，腹中痛，醫反下之，下之即胸滿短氣。
224.趺陽脈當伏，今反數，本自有熱，消穀，小便數，今反不利，此欲作水。

「趺陽脈當伏，今反緊」，伏脈有脈動埋伏在裏的感覺，觸摸到的脈象是蓄勢待發，不是潛伏在不動聲色之中。因為趺陽脈是脛骨前動脈下行，行進路線因為腳的舟狀骨形狀不同而大異，活動量大者，如猛虎下山勢如破竹，活動量小的人，如羊腸小道、蜿蜒勢萎。同樣是伏脈，因體質與體況不同而脈象大異；今反緊，是脈沒有埋伏在裏而有緊縮的感覺，是寒氣在內，需要溫之緩之；若下之攻之，「疝瘕，腹中痛」將變本加厲，消化道運作更加困難，下食道括約肌與橫膈膜也隨之陷入困境，呼吸不舒服而胸滿短氣。

「趺陽脈當伏，今反數」，伏脈有脈動伏流、脈速緩和的感覺，觸摸到的脈象是伏緩不躁數；趺陽脈不伏緩而躁數者，病當「有熱，消穀，小便數」，今反不利，是腹腔脈管循環不良，「此欲作水」，仲景言脈，一定要雙向思考。「趺陽脈當伏」，用「伏」不足以完整解釋，伏脈在形狀上，要有脈動埋伏在裏的感覺，在速度上，要有脈動伏流、脈速緩和的感覺。

第14章〈消渴篇〉中「趺陽脈浮而數」，浮即為氣，數即消穀而大堅(緊)，氣盛則溲數，溲數即堅，堅數相搏，即為消渴。與「趺陽脈數」，即胃中有熱，消穀引食，大便必堅，小便即數，都是新陳代謝症候群；「趺陽脈數」是初期病證，「趺陽脈浮而數」者多已瀕臨糖尿病，注意飲食可解除警報，但吃喝稍放縱，就有糖尿危機。「趺陽脈當伏，今反數」則病情又更加重，已非吃西藥不可，必要小心維護肝、腎功能。

小博士解說

「趺陽脈微弦(弦者，狀如弓弦，按之不移)，法當腹滿，不滿者必便難」、「趺陽脈當伏，今反緊(如轉索無常)，本自有寒，疝瘕，腹中痛」，趺陽脈弦者腹滿或便難，緊者腹中痛。脈弦者，狀如弓弦，按之不移也。脈緊者，如轉索無常也，臨床上，很難細微辨別兩者差異，總之，它們都缺少了伏隱的和氣感。寸口脈虛弱與大脈都是勞損之脈象，也都缺少了伏隱的和氣感，三部脈之「一」也，亦即九候之脈都有伏隱的和氣感。

《溫病條辨》「汗為心液，心陽受傷，必有神明內亂、譫語癲狂、內閉外脫之變。誤汗雖曰傷陽，汗乃五液之一，未始不傷陰也。」《傷寒論》曰：「尺脈微者為裏虛，禁汗，其義可見」，尺脈與趺陽脈診元氣(先天之氣，內分泌系統)與中氣(後天之氣，消化系統)。

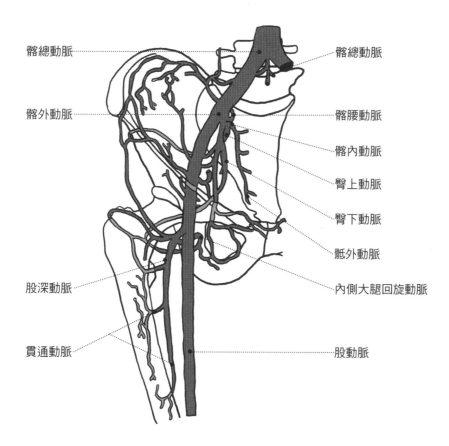

髂總動脈與股動脈流布圖

髂總動脈

髂總動脈

髂外動脈

髂腰動脈

髂內動脈

臀上動脈

臀下動脈

骶外動脈

股深動脈

內側大腿迴旋動脈

貫通動脈

股動脈

✛ 知識補充站

　　髂總動脈下行注入股動脈(循陰股內廉，入膕中)，再下行注入脛動脈與腓動脈(伏行脛骨內)，持續往下至內踝之後屬而別。其下者，併於少陰之經，滲三陰(脛骨後動脈，共同養益肝、脾、腎經脈，以三陰交、太白、太溪三穴為代表)；其前者，伏行出跗屬，下循跗，入大指間，滲諸絡，而溫肌肉 (腳背動脈共同養益肝、胃、膽經脈，以衝陽、太衝二穴為代表)。若別絡結則跗上不動，不動則厥，厥則寒矣(造成腳背靜脈回流心臟不良)。

15-5 寸口脈浮而遲，弦而緊之辨

225.寸口脈浮而遲，浮脈則熱，遲脈則潛，熱潛相搏，名曰沉。趺陽脈浮而數，浮脈即熱，數脈即止，熱止相搏，名曰伏。沉伏相搏，名曰水。沉則脈絡虛，伏則小便難，虛難相搏，水走皮膚，即為水矣。

226.寸口脈弦而緊，弦則衛氣不行，即惡寒，水不沾流，走於腸間。

「寸口脈浮而遲，浮脈則熱，遲脈則潛，熱潛相搏，名曰沉」，脈從「浮」到「沉」，是浮的脈出現沉藏的病；進而診趺陽脈，「趺陽脈浮而數，浮脈即熱，數脈即止，熱止相搏，名曰伏」，脈從「浮」到「伏」，是浮的脈出現伏隱的病，沉藏的病與伏隱的病交集是「沉伏相搏，名曰水」，就是「沉則脈絡虛，伏則小便難，虛難相搏，水走皮膚，即為水矣」，寸口脈沉則脈絡虛，趺陽脈伏則小便難，是兩脈前後呼應，才會「虛難相搏，水走皮膚，即為水矣」。

第14章201.「寸口脈浮而遲，浮即為虛，遲即為勞；虛則衛氣不足，勞則營氣竭。」、202.「趺陽脈浮而數，浮即為氣，數即消穀而大堅(緊)，氣盛則溲數，溲數即堅，堅數相搏，即為消渴。」浮脈則熱與浮即為虛，遲脈則潛與遲即為勞，字義不同，病理上大同小異，總是虛勞的脈象，反應出來的症狀不同，診脈在確定病名之前，主要還是要辨證虛實，進而再推敲表裏與寒熱，達到精確診治效果。因此，「寸口脈浮而遲，水走於皮膚」是表證，以汗為主，要多活動與運動；「寸口脈弦而緊，水走於腸間」是裏證，以尿屎為主，要吃喝得宜。是以，寸口脈不足時，要配合趺陽脈，才能達到預期的診治效果。如「寸口脈沉而遲，沉則為水，遲則為寒，寒水相搏。趺陽脈伏，水穀不化，脾氣衰則鶩溏，胃氣衰則身腫」。

寸口脈(橈動脈)的左寸是診察心臟，左關診察肝臟，左寸與左關受左側橈動脈的影響；左側的橈動脈來自左鎖骨下動脈，左鎖骨下動脈來自動脈弓的凸側，心臟從主動脈弓的凸側發出三大分支，右側為頭臂幹動脈、左側為左頸總動脈和左鎖骨下動脈。頭臂幹動脈在右胸鎖關節的後方，再分出右頸總動脈和右鎖骨下動脈，右鎖骨下動脈控制右側橈動脈；右側橈動脈負責的右寸是診察肺臟，右關診察脾胃，肺臟右側的肺葉比左側的強勢，右側的頭臂幹動脈與右頸總動脈，也因此和右鎖骨下動脈相關，心臟偏左側的形勢與左側的橈動脈相關。

小博士解說
　肝臟居右側，與心臟間的生理作業密切相關，並且反應在左關，脾胃的飲食與肺臟呼吸的關係相關，反應在右寸與右關，「寸口脈浮而遲，浮脈則熱，遲脈則潛」是右寸與右關為主，「寸口脈浮而遲，浮即為虛，遲即為勞」是左寸與左關為主。人過四十腎臟開始老化，過五十心臟也跟著老化，但肝臟與胃可以不受年齡影響，先決條件是要善養之，肝臟(左關)最重要的是有充分的休息，脾胃(右關)最重要的是營養不失衡。

診脈基本手法及脈象

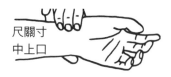

尺關寸
中上口

診脈基本手法

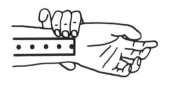

正常脈象
每分鐘脈搏 60 至 80 次，
脈動有充實感（緩和有力）

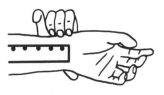

浮脈
輕觸即有脈動
病在皮表

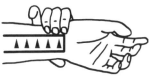

緊脈
脈動強而有力
急性病證

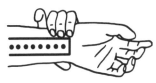

數脈
脈動快速
身體抵抗力升高

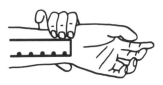

沉脈
用力壓診才有脈動
病在身體內部

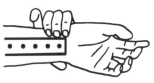

緩脈
脈動緩而弱
病情緩和

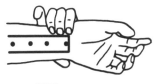

遲脈
脈動遲緩
身體抵抗力降低

15-6 少陰脈緊為痛，沉則為水

227.少陰脈緊而沉，緊則為痛，沉則為水，小便即難。

228.脈得諸沉，當責有水，身體腫重，水病脈出者，死。

229.夫水病人，目下有臥蠶，面目鮮澤，脈伏，其人消渴。病水腹大，小便不利，其脈沉絕者，有水可下之。

230.問曰：「病下利後，渴飲水，小便不利，腹滿因腫者，何也？答曰：此法當病水，若小便自利及汗出者，自當愈。」

　　「少陰脈緊而沉，為痛，為水，小便即難」，脛骨後動脈的少陰脈(太溪穴)緊而沉，是髂總動脈經過股動脈到脛骨後動脈的血液不流暢，脈管才會沉而不浮，甚至出現緊脈，因為腹腔內的臟器血液循環不良，體液不順利小便即難。「脈得諸沉，有水，身體腫重」是少陰脈或寸口脈或趺陽脈出現沉脈，就會小便難與身體腫重；反之，水病而脈浮出者，多重病，「水病脈出者，死」。相對於下利症狀的脈象，「下利脈反弦，發熱身汗者，自愈。下利後脈絕，手足厥冷，晬時脈還，手足溫者生，脈不還者死。」水病與下利，是體內的體液過多與過少，因此，「病水腹大，小便不利，其脈沉絕者，有水，可下之。」「下利脈遲而滑者、實也，利未欲止，急下之，宜大承氣湯。下利脈反滑者，當有所去，下乃愈，宜大承氣湯。」仲景的脈診最重要的是要辨證虛實。

　　「水病，脈伏，其人消渴」脈伏以趺陽脈為主，寸口脈為輔，伏脈是趺陽脈的常脈，此消渴脈伏是寸口脈，與「趺陽脈浮而數，浮即為氣，數即消穀而大便硬，氣盛則溲數，溲數即堅，堅數相搏，即為消渴」互為比較，不一樣的是「目下有臥蠶，面目鮮澤」與「大便硬，溲數」，同樣的症狀是多水氣，此消渴脈伏是浮而有力的伏隱之脈。「病下利後，渴飲水，小便不利，腹滿腫者，病水，若小便自利及汗出者，自當愈」，「病水脈得諸沉，可治或自愈。」能自愈的原因是「小便自利及汗出」，多喝點水小便則自利，多活動則汗出。

小博士解說

　　少陰脈診脈，從太溪穴下半寸，再往後半寸為大鐘穴，太溪穴下一寸為水泉穴，水泉穴緊貼著腳跟的上緣，此三穴構成少陰脈穴區；診脈通常以寸口為主，嚴重疾病加診少陰脈(太溪穴)是必要的，如「寸口脈浮而遲，浮即為虛，遲即為勞；虛則衛氣不足，勞則營氣竭」和「趺陽脈浮而數，浮即為氣，數即消穀而大便硬，氣盛則溲數，溲數即堅，堅數相搏，即為消渴」，虛勞與消渴的患者，病狀嚴重時，診少陰脈，和寸口脈、趺陽脈比較之，更能提升療效。

　　趺陽脈與少陰脈最常見的是「趺陽脈緊而浮，腹滿而絞痛；腸鳴而轉，膈氣乃下。少陰脈不出，其陰腫大而虛」，趺陽脈緊而浮多見於飲食不當，特別是暴飲暴食者。少陰脈不出多見於過勞的人，以及長期臥床者。

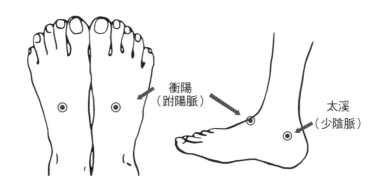

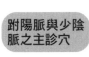

跗陽脈與少陰脈之主診穴

衝陽（跗陽脈）

太溪（少陰脈）

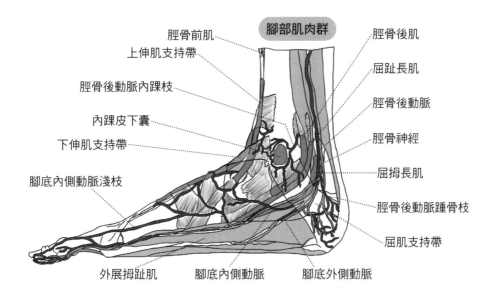

腳部肌肉群

脛骨前肌
上伸肌支持帶
脛骨後動脈內踝枝
內踝皮下囊
下伸肌支持帶
腳底內側動脈淺枝

脛骨後肌
屈趾長肌
脛骨後動脈
脛骨神經
屈拇長肌
脛骨後動脈踵骨枝
屈肌支持帶

外展拇趾肌　　腳底內側動脈　　腳底外側動脈

✛ 知識補充站

　　人病了或老了，兩腳的活動量會比兩手少很多，因此，老人與大病者，除診寸口脈之外，診察跗陽脈(衝陽穴)與少陰脈(太溪穴)是非常必要的。腳底的肌肉群也與之息息相關。少陰脈(太溪穴)是脛骨後動脈的反應穴區，感應生命力，血液由脛骨後靜脈與大隱靜脈回流心臟，少陰脈(太溪穴)的靜脈突顯甚至曲張，是生活某部分出了問題，常併見新陳代謝症候群與內分泌疾病，靜脈曲張越嚴重者，病情惡化機會越大。診察靜脈曲張，除了四個穴構成的少陰脈穴區，最重要的是太溪穴上二寸的復溜穴與交信穴區，甚至還擴及築賓穴區，診察少陰脈穴區的靜脈曲張，比診察脛骨後動脈的少陰脈更方便而重要。

15-7 論證心肝肺脾腎五臟水

231.心水者，其身重，而少氣不得臥，煩而躁，其人陰腫。

232.肝水者，其腹大，不能自轉側，脅下腹痛，時時津液微生，小便續通。

233.肺水者，其身腫，小便難，時時鴨溏。

234.脾水者，其腹大，四肢苦重，津液不生，但苦少氣，小便難。

235.腎水者，其腹大，臍腫腰痛，不得溺，陰下濕如牛鼻上汗，其足逆冷，面反瘦。

236.師曰：「諸有水者，腰以下腫，當利小便；腰以上腫，當發汗乃愈。」

　　心臟病的浮腫多是對稱性浮腫，通常午後開始會有自覺的下肢浮腫，夜間多見改善，以兩心室或右心室功能不良為多，持續下去，就會瀰漫及大腿、外生殖器，甚至全身。通常顏面及上肢貯留較少「諸有水者，腰以下腫，當利小便；腰以上腫，當發汗乃愈。」

　　五臟之水，「陰腫與陰下濕如牛鼻上汗」(少陰脈不出，其陰腫大而虛)、「腰以上必汗出，下無汗，腰髖弛痛」，這些症狀是臨床上問診重點，「腰以下腫，當利小便；腰以上腫，當發汗乃愈」，這種以腰際上下二分，施予利小便與發汗之不同治法，是仲景診治竅門之一。橫膈膜與腰腹肌肉群，以及盆膈膜肌肉群與腹部下腔靜脈都是診治上重要的一環。

　　睪丸靜脈主要分為二支，起自蔓狀靜脈叢，穿過腹股溝管深環，進入後腹壁腹膜後方，與同名動脈伴行，經腰大肌與腰方肌和輸尿管的腹側上行，逐漸成為一支；腰大肌與腰方肌是橫膈膜腱中心最重要的肌肉群，腰髖的活動肌肉群以髂肌、腰大肌與腰方肌為主，髂肌和腰大肌合之為髂腰肌，下半身的活動即要髂腰肌來帶動，「腰以下無汗，腰髖弛痛」就是腰髖部的下腔靜脈回流不良。

　　右睪丸靜脈斜行直接匯入下腔靜脈，左睪丸靜脈幾乎垂直上升匯入左腎靜脈。兩側的靜脈自盆側壁上行，越過髂外血管後匯入髂總靜脈，進入下腔靜脈。左側睪丸靜脈的血流經左腎靜脈注入下腔靜脈，流程較長；左側睪丸靜脈垂直上升，以直角匯入左腎靜脈，迴流阻力較大；上行過程中有乙狀結腸跨過，易受乙狀結腸壓迫；左腎靜脈在腸系膜上動脈根部與腹主動脈所形成的夾角中匯入下腔靜脈，左腎靜脈迴流下腔靜脈受阻，亦可累及左睪丸靜脈，因此，男性左側精索靜脈曲張較常發生，長期過勞的男性，左側的陰腫與陰下濕如牛鼻上汗機會相對較大。胃、十二指腸、空腸、迴腸的循環與吸收，和胃腸道的黏膜血流量關係著代謝作用，進食後肝門靜脈與小腸(十二指腸、空腸、迴腸)的黏膜血流量，會與腹腔內的下腔靜脈互動。

五臟水及其症狀

五臟水	症狀
心水	身重而少氣，不得臥，煩而躁，其人陰腫
肝水	腹大，不能自轉側，脅下腹痛，時時津液微生，小便續通
肺水	身腫，小便難，時時鴨溏
脾水	腹大，四肢苦重，津液不生，但苦少氣，小便難
腎水	腹大，臍腫腰痛，不得溺，陰下濕如牛鼻上汗，其足逆冷，面反瘦

✚ 知識補充站

依據第13章關於水在五臟之病，水在腎是腎臟有「多餘的水分」，肇因於腎臟的絲球體與腎小管循環不良，可引發心下悸甚至心悸；而本章所論五臟水，腎水乃是下腔靜脈與腎靜脈回流不良所造成。

本章243.「皮水為病，四肢腫，水氣在皮膚中，四肢聶聶動者，防己茯苓湯主之。」以茯苓為君藥，淡滲過剩的體液。248.「黃汗之病，兩脛自冷；假令發熱，此屬歷節。食已汗出，又身常暮盜汗出者，此勞氣也。若汗出已反發熱者，久久其身必甲錯；發熱不止者，必生惡瘡。」、249.「若身重，汗出已輒輕者，久久必身瞤，瞤即胸中痛，又從腰以上必汗出，下無汗，腰髖弛痛，如有物在皮中狀，劇者不能食，身疼重，煩躁，小便不利，此為黃汗，桂枝加黃耆湯主之。」服桂枝湯之後，都需要飲熱稀粥，桂枝加黃耆湯是服藥一升，須臾飲熱稀粥一升、二升，強化胃、十二指腸、空腸、迴腸的循環與吸收，胃腸道的黏膜血流量與代謝作用活性相關，一般進食後肝門靜脈與小腸(十二指腸、空腸、迴腸)的血流量會增加到兩倍以上，容易流汗的人會更加迅速，不易流汗的人會稍微緩慢些，這種增加現象可持續三小時。

15-8 寸口脈沉為水，遲為寒，寒水相搏

237.師曰：「寸口脈沉而遲，沉則為水，遲則為寒，寒水相搏。趺陽脈伏，水穀不化，脾氣衰則鶩溏，胃氣衰則身腫。少陽脈卑，少陰脈細，男子則小便不利，婦人則經水不通；經為血，血不利則為水，名曰血分。」

仲景提及「寸口脈、趺陽脈、少陽脈、少陰脈」三部九候四個脈位，心臟脈動的基本演繹是「主動脈瓣閉鎖不全會出現大脈與速脈，主動脈瓣狹窄會出現小脈與遲脈」；其次，脈動來源是「寸口脈與少陽脈來自上升主動脈，趺陽脈與少陰脈來自下降主動脈」。

「寸口脈沉而遲，沉則為水，遲則為寒，寒水相搏。趺陽脈伏，水穀不化，脾氣衰則鶩溏，胃氣衰則身腫」，浮沉與伏顯是脈的深淺，浮脈與顯脈是淺脈，沉脈與伏脈是深脈。脈的浮沉與伏顯，反應心臟收縮與舒張的力量；脈的遲數，反應心臟節律器的功能狀況，遲數是脈的速度，遲脈而無力是虛弱，多見於虛勞，遲脈而有力是緩脈，長期運動量大的人多見此脈象。長期運動量大而心臟肥大者，會出現有力的緩脈；心臟病而心臟肥大者，初期會出現遲脈而無力。

脈診時，寸口脈的橈動脈血液來自上升主動脈，一般認為遲脈是寒象，數脈是熱象。237.「寸口脈沉而遲，沉則為水，遲則為寒，寒水相搏」與225.「寸口脈浮而遲，浮脈則熱，遲脈則潛，熱潛相搏，名曰沉」，所表現出「遲則為寒與浮脈則熱」，浮沉遲數是表現在脈動力量上，如果是有力要注意實證與熱象，無力要注意虛證與寒象。

趺陽脈數或緊而不伏，是腹中痛或胸滿短氣，與消穀，小便數，今反不利，此欲作水之症狀，可見即便是正常的趺陽脈伏，只要飲食控制不當，水穀不化，消化性症狀即會出現，表現在脾氣衰則鶩溏，最常見的是腸躁症；如果只礙到胃腸黏膜，胃氣衰則身腫，例如吃喝無度者，睡前稍覺腫脹，醒來時更加腫脹。同樣的，「趺陽脈微弦(弦者，狀如弓弦，按之不移)，法當腹滿，不滿者必便難。」

「寸口脈沉而遲」、「趺陽脈伏」、「少陽脈卑」、「少陰脈細」一條經文有四項脈位，都是弱勢的脈動，它們分別牽連著肺經脈與橈動脈的寸口脈、胃經脈與脛骨前動脈的趺陽脈、胃經脈與顏面動脈的少陽脈、腎經脈與脛骨後動脈的少陰脈。橈動脈與顏面動脈來自上升主動脈，「腰以上腫，當發汗乃愈」，脛骨前動脈與脛骨後動脈來自下降主動脈，「腰以下腫，當利小便」，彼此可互為臨床上比診之參照。

《傷寒論》趺陽脈診治示例

趺陽脈脈象	病因及症狀	治療藥方或穴道
541. 浮而數	浮則傷胃，數則動脾。此非本病，醫特下之所為。數脈動脾，其數先微，故知脾氣不治，大便鞕，氣噫而除，今脈反浮，其數改微，邪氣獨留，心中則飢，邪熱不殺穀，潮熱發渴。數脈當遲緩，脈因前後度數如法，病者則飢；數脈不時，則生惡瘡	藥方：大黃黃連瀉心湯、竹葉石膏湯 穴道：瀉地機、三陰交
542. 浮而濇	脾氣不足，胃氣虛	藥方：麻子仁丸、小建中湯 穴道：補公孫、足三里
543. 伏而濇	伏而濇則吐逆，水穀不化；濇則食不得入	藥方：半夏散及湯 穴道：補曲池、足三里
544. 滑而緊	滑者胃氣實，緊為脾氣強，持實擊強，痛還自傷，以手把刃，坐作瘡也	藥方：半夏散及湯 穴道：補曲池、足三里
545. 沉而數	沉為實，數消穀。緊者，病難治	藥方：白虎加人參湯 穴道：瀉梁丘、條口
546. 大而緊	當即下利，為難治	藥方：大承氣湯、烏梅丸 穴道：補足三里、解溪
547. 微而緊	緊則為寒，微則為虛，微緊相搏，則為短氣	藥方：真武湯、五苓湯 穴道：補太溪、太淵
548. 脈不出	脾不上下，身冷膚硬	藥方：通脈四逆湯、當歸四逆湯 穴道：補築賓、太白
549. 浮而芤	浮者衛氣衰，芤者榮氣傷，其身體瘦，肌肉甲錯。浮芤相搏，宗氣衰微，四屬斷絕	藥方：附子湯、小建中湯 穴道：補復溜、地機
549. 浮而芤	浮為氣，緊為寒；浮為腹滿，緊為絞痛；浮緊相搏，腸鳴而轉，轉即氣動，膈氣乃下，少陰脈不出，其陰腫大而虛也	藥方：四逆加人參湯、理中丸 穴道：補照海、陰陵泉

＋ 知識補充站

《傷寒論》條文541.「趺陽脈遲而緩，胃氣如經也」，是常人醒來尚未進食前的腳背脈動。胃的蠕動以開始進食至進食後一、二小時之間蠕動較快，此時趺陽脈動會由遲緩變為快速，是以，飯後與飯前空腹的脈象差異很大。條文146.「趺陽脈浮而濇，浮則胃氣強，濇則小便數，浮濇相搏，大便則硬，其脾為約，麻仁丸主之」，與542.「趺陽脈浮而濇，少陰脈如經者，其病在脾，法當下利」，趺陽脈供血不足（浮而濇），少陰脈如經（遲而緩）。

《內經・素問・三部九候論》在肝經脈五里穴區的股動脈，脈動是肝臟的診察穴區，且股動脈是四肢最大的動脈，其跳動比其他穴區更強而有力。《傷寒論》論證趺陽脈與少陰脈者，從541.至552.共有12條條文。

15-9 血分與水分，難治與易治

238.問曰：「病有血分水分，何也？」師曰：「經水前斷，後病水，名曰血分，此病難治；先病水，後經水斷，名曰水分，此病易治。何以故？去水，其經自下。」

　　「經水前斷，後病水，名曰血分；先病水，後經水斷，名曰水分」，血分與水分，分別為機能性月經症候群與器官性月經症候群。兩者之差異，機能性月經症候群屬於原發性，是根本的問題；而器官性月經症候群屬於續發性，非根本問題，是衍生性症狀。機能性(原發性)月經症候群多發生於青春期前後，特別是營養失調、發育不全者。器官性(續發性)月經症候群多發生於更年期之前，尤其是勞累過度的女性罹患率更高。

　　「血分」屬於機能性(原發性)月經症候群，是腦垂體或內分泌的問題，要改善肝經脈功能，促進肝臟造血前趨因子與生理作業。少陽脈多診察機能性問題，少陽脈不卑則不病血分，少陽脈卑是胃經脈與顏面動脈循環不良，配合診趺陽脈，更能掌握是否均衡攝取營養。太衝穴與足三里穴是診治血分要穴。

　　少陰脈細，腎經脈較弱，脛骨後動脈的太溪穴跳動細或弱，腰靜脈與腎靜脈回流不良，體液循環不暢。「先病水，後經水斷，名曰水分」，經水問題屬於器官性(續發性)

月經症候群，多是骨盆腔內的器官組織有礙，如骨盆腔炎、子宮內膜炎、子宮肌瘤、子宮發育不全、子宮畸形、子宮位置異常等。少陰脈多診察器官性問題，少陰脈不細則不病水分，配合寸口脈脈診，同時能掌握精神狀態。太溪穴與曲池穴是診治水分要穴。

　　診脈少陽脈，要注意少陽脈在耳前方，顏面動脈布達的區域，會與顳肌和咬肌的活動，口咽吞嚥與耳咽管的互動，以及腦中活動狀況息息相關。「少陽脈」即三部九候論的上部人，有耳門、聽宮和聽會三穴，分屬三焦手少陽、小腸手太陽和膽足少陽經脈；胃足陽明經脈循行路線，亦與三焦、小腸和膽三經脈有交集。少陽脈與腦部、腦垂體息息相關，在《內經》中，顴骨與下頜骨冠狀突之間是望診重點區之一，其間的肌肉活動情形、附近的肌膚質地、色澤，可以診斷血分病情之變化。

　　少陰脈在腳內踝後方，是三部九候論的下部地，正當太溪、大鐘和水泉穴區的脛骨後動脈，脛骨後肌與腳跟的阿基里斯腱緊貼著脛骨後動脈的少陰脈，少陰脈攸關腎上腺及性腺生理作業，《內經》望診，觀察脛骨末段的內、外踝與跟骨的活動情形，及其附近的肌膚質地、色澤，來診斷水分病情之變化。

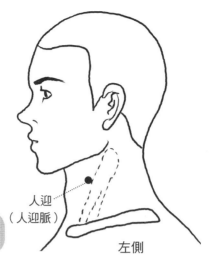

人迎
（人迎脈）

左側

人迎穴在喉結旁，是三
部之上部人迎脈主診穴

脈象與其病況預後

脈象	病況
形盛脈細	少氣不足以息者危
形瘦脈大	胸中多氣者死
形氣相得	生
形氣參伍不調	病
三部九候皆相失	死
上下左右之脈相應如參春	病甚
上下左右相失不可數	死
中部之候雖獨調，與眾藏相失	死
中部之候相減	死
目內陷	死

✚ 知識補充站

　　《傷寒論》張仲景自序中「按寸不及尺，握手不及足，人迎、趺陽，三部不參；動數發息，不滿五十。短期未知決診，九候曾無彷彿。」

　　《內經・素問・三部九候論》三部九候「必先度其形之肥瘦，以調其氣之虛實，實則瀉之，虛則補之。必先去其血脈而後調之，無問其病，以平為期。」、「九候之相應也，上下若一，不得相失。一候後則病，二候後則病甚，三候後則病危。所謂後者，應不俱也。」

15-10 病者苦水，面目身體四肢皆腫

239.問曰：「病者苦水，面目身體四肢皆腫，小便不利，脈之，不言水，反言胸中痛，氣上衝咽，狀如炙肉，當微咳喘，審如師言，其脈何類？」

240.師曰：「寸口脈沉而緊，沉為水，緊為寒，沉緊相搏，結在關元，始時尚微，年盛不覺，陽衰之後，營衛相干，陽損陰盛，結寒微動，腎氣上衝，喉咽塞噎，脅下急痛。醫以為留飲而大下之，氣擊不去，其病不除。後重吐之，胃家虛煩，咽燥欲飲水，小便不利，水穀不化，面目手足浮腫。又與葶藶丸下水，當時如小差，食飲過度，腫復如前，胸脅苦痛，象若奔豚，其水揚溢，則浮咳喘逆。當先攻擊衝氣，令止，乃治咳；咳止，其喘自差。先治新病，病當在後。」

病者「苦水」，面目身體四肢皆腫，小便不利，「脈之，不言水，反言胸中痛，氣上衝咽」，脈象是「寸口脈沉而緊，沉為水，緊為寒」，此脈象多見於老弱或勞損之人，病理上是「腎氣上衝」，病證是「喉咽塞噎，脅下急痛」；治療調理不當，必見「胃家虛煩，咽燥欲飲水，小便不利，水穀不化，面目手足浮腫」，不然就是「食飲過度，腫復如前，胸脅苦痛」，飲食與起居作息失調，病常是因此而來。「當微咳喘」是臨床重點症候，此類咳嗽多不嚴重，甚至有若無。

《內經·素問·咳論》「五臟六腑皆令人咳，非獨肺也」，咳嗽不一定是感冒或肺有問題，五臟六腑之邪，皆能上歸於肺而為咳嗽，反應敏感中樞從耳鼻咽喉開始。呼吸與咳嗽相關，橫膈膜負責70%的吸氣功能。腹部肌肉群關係著呼氣作用及咳嗽機轉。腹部前面肌肉群如腹外斜肌、腹內斜肌和腹直肌等，與消化道機能互動頻繁，消化道發生問題，腹部肌肉或僵硬，或疼痛，甚至抽筋，伴隨呼氣不暢，或胸悶，或短氣，或咳，或喘。腹部後面肌肉群如腰方肌、腰大肌和髂肌等，則與緊臨的肝臟、腎臟機能互動，加上腰方肌與腰大肌的筋膜是橫膈膜中心腱起始部位；腰方肌、腰大肌和髂肌等同時控制腰腳活動，活動越差，面目身體四肢皆腫的機會越大。假如能解決呼吸問題，一切症狀將可迎刃而解。

水分在消化道的再吸收，只有少量能進入胃黏膜，水分順著滲透梯度，進出小腸及大腸黏膜，其中最重要的是小腸。活體中小腸是緊縮的，在屍體則是鬆弛的，活體的小腸長度從幽門到迴盲瓣為285公分，直徑2.5公分，小腸的蠕動幾乎就決定其緊縮與鬆弛。攝食中胃1分鐘蠕動3~5次，十二指腸12~20次，空腸9~12次，迴腸6~9次，空腹時胃有60~80分鐘緩衝放鬆時間(胃內容量約50毫升，進餐時可擴張到1500毫升)，之後，再蠕動20分鐘。

冷結在膀胱關元，是小腸鬆弛乏力少蠕動；結熱中痛在關元，是小腸過度蠕動或發炎，常因食飲不衛生、體質不佳或情緒失控。茯苓性味淡滲，助體液循環與輕鬆肢體動作；桂枝溫暖腹腔與肢厥，陰陽氣失調便為厥，手足逆冷者，溫之；逆冷者厥也，諸四逆厥者，可下之，虛家亦然，灸法與三溫暖烤箱可治逆冷之厥；諸四逆厥虛弱者要養護調理，實證四逆厥者，下之以確保四肢末端動靜脈血流順暢。四逆湯輩或緩中補虛的大黃蟅蟲丸，對證下藥，都能改善小腸蠕動與吸收功能，解關元之結。

消化道的水分平衡狀態

水分來源	每天體積（毫升）
唾液	1500
胃液	2000
膽汁	500
胰液	1500
小腸液	1500
消化道總分泌量	7000
飲食攝取	2000
總量	9000
小腸吸收水量	7500(空腸 5500、迴腸 2000)
大腸吸收水量	1300
再吸收總量	8800
糞便排除量	200

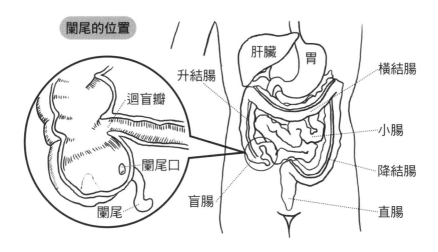

闌尾的位置

肝臟　胃

升結腸

橫結腸

迴盲瓣

小腸

闌尾口

降結腸

盲腸

闌尾

直腸

＋ 知識補充站

關元在肚臍下三寸處，是小腸的募穴，屬於任脈，反應小腸黏膜組織與蠕動功能。腹部肌肉群與呼吸作業、腸道生理機轉關係密切，特別是腹直肌、腹內斜肌和腹外斜肌，這裡的橫紋肌(腹部肌肉群)與平滑肌(膀胱與腸道的肌肉群)雖然組織不一樣，然其中的血管與神經不可分論。急劇腹痛可能是腹肌抽筋，也可能是急性盲腸炎，所以，仲景《傷寒論》所言「關元」極具診治價值，共有四個條文論及：「結在關元」、「當刺瀉勞宮及關元」、「或結熱中痛在關元」、「小腹滿按之痛者，冷結在膀胱關元」，生理結構上，男性膀胱在腸道的前方，女性膀胱在子宮與腸道的前方，可茲臨床參考。

15-11 論證風水、皮水、裏水為病

241.風水，脈浮身重，汗出惡風者，防己黃耆湯主之。腹痛者加芍藥。

242.風水惡風，一身悉腫，脈浮不渴，續自汗出，無大熱，越婢湯主之。

243.皮水為病，四肢腫，水氣在皮膚中，四肢聶聶動者，防己茯苓湯主之。

244.裏水，越婢加朮湯主之，甘草麻黃湯亦主之。

245.水之為病，其脈沉小，屬少陰；浮者為風，無水虛脹者，為氣。水，發其汗即已。脈沉者宜麻黃附子湯，浮者宜杏子湯。

246.厥而皮水者，蒲灰散主之。

　　第2章33.「風濕，脈浮身重，汗出惡風者，防己黃耆湯主之」，防己黃耆湯治風水，脈浮為在表(相較於第1章的脈浮在表，是指寸口脈的寸口而已，此為寸、關、尺三部脈)，其人或頭汗，表無他病，但身重，從腰以上為和，腰以下當腫及陰，難以屈伸，多是肝門脈或下腔靜脈阻塞或橫膈膜有礙，造成腰以下如冰，服

防己黃耆湯後當如蟲行皮中，是改善肝門脈或下腔靜脈或橫膈膜的循環。服防己黃耆湯後坐棉被上，復以另一棉被繞腰以下，溫腰腳令微汗，促進大隱靜脈、小隱靜脈及平行而逆向的動脈循環，三者構成骨骼肌幫浦效應，加強大隱靜脈與小隱靜脈回流心臟，大隱靜脈與小隱靜脈(腳趾背側靜脈等集流於腳內側形成大隱靜脈，外側邊緣靜脈形成小隱靜脈)貫通靜脈互相穿梭，靜脈吻合情形頻繁；下半身有症狀或發炎，鼠蹊部淋巴節會腫大不適，造成了腫及陰。

　　防己黃耆湯促進肝、胃和心臟的生理作業，改善大隱靜脈、小隱靜脈及平行而逆向的動脈，加上「坐棉被上，又以一棉被繞腰以下，溫令微汗」，體軀腫脹者，防己黃耆湯(防甘朮耆薑棗)重用黃耆，四肢腫脹者，防己茯苓湯(防耆桂苓甘))重用茯苓。服用桂枝湯後喝熱稀粥，再溫覆取微似汗，與防己黃耆湯服後坐被上，又以一被繞腰以下，溫令微汗，有異曲同工之妙。

　　「病下利後，渴飲水，小便不利，腹滿因腫者，何也？」答曰：「此法當病水，若小便自利及汗出者，自當愈」、「肝水者，其腹大，不能自轉側，脅下腹痛，時時津液微生，小便續通」、「腎水者，其腹大，臍腫腰痛，不得溺，陰下濕如牛鼻上汗，其足逆冷，面反瘦」。體內有異常鹽分滯留時，水分也會滯留，水和鹽廣布於細胞外液，間質液體積增加，就可能發生水腫。心臟衰竭、腎臟病及肝硬化，常見鹽和水滯留而水腫；鬱血性心衰竭，常見高靜脈壓，微血管壓也提高。腎臟病流失大量蛋白質，肝硬化減少合成血漿蛋白，都會使腫脹壓降低。治療水病初期第一藥方防己黃耆湯，針對胃中不和或腹中痛，皆加芍藥，調節體內異常的鹽分滯留。

防己黃耆湯等治水方之煮服法及治療

藥方	組成	煮服法	治療重點
防己黃耆湯	防己一兩、甘草半兩（炒）、白朮七錢半、黃耆一兩一分（去蘆）上銼麻豆大，每炒五錢匕，生薑四片，大棗一枚（防甘朮耆薑棗）	水盞半，煎八分，去滓，溫服，良久再服。喘者加麻黃半兩，胃中不和者加芍藥三分，氣上衝者加桂枝三分，下有陳寒者加細辛三分。服後當如蟲行皮中，從腰下如冰，後坐被上，又以一被繞腰以下，溫令微汗，差	風水，脈浮身重，汗出惡風者
越婢湯	麻黃六兩、石膏半斤、生薑三兩、甘草二兩、大棗十五枚（麻石薑甘棗）	水六升，先煮麻黃，去上沫，內諸藥，煮取三升，分溫三服。惡風者加附子一枚炮。風水加朮四兩	風水惡風，一身悉腫，脈浮不渴，續自汗出，無大熱
防己茯苓湯	防己三兩、黃耆三兩、桂枝三兩、茯苓六兩、甘草二兩（防耆桂苓甘）	水六升，煮取二升，分溫三服	皮水為病，四肢腫，水氣在皮膚中，四肢聶聶動者
甘草麻黃湯	甘草二兩、麻黃四兩（甘麻）	水五升，先煮麻黃，去上沫，內甘草，煮取三升，溫服一升，重覆汗出，不汗，再服。慎風寒沫，內甘草，煮取三升，溫服一升，重覆汗出，不汗，再服。慎風寒	裏水
蒲灰散	蒲灰七分、滑石三分	杵為散。每服六克，白飲送服，一日三次	厥而皮水者
麻黃附子湯	麻黃三兩、甘草二兩、附子一枚（炮）（麻甘附）	水七升，先煮麻黃，去上沫，內諸藥，煮取二升半，溫服八分，日三服	水之為病，其脈沉小，屬少陰；脈沉者宜
杏子湯	麻黃去節四兩、杏仁去皮尖五十枚、炙甘草二兩、石膏碎綿裹八兩（麻杏甘石）	水七升，先煮麻黃，減二升，去白沫；內諸藥，煮取三升，去滓，溫服一升	水之為病，其脈浮者為風，無水虛脹者，為氣。水，發其汗即已

15-12 辨證黃汗之為病，及其施治

247.問曰：「黃汗之為病，身體腫(重)，發熱，汗出而渴，狀如風水，汗沾衣，色正黃如柏汁，脈自沉，何從得之？」師曰：「以汗出入水中浴，水從汗孔入得之，宜耆芍桂酒湯主之。」

248.黃汗之病，兩脛自冷；假令發熱，此屬歷節。食已汗出，又身常暮臥盜汗出者，此勞氣也。若汗出已，反發熱者，久久其身必甲錯；發熱不止者，必生惡瘡。

249.若身重，汗出已輒輕者，久久必身瞤，瞤即胸中痛，又從腰以上必汗出，下無汗，腰髖弛痛，如有物在皮中狀，劇者不能食，身疼重，煩躁，小便不利，此為黃汗，桂枝加黃耆湯主之。

　　黃汗之為病，臨床辨證十分重要，條文247、248、249詳述黃汗之辨證及施治，診斷正確與否，影響醫療決策，當然也影響療效。

　　肝著蹈胸者，清晨胸悶，喜飲熱湯，用旋覆花湯改善橫膈膜吸氣功能，旋覆花湯

有蔥白、紅花、茜草(代替新絳)以取汗。傍晚之後臉黑的腎著，腰溶溶如坐水中，用腎著湯(甘薑苓朮湯)以利尿，改善盆膈膜呼氣功能。以上兩方視同粥菜飯，可以長期服用。

　　「胸中痛，又從腰以上必汗出，下無汗，腰髖弛痛，如有物在皮中狀，劇者不能食，身疼重，煩躁，小便不利，此為黃汗，桂枝加黃耆湯」，本章條文236.「諸有水者，腰以下腫，當利小便；腰以上腫，當發汗乃愈」；條文244.「裏水，越婢加朮湯主之；甘草麻黃湯亦主之」，服藥重點是「重複汗出，不汗，再服」，當藥湯、熱粥入胃後，肝動脈與肝門靜脈的血流量加大。若身體無大恙，出現肢節腫脹之始，防己茯苓湯、桂枝加黃耆湯可大為改善；若身體腫一身重，以耆芍桂酒湯，加醋煮藥，溫服帶動藥勢，與桂枝加黃耆湯，須臾飲熱稀粥，兩相比較，耆芍桂酒湯以「酸」收之，桂枝加黃耆湯以「甘」溫之。斟酌狀況，分別佐以熱稀粥與醋，有相當效果。

小博士解說

　　「水之為病，其脈沉小，屬少陰；浮者為風，無水虛脹者，為氣。水，發其汗即已。脈沉者宜麻黃附子湯，浮者宜杏子湯」，服完藥後，馬上服用溫熱稀粥，並覆蓋薄被令微微發汗，或快步走路20~30分鐘，以刺激活絡腓骨長肌與脛骨後肌，促進胃經脈、膀胱經脈循環，不僅使病加速痊癒，並減少復發機會。

黃耆芍藥桂枝苦酒湯、桂枝加黃耆湯之煮服法及治療

藥方	組成	煮服法	治療重點
黃耆芍藥桂枝苦酒湯	黃耆五兩、芍藥三兩、桂枝三兩（耆芍桂酒湯）	苦酒一升，水七升，相和，煮取三升，溫服一升，當心煩，服至六七日乃解。若心煩不止者，以苦酒阻故也。一方用美酒醯代苦酒	黃汗之為病，身體腫（重）。發熱汗出而渴，狀如風水，汗沾衣，色正黃如柏汁，脈自沉，以汗入水中浴，水從汗孔入得之
桂枝加黃耆湯	桂枝三兩、芍藥三兩、生薑三兩、大棗十二枚、甘草、黃耆各二兩（桂芍薑棗甘耆）	水八升，煮取三升，溫服一升，須與飲熱稀粥一升餘，以助藥力，溫服取微汗；若不汗，更服	若身重，汗出已輒輕者，久久必身瞤，瞤即胸中痛，又從腰以上必汗出，下無汗，腰髖弛痛，如有物在皮中狀，劇者不能食，身疼重，煩躁，小便不利，此為黃汗

✛ 知識補充站

　　奇靜脈系統包括奇靜脈、半奇靜脈、副半奇靜脈，位於胸腔後壁、脊柱兩側。奇靜脈系統走在後縱膈腔，位在食道、右肺後方，從各節脊柱蒐集靜脈血回到上腔靜脈，包括胸腔、背部和部分上腹壁的回流血液。奇靜脈從下腔靜脈分出來，也可說是奇靜脈連接了上腔靜脈與下腔靜脈，並且蒐集半奇靜脈、副半奇靜脈兩部分。腹腔的下腔靜脈或門脈有病變或堵塞，就要透過奇靜脈系統回流上腔靜脈。於膀胱經脈的背俞穴施以針、灸、導引按蹻，可養護奇靜脈系統；所謂病入膏肓，可說就是奇靜脈系統無法正常運作的縮影。

15-13 氣分實則失氣，虛則遺尿

250.師曰：「寸口脈遲而澀，遲則為寒，澀為血不足。趺陽脈微而遲，微則為氣，遲則為寒。寒氣不足，則手足逆冷；手足逆冷，則榮衛不利；榮衛不利，則腹滿脅鳴相逐；氣轉膀胱，榮衛俱勞；陽氣不通即身冷，陰氣不通即骨疼；陽前通則惡寒，陰前通則痺不仁。陰陽相得，其氣乃行，大氣一轉，其氣乃散；實則失氣，虛則遺尿，名曰氣分。」
251.氣分，心下堅，大如盤，邊如旋杯，水飲所作，桂枝去芍藥加麻辛附子湯主之。
252.氣分，心下堅，大如盤，邊如旋盤，水飲所作，枳朮湯主之。

「氣分，心下堅，大如盤，邊如旋杯，水飲所作，桂枝去芍藥加麻辛附子湯主之」，分溫三服，當汗出，如蟲行皮中，即癒。桂枝去芍藥湯是太陽傷寒方，麻黃細辛附子湯是少陰傷寒方，《傷寒論》桂枝湯是太陽病第一方，治時發熱自汗出而不癒者，麻黃細辛附子湯是少陰病第一方，治少陰病始得之，反發熱脈沉者。兩方都可以治發熱

(退燒)，《金匱要略》將兩方合之，治水飲心下堅，調理腸胃黏膜組織、橫膈膜及上食道括約肌，促進皮膚血液循環，發汗見效。

「心下堅，大如盤，邊如旋盤，水飲所作，枳朮湯主之」，分溫三服，腹中軟即當散，枳實苦、酸、微寒，破氣行痰，止喘，消痞脹；白朮苦、甘溫，燥濕，補脾和中。兩味藥合之，治心下堅的水飲，調理腸胃的蠕動與黏膜組織功能。

《傷寒論》桂枝去芍藥加麻辛附子湯調理營衛，分溫三服，當汗出，如蟲行皮中，促進血液循環，改善靜脈與淋巴管循環障礙，尤其是上腔靜脈與胸管的循環障礙。其症狀除了「心下堅，大如盤，邊如旋盤」的腹脹感之外，多併見四肢與頭面腫脹沉重；相對於枳朮湯，其症狀是「心下堅，大如盤，邊如旋盤」的腹脹感為主，四肢與頭面多未見腫脹或沉重，純然是腸胃消化道出了問題。仲景此兩方雖治同一個病證，但根據病人主訴的症狀，醫師臨床診斷各依其訴，著重症狀不一，治療也大不同。

小博士 解說

頭與頸椎姿勢端正，脈管循環越順暢。夏天濕氣重，醒來眼腫，宜麻黃加朮湯(麻桂杏甘朮)，傍晚腳腫者，宜麻杏薏甘湯(麻杏薏甘)，體軀腫脹者宜防己黃耆湯(防甘朮耆薑棗)，四肢腫脹者宜防己茯苓湯(防耆桂苓甘)，全身腫脹者宜越婢湯(麻石薑甘棗)。

桂枝去芍藥加麻黃細辛附子湯與枳朮湯等之煮服法及治療

藥方	組成	煮服法	治療重點
桂枝去芍藥加麻黃細辛附子湯	桂枝三兩、生薑三兩、甘草二兩、大棗十二枚、麻黃二兩、細辛二兩、附子一枚（桂薑甘棗麻細附）	水七升，煮麻黃，去上沫，內諸藥，煮取二升，分溫三服，當汗出，如蟲行皮中，即愈	氣分，心下堅，大如盤，邊如旋杯，水飲所作
枳朮湯	枳實七枚、白朮二兩（枳朮）	水五升，煮取三升，分溫三服，腹中軟即當散也	氣分、心下堅，大如盤，邊如旋盤，水飲所作
當歸四逆湯	桂枝三兩、芍藥三兩、炙甘草三兩、大棗二十五枚、當歸三兩、細辛三兩、通草二兩	水八升煮成三升，去渣，溫服一升，日三服	手足厥寒，脈細欲絕者（《傷寒論》311.）
當歸四逆加吳茱萸生薑湯	桂枝三兩、芍藥三兩、炙甘草三兩、大棗二十五枚、當歸三兩、細辛三兩、通草二兩、吳茱萸半升、生薑三兩	水六升，清酒六升和煮成五升，去渣，溫分五服，一方水酒各四升	手足厥寒，脈細欲絕者，其人內有久寒者（《傷寒論》311.）

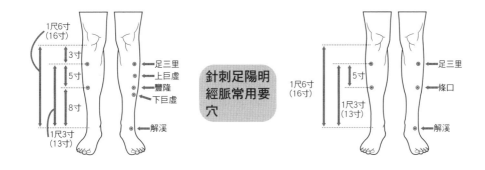

＋ 知識補充站

　　治初期的水氣病，鍼刺以補養足陽明經脈，改善體液循環效率，從足三里、上巨虛、下巨虛、豐隆、條口，順著小腿外側上半部的穴區，選擇左右小腿較不良的一側，或枯澀或塌陷，針補之，3針或5針，順著胃經脈走向，呼氣緩慢進針，留針20~30分鐘，出針時快速吸氣。

　　對肌肉與血管組織而言，針刺小腿外側上部，可活絡腓腸肌、腓骨第三肌、腓骨後肌，且由於腓骨長肌與脛骨後肌終止於腳底第四層，針刺之可以促進小隱靜脈與大隱靜脈回流下腔靜脈。適合施以第14章之藥方「裏水，越婢加朮湯主之；甘草麻黃湯亦主之。」

第16章
黃疸病脈

「酒疸，心中熱，欲嘔者，吐之愈」，心中熱，欲嘔者，是食道括約肌症候群，要改善食道括約肌功能；「吐之愈」則要活化下食道括約肌，並藉此激活橫膈膜的相關機能。激活下食道括約肌，可以改善下食道括約肌所屬的肝門脈循環，加上下食道括約肌是平滑肌，「吐之愈」是很特別的治療。

「酒疸下之，久久為黑疸」，酒疸脈浮者先吐之，酒疸沉弦者先下之。酒疸脈浮者下之，或常常酗酒而吐，久而久之，就成了黑疸。不解決上消化道的下食道括約肌問題（特別是不良生活習慣），而用藥於下消化道的降結腸、乙狀結腸及直腸，傷害消化道最原始的肝門脈循環，酒疸會病化成了黑疸。

16-1 風、痺與穀疸

253.寸口脈浮而緩，浮則為風，緩則為痺。痺非中風。四肢苦煩、脾(皮膚)色必黃，瘀熱以行。

254.跗陽脈緊而數，數則為熱，熱則消穀，緊則為寒，食即為滿。尺脈浮為傷腎，跗陽脈緊為傷脾。風寒相搏，食穀即眩，穀氣不消，胃中苦濁，濁氣下流，小便不通，陰被其寒，熱流膀胱，身體盡黃，名曰穀疸。

「寸口脈浮而緩，浮則為風，緩則為痺」、「寸口脈浮而遲，浮脈則熱，遲脈則潛，熱潛相搏，名曰沉」和「寸口脈浮而遲，浮即為虛，遲即為勞；虛則衛氣不足，勞則營氣竭」，浮而緩與浮而遲很難分野，緩與遲是很相似的，「緩是緩慢而有力，遲是遲慢而乏力」。

寸口脈浮而遲是虛勞，寸口脈浮而緩是風痺，不是中風也不是血痺，「四肢苦煩、脾(皮膚)色必黃，瘀熱以行」，可能因膽汁長期鬱滯於肝細胞至十二指腸之間的任一部位，引起黃疸。初期黃疸前兆，是疲憊不堪、睡眠品質低落，午後出現肝性口臭，刷牙時容易牙齦出血；該階段的皮膚和鞏膜呈淺黃甚至金黃色，如果皮膚黃而鞏膜不黃，是維生素A與甲狀腺生理作業有狀況，症狀並不嚴重。至於上眼瞼黃、腫與指甲變化，多併見血脂肪代謝症候群。脛骨前色素沉澱、皮膚潰瘍、下肢浮腫等症狀出現時，膽道、胰腺、肝臟等問題已趨嚴重，甚至造血功能也大有問題。這些證候都與生活作息傷損日久有關，尤其是機能性膽汁鬱滯，常常出現在肝炎、酒精性肝臟損害、原發性膽汁性肝硬化、藥物損害、妊娠期膽汁鬱滯等患者身上；至於結構性的膽汁鬱滯，包括膽道結石、膽管狹窄、膽管癌、胰腺癌和胰腺炎等，多出現在早已有機能性膽汁鬱滯問題之患者身上。

「跗陽脈緊而數，消穀，食即腹滿」與「跗陽脈微弦，腹滿，或便難」是很難區分的，《傷寒論》521.「脈浮而緊者曰弦，狀如弓弦，按之不移。脈緊者，如轉索無常」。《傷寒論》跗陽脈緊脈有四：「滑而緊坐作瘡」(滑者胃氣實，緊為脾氣強)、「大而緊即下利」(難治)、「微而緊短氣」(緊則為寒，微則為虛)、「浮而緊腹滿絞痛」(浮為氣而腹滿，緊為寒而絞痛)。

寸口脈、趺陽脈所得症狀比較

脈象		症狀
寸口脈	脈浮而緩	風痺
浮	風	痺非中風。四肢苦煩、脾（皮膚）色必黃，瘀熱以行
緩	痺	
趺陽脈	脈緊而數	消穀、食即為滿
數	熱	消穀
緊	寒	食即為滿

《金匱要略》腹痛藥方及治療示例

藥方	主治	壓按腹診
附子粳米湯	腹中寒氣，雷鳴切痛，胸脅逆滿，嘔吐	按壓中脘穴、關元穴症狀會緩解
大柴胡湯	往來寒熱，胸脅苦滿，嘔不止	按壓期門穴、左天樞穴症狀會緩解
大承氣湯	腹滿不減，減不足言，當須下之	按壓關元穴、左天樞穴症狀會緩解
大建中湯	心胸中大寒痛，嘔不能飲食，腹中滿，上衝皮起，出見有頭足，上下痛而不可觸近	按壓中脘穴、右天樞穴症狀會緩解
當歸生薑羊肉湯	寒疝腹中痛，及脅痛裏急者	按壓右天樞穴、關元穴症狀會緩解

+ 知識補充站

「趺陽脈緊而數」是「消穀腹滿」，緊脈為寒，食即腹滿；數脈為熱，熱則消穀。「趺陽脈緊為傷脾」加上「尺脈浮為傷腎」成了「穀疸」，穀氣不消（食穀即眩）是主因，「胃中苦濁，濁氣下流，身體盡黃」。簡單而言，一旦消化道機能出現問題，以致綠色膽汁在肝細胞輸送至十二指腸之間的任一部位受阻，但是，肝臟仍會持續生產膽紅素，這些膽紅素逆流進入血液循環時，會淤積於皮膚，或由尿中排出，出現黃疸症狀。

「尺脈浮為傷腎」就是腹盆腔部分靜脈回流受阻，尤其是腰靜脈與腎靜脈，伴隨著相屬的動脈逆行以致「尺脈浮」，消化道問題會更加嚴重。初期症狀多見於膽紅素生產過剩造成黃疸，嚴重者會出現溶血性黃疸，甚至脾腫大黃疸。

16-2 女勞疸與酒疸

255.額上黑，微汗出，手足中熱，薄暮即發，膀胱急，小便自利，名曰女勞疸；腹如水狀不治。

256.心中懊憹而熱，不能食，時欲吐，名曰酒疸。

「穀疸，小便不通。女勞疸，小便自利」，穀疸小便不通，膽紅素多淤積於皮膚，多下消化道機能不良；女勞疸小便自利，則是不走正道的膽紅素由尿中排出，多腰腎方面機能不良。

「手足中熱，女勞疸；心中懊憹而熱，酒疸」，酒疸是上消化道機能不良，致「不能食，時欲吐」，沒有時間性問題，與腦垂體無直接關係，和飲食關係較密切，諸如飲食種類、方法和時間都有影響力。女勞疸是內分泌也有問題，致「額上黑，微汗出，薄暮即發，膀胱急」，有時間性問題，攸關腦垂體，和生活作息相關，尤其受睡眠品質良莠影響最大。

長期膽汁鬱滯會出現黃疸，幾乎與生活作息習慣優劣相關，作息品質越劣，膽汁鬱滯的機會也越容易升高。日夜顛倒、酗酒和房勞(女)是造成黃疸主因。

膽汁鬱滯分內源性(由體內因素產生或引起的，如肝炎、酒精性肝臟損害、原發性膽汁性肝硬化、藥物損害、妊娠期膽汁鬱滯)和外源性(非本體的因素，源自外部對本體發生作用的，如膽道結石、膽管狹窄、膽管癌、胰腺癌和胰腺炎)。隨著黃疸染黃程度與疾病嚴重程度，會加重下列症候群：①意識狀態不清楚、②貧血、③出血傾向、④瘡疹皮膚潰瘍、⑤蜘蛛狀血管瘤、⑥手掌心紅斑塊、⑦女性化乳房、⑧翹腕手掌指震顫、⑨浮腫、⑩指甲變化、⑪肝性口臭、⑫日夜顛倒、⑬計算低下、⑭牙齦出血、⑮上眼瞼黃色腫塊、⑯脛骨前部色素沉澱、⑰皮膚角質化、⑱下肢浮腫。

小博士解說

黃疸、口渴、尿少、便秘、胸中苦悶、心胸更悶、上腹部輕微脹滿、急性肝炎，初期不一定有黃疸，若有也是輕度，但多見噁心、食慾不振、便秘、尿量減少、發燒。黃疸、腹滿、胸脅苦滿、心中懊憹熱痛、噁心、嘔吐、口渴、尿不利，宜梔子大黃湯(枳實、梔子)。若肝腫脹、胸脅苦滿則大柴胡湯與茵陳蒿湯分用。若便秘先用茵陳蒿湯，再用梔子柏皮湯。《傷寒論》枳實梔子豉湯治「大病致勞後，若有宿食加大黃」，《金匱要略》將之命名為梔子大黃湯，治「酒黃疸，心中懊憹或熱痛」。經常吃多喝多，酒又戒不掉，只有用治勞後與酒黃疸的藥方來維護肝、膽、胰臟的運作，晚上以小建中湯與黃耆建中湯調理長期的虛勞。

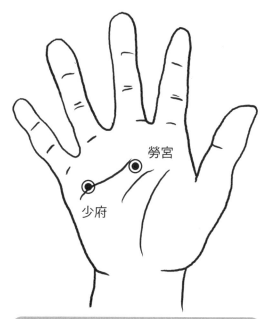

按摩勞宮穴、少府穴，改善女勞疸手中熱

✚ 知識補充站

　　手掌心的色澤反應心臟與肝臟的生理機能，「手足中熱，女勞疸」，特別是肝膽相照，肝臟方面有狀況，手掌心勞宮、少府穴區會出現紅斑塊；膽囊方面有問題，手掌心則會泛黃。有的人是體質因素，長期手心泛紅或泛黃。

　　男人有女性般的乳房，意味著肝功能異常。在日本相撲比賽中，常見後段的選手雖龐大的體態但雙乳不下垂，而前段的相撲選手會出現乳大下垂，因為新生鍛鍊不夠，贅肉多，其中大部分都嗜酒，酒多必傷肝胃與食道，造成了「心中懊憹而熱，不能食，時欲吐，名曰酒疸」。績優選手充分鍛鍊，贅肉少，胸部的胸大肌、胸小肌及手臂的肱二頭肌等都結實有力，其肝臟貯藏的肝醣、葡萄糖能夠充分地被全身均衡利用。如果是膽汁鬱滯而手心黃，膽鹽會由小腸吸收，其中大部分在小腸的後段，即迴腸末端吸收回肝門脈，往肝門脈循環回肝臟。

16-3 陽明病脈遲者，食難用飽

257.陽明病，脈遲者，食難用飽，飽則發煩，頭眩，小便必難。此欲作穀疸。雖下之，腹滿如故，所以然者，脈遲故也。

258.夫病酒黃疸，必小便不利，其候心中熱，足下熱，是其證也。

259.酒黃疸者，或無熱，靖言了了，腹滿欲吐，鼻燥；其脈浮者先吐之，沉弦者先下之。

260.酒疸，心中熱，欲嘔者，吐之愈。

261.酒疸下之，久久為黑疸，目青面黑，心中如噉蒜齏狀，大便正黑，皮膚爪之不仁，其脈浮弱，雖黑微黃，故知之。

262.師曰：「病黃疸，發熱煩喘，胸滿口燥者，以病發時火劫其汗，兩熱所得。然黃家所得，從濕得之。一身盡發熱而黃，肚熱，熱在裏，當下之。」

　　「陽明病，脈遲者，食難用飽」，陽明之為病胃家實，胃家實多脈大，「下之，腹滿如故，所以然者，脈遲故也」、「食難用飽，飽則發煩頭眩」，諸黃家脈浮當以汗解，桂枝加黃耆湯。促進肝臟、心臟和肺臟血液循環，讓皮膚微汗出。脈遲與小承氣湯微和胃氣，勿令大泄下，促進肝臟與胃腸的蠕動和血液循環。《傷寒論》152.「陽明病，脈遲，……手足濈然汗出者，此大便已硬也，大承氣湯主之。……若腹大滿不通者，可與小承氣湯微和胃氣，勿令大泄下。」脈大虛勞則與小建中湯和養之。

　　「其脈浮者先吐之，沉弦者先下之」，以脈象浮與沉辨證先吐之或先下之。仲景診病時，脈象必須要先分而論之，才能參而合之於治病。「先治新病，病當在後」，新病影響了呼吸的感覺，是要「先攻擊衝氣」，先治亂氣根源，才止咳化痰，咳止喘自然隨之改善。「酒疸，心中熱，欲嘔者，吐之愈」，此酒疸脈浮；「酒黃疸，心中懊憹或熱痛，梔子大黃湯主之」，此酒疸脈沉，梔子大黃湯有梔子、豆豉屬引吐之藥，及大黃、厚朴等攻下之藥，兼顧以和之。

　　「酒黃疸，必小便不利」，其候卻心中熱、足下熱，是肝門脈無法正常運作，以致營養失衡；奇靜脈無法正常將靜脈血液送回心臟，才會心中熱，大隱靜脈和小隱靜脈無法正常將靜脈血液送回心臟，才會足下熱；改善肝門脈循環，如葛花解酲湯助消化、利小便，改善膽汁鬱滯；葛根湯加五苓散亦可代之。

　　「黃疸，發熱煩喘，胸滿口燥者」，因濕滯造成奇靜脈系統與上腔靜脈回流心臟不良，可能是火氣上亢或氣溫高而劫汗，或過勞大汗，「一身盡發熱而黃，肚熱，熱在裏」，當下之，促進下腔靜脈與肝門脈循環，以去腹腔之濕熱。

疸輕證與重證之適用藥方示例

疸	症狀	適用藥方
證	小便自利	小建中湯
	脈浮（在表），當流汗解	《傷寒論》桂枝加黃耆湯、麻黃連翹赤小豆湯《雜病心法》麻黃茵陳醇酒湯
	濕盛小便不利，利之，小便不利	茵陳五苓散
	黃疸、口渴、小便不利、膽管結石、疝痛	人參湯
	熱盛而渴，清之	葛花解酲湯
	小便色不變，欲自利，腹滿而喘，不可除熱，熱除必噦，咳者	小半夏湯（生薑）
證	腹滿而嘔	柴胡湯（大、小柴胡湯）
	腹熱（在裏），穀疸食即頭眩胸悶，久久發黃，當下之	茵陳蒿湯（梔子、大黃）、硝石礬石散（大麥粥汁）、大黃硝石湯（梔子）、酒疸湯
	便如黑漆，其目青與脈浮胘皆血病，酒疸變為黑疸，諸黃	膏髮煎

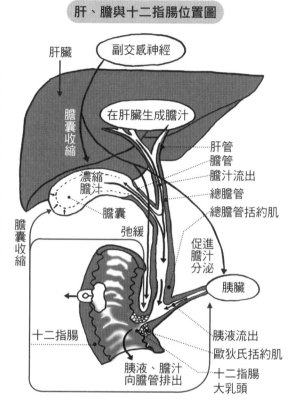

肝、膽與十二指腸位置圖

+ 知識補充站

　　膽汁由膽鹽、膽色素及其他溶於似胰液之鹼性電解質的物質組成，每天分泌500ml，部分膽汁構成物在小腸中被吸收後，再由肝臟排出；腸肝循環膽鹽的合成速度為一天0.2~0.4公克。膽鹽總量約3.5公克，經腸肝循環不斷地再製造，膽鹽的再製造每餐2次，一天6~8次。部分小腸出現問題，腸肝循環受到干擾，膽鹽再吸收受到阻礙，出現多脂肪糞便，日久會危及脂肪的消化與吸收。

　　膽鹽由肝細胞分泌進入膽管，再進入十二指腸中，未進食時，此導管在十二指腸的開口是關閉的，膽鹽則流到膽囊中被貯存著，食物入口開口處的歐狄氏括約肌是放鬆的，當胃的內容物進入十二指腸，源自小腸黏膜的激素CCK造成膽囊收縮，膽鹽得以進入十二指腸，並且在進入十二指腸之前與主要胰管聯合作業。

16-4 黃疸之病可治與難治

263.脈沉，渴欲飲水，小便不利者，皆發黃。

264.腹滿，舌痿黃(身痿)，躁不得睡，屬黃家。

265.黃疸之病，當以十八日為期，治之十日以上瘥，反劇為難治。

266.疸而渴者，其疸難治；疸而不渴者，其疸可治。發於陰部，其人必嘔；陽部，其人振寒而發熱也。

「脈沉」裏病，臟器結構或功能上有問題。「渴欲飲水」熱病，臟器結構組織發炎或需要補充水分。「小便不利」濕病，亦是臟器結構或功能上的問題。三個條件齊全即開始發黃，在此階段，落實調整生活步調，當能自癒。

發黃者，一旦進入「腹滿」階段，多是生活步調依舊不協調，甚至每況愈下，大部分患者心存僥倖，未確實調整生活步調，漸漸地，消化道機能低下，將出現腹脹與胸悶。「舌痿黃(身痿)」顯示消化道機能逐漸低下，症狀嚴重了，舌頭會萎黃而不靈活，因濕熱氣上竄，致舌頭萎黃、唇齒口腔乾澀，令人躁鬱氣滯，達「躁不得睡」已確定屬於黃家，非對證治療不可。

「黃疸病，當以十八日為期」，消化道黏膜完整的新陳代謝周期約10至14天，能夠依醫師指示吃藥，配合禁忌，並調整生活步調，「治之十日以上瘥」，約10天的療程即見療效；如果沒有調整生活步調，沒有配合禁忌，且未按時吃藥，必然「反劇」以致難治，甚至危及生命。「十八日為期」是包含了10~14天消化道黏膜完整治癒期，與7~8天的癒後調理期，這個療程對初期新陳代謝症患者是很重要的，一次徹底根治，以防病化成終身的慢性疾病。

「疸而渴者，其疸難治」是渴欲飲水，屬於初期黃疸病，多是一時性膽汁鬱滯，或消化道器官結構與功能一時性障礙。若已成為黃家，渴欲飲水則難治，這類型黃疸病患者常是糖尿病的三消症狀皆全。

「黃疸發於陰部，其人必嘔」，是消化道方面的問題，屬於臟器與陰部症狀，病證相對嚴重。「黃疸發於陽部，其人振寒而發熱」，是皮表方面的問題，屬於皮膚與陽部症狀，病證較不嚴重。黃疸患者振寒而發熱，多是初期症狀，消化道機能出現問題，屬於原發性黃疸。黃疸患者的嘔，消化道的器官結構已經出現問題，屬於繼發性黃疸。沒有明顯的表證，即使出現了黃疸，也不會有噁心、嘔吐、口渴、尿量減少、腹脅脹滿等現象，若只見二、三症狀，或發汗不順暢，可用梔子柏皮湯，如黃疸症候漸漸出現，大便不順暢，則要用茵陳蒿湯。

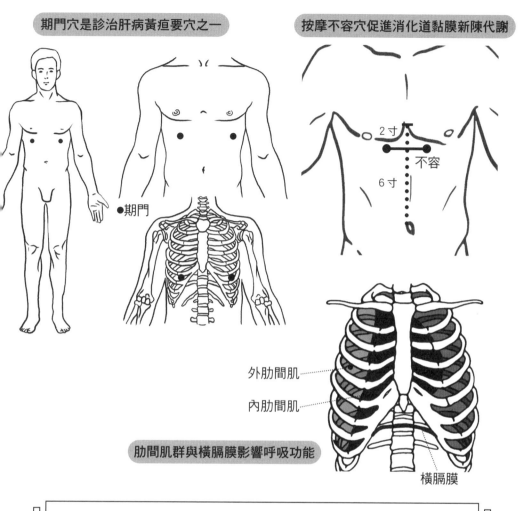

期門穴是診治肝病黃疸要穴之一

●期門

按摩不容穴促進消化道黏膜新陳代謝

2寸

不容

6寸

肋間肌群與橫膈膜影響呼吸功能

外肋間肌

內肋間肌

橫膈膜

＋ 知識補充站

　　《傷寒論》以急證黃疸為主，裏證宜茵陳蒿湯，表證宜麻黃連翹赤小豆湯，介於其間宜梔子柏皮湯。《金匱要略》所論黃疸不如《傷寒論》的急切，分女勞疸、酒疸、穀疸等的腹部脹滿。腹水多見於今人的肝硬化、肝癌等症，其中女勞疸與酒疸出現的症狀，若依《傷寒論》緊急醫療調理，不至病化到《金匱要略》所論的黃疸狀況。適合茵陳蒿湯之症狀，多出現右期門到不容有不適或脹悶感，壓之會抵抗或壓痛，觸摸之不太有彈性，有些肋膈疼痛，不止是內肋間肌或外肋間肌的一時狀況，通常這都是肝病的預警；「口渴，卻尿量減少」是早期警訊，只要右側季肋(第十一肋骨下方)比左側的突脹，睡前即應服茵陳蒿湯，改善消化道的機能，若能改善「口渴尿少」的症狀，就可以避免進入黃疸族群。嚴重者，三餐後可斟酌加次服之。只是感覺像感冒，不是黃疸病，服大柴胡湯、柴胡加芒硝湯，可紓解臟腑的不舒暢，如噁心、口渴、尿量減少、胸脅脹悶等症狀。

16-5 穀疸為病及女勞得黃家之治

267.穀疸之為病，寒熱不食，食即頭眩，心胸不安，久久發黃為穀疸，茵陳蒿湯主之。

268.黃家，日晡所發熱，而反惡寒，此為女勞得之；膀胱急，少腹滿，身盡黃，額上黑，足下熱，因作黑疸，其腹脹如水狀，大便必黑，時溏，此女勞之病，非水也，腹滿者難治，硝石礬石散主之。

269.酒黃疸，心中懊憹或熱痛，梔子大黃湯主之。

「食即頭眩，心胸不安，久久發黃為穀疸」，是攝食飲食不當造成。「黃家，日晡所發熱，而反惡寒，此為女勞得之」，是房事不得法造成，女勞與房事不單是性事問題，含括生活大小細節衍生出的問題。「酒黃疸，心中懊憹或熱痛」，飲酒不當造成，也含括不喝酒而暴飲暴食者。不論是飲食不當，或房事不得法，或不當飲酒，都是生活習慣不良，日積月累造成黃疸，藥的治療固然重要，不改變生活習慣，病是難治的。

「膀胱急，少腹滿、身盡黃，額上黑，足下熱，因作黑疸」，額上發黑是腦部與額頭上的靜脈回流心臟不良，表面上是頭顱骨的導靜脈與板障靜脈回流心臟不良，事實上是頸內動脈無法正常養護腦部的組織，特別是下視丘與腦垂體。層層的波浪效應，除額上發黑外，頭顱骨會枯乾，甚至頭部長瘡疹，腦垂體分泌失調是最大原因。腹腔內器官組織運轉也隨之不良，「膀胱急，少腹滿，身盡黃」也隨之影響最遠端的動靜脈運轉不良，導致「足下熱」。

「黑疸，腹脹如水狀，大便必黑，時溏」是下半身使用過度或不當，腹脹如水狀，卻大便黑甚至如泥狀，整體直腸與乙狀結腸、骶部副交感神經的活性，以及球體海棉肌、盆膈膜及肛門括約肌等，因為女勞病而產生障礙，導致下消化道功能失調，並不是泌尿系統或體液運轉的問題。若是腹滿脹者，難治，用硝石礬石散，以硝石散與礬石散，以大麥粥汁和服一小匙，日三服。病隨大小便去，小便正黃，大便正黑，即可刺激整體直腸與乙狀結腸、骶部副交感神經的活性。再者，望診比較眼球結膜的顏色，如黃色淡濃，或是金黃色、淺黃色……，以及手陰經、手陽經、足陰經、足陽經四肢及胸腹脊背色澤的比較，都足為臨證診治參考。平日，亦可攬鏡自照自我診查，上半身尤其是手的陽經脈側較黃者，屬梔子柏皮湯證；茵陳蒿湯則適合下半身足的陰經脈側較黃者；治療過程中，從黃色部位褪去的前後，也可以掌握經脈、臟腑的互動關係，藉以來調整生活習慣，這對控制病程的發展直接而有效。

初患肝炎常用藥方示例

藥方	組成	主治症狀
茵陳蒿湯	茵陳、梔子、大黃	濕熱發黃，二便不利，頭汗出，腹滿，口渴
梔子柏皮湯	梔子、黃柏	身熱發黃
三黃瀉心湯	大黃、黃芩、黃連（蜜丸三黃丸）	心下痞熱，心氣不足，吐血衄血
黃連解毒湯	黃連、黃芩、黃柏、梔子	一切火熱，表裏化盛，錯語不眠
三補丸	黃芩、黃連、黃柏	咽喉及齒痛，煩躁，二便秘結，濕痰夜熱

黃疸三藥方之煮服法及治療

藥方	組成	煮服法	治療重點
茵陳蒿湯	茵陳蒿六兩、梔子十四枚、大黃二兩（茵梔大）	水一斗，先煮茵陳，減六升，內二味，煮取三升，去滓，分溫三服。小便當利，尿如皂角汁狀，色正赤，一宿腹減，黃從小便去也	穀疸之為病，寒熱不食，食即頭眩，心胸不安，久久發黃為穀疸
硝石礬石散	硝石、礬石（燒）等分（硝礬大）	二味為散，以大麥粥汁和服方寸匕，日三服。病隨大小便去，小便正黃，大便正黑，是候也	黃家，日晡所發熱，而反惡寒，此為女勞得之；膀胱急，少腹滿、身盡黃，額上黑，足下熱，因作黑疸，其腹脹如水狀，大便必黑，時溏，此女勞之病，非水也。腹滿者難治
梔子大黃湯	梔子十四枚、大黃一兩、枳實五枚、豉一升（梔大枳）	水六升，煮取二升，分溫三服	酒黃疸，心中懊憹或熱痛

✛ 知識補充站

急性肝炎病初期，出現噁心、胸悶、食慾不振、便秘、尿量減少、發燒等，之後才會出現黃疸；當出現這些症狀時，茵陳蒿湯(茵陳、梔子、大黃)是最佳考量，三黃瀉心湯(大黃、黃芩、黃連)、梔子柏皮湯(梔子、黃柏)，此三方延伸出來的黃連解毒湯(黃連、黃芩、黃柏、梔子)，主治「一切火熱，表裏俱盛，狂躁煩心，口燥咽乾，大熱乾嘔，錯語不眠，吐血衄血，熱甚發斑」。黃連解毒湯去梔子，留黃連、黃芩、黃柏名為柏皮湯，治三焦實熱，用粥丸(相當於科學中藥的澱粉製劑)名三補丸，治三焦火，嗌燥、喉乾、二便秘結，及喉痰夜熱，多見於肝經脈(肝臟)及腦功能初期循環不良，服之可提升睡眠品質。

16-6 諸病黃家之症狀及治療

270.諸病黃家,但利其小便;假令脈浮,當以汗解之,宜桂枝加黃耆湯主之。諸黃,豬膏髮煎主之。

271.黃疸病,茵陳五苓散(茵陳湯及五苓散)主之。

272.黃疸腹滿,小便不利而赤,自汗出,此為表和裏實,當下之,宜大黃硝石湯。

273.黃疸病,小便色不變,欲自利,腹滿而喘,不可除熱,熱除必噦。噦者,小半夏湯主之。

274.諸黃,腹痛而嘔者,宜柴胡湯(小柴胡湯)。

275.男子黃,小便自利,當與虛勞小建中湯。

諸黃,豬膏髮煎治二便不順暢。豬膏潤燥通便,亂髮利尿,治大便難而小便不利,亦治胃氣下泄、陰吹。豬膏髮煎進入消化道之後,首先發揮對消化器官黏膜作第一道的緩和效用,甚至也順調與黏膜相關的淋巴組織,進而促進整體淋巴系統作業;最重要的是豬膏髮煎的服法,半斤豬油與髮灰盍,分兩次服用,緩緩溫服嚥下,從唇的飛門一直到肛門的魄門,通過七門,以治黃疸初期二便不順暢;與《千金要方》麻黃醇酒湯之治黃疸,取麻黃三兩、美清酒五升,煮去二升半,頓服盡,冬月寒時用清酒,春月宜用水煮之,兩者有異曲同工之妙,是很理想的緩和療法。對重證患者而言,是頗佳的安慰劑,可舒緩其沮喪情緒。豬膏髮煎作為肛門或陰道塞劑,也是合理的。

緩和療法中,桂枝加黃耆湯發汗解黃疸;茵陳五苓散利小便改善黃疸;大黃硝石湯下屎解黃疸;黃疸噦者宜小半夏湯;黃疸腹痛而嘔者柴胡湯輩;黃疸虛勞、小便自利者宜小建中湯,與黃疸常見的小便量少不同,因為多種病症如膽囊炎、肝腫大、膽結石……,加上黃疸嚴重,皮膚癢痛等,常忽略了「虛」證。小建中湯的脈象多弱,腹部多虛軟塌陷,脅下少見壓痛,甚至壓按之不痛反覺舒服。茵陳四逆湯(茵陳、甘草、乾薑、附子)治黃疸脈沉遲,四肢厥冷,腰以上自汗,也是一樣要知曉其「虛」。針對黃疸末期病人,小建中湯與茵陳四逆湯是緩和療法中最有效的。

小博士解說
黃疸初期,以《傷寒論》之方,多數能治癒;一旦進入纏綿狀況,如黃疸、便秘、腹部嚴重脹滿,尿色紅又量不多,比茵陳蒿湯及梔子柏皮湯所能主治之症狀更嚴重者,已經出現腹水。觸壓診大包至期門、日月之際的骨縫間肌膚,如壓按手腳水腫一般,壓按1~2秒,馬上放開,黃疸色瞬間消失者,屬梔子柏皮湯、茵陳蒿湯等輕證,若不見瞬間黃疸色消失者,症狀多趨嚴重,黃疸色多帶黑黯而膚無光澤,小便不多且色如黃柏汁,呼吸困難,此階段當考量《金匱要略》之大黃硝石湯(大黃、黃柏、滑石、梔子)。

上治療黃疸之藥方示例

藥方	組成	煮服法	治療重點
加黃耆	桂枝三兩、芍藥三兩、生薑三兩、大棗十二枚、甘草、黃耆各二兩（桂芍薑棗甘耆）	水八升，煮取三升，溫服一升，須臾飲熱稀粥一升餘，以助藥力，溫服取微汗；若不汗，更服	諸病黃家，但利其小便；假令脈浮，當以汗解之
髮煎	豬膏半斤、亂髮如雞子大三枚（膏髮）	二味和膏中煎之，髮消藥成，分再服。病從小便出	治諸黃
五苓散	茵陳蒿末十分、五苓散五分（茵二苓朮瀉桂）	二物和，先食飲方寸匕，日三服	黃疸病
硝石湯	大黃、黃柏、硝石各四兩，梔子十五枚（大柏硝梔）	水六升，煮取二升，去滓，內硝，更煮取一升，頓服	黃疸腹滿，小便不利而赤，自汗出，此為表和裏實，當下之
湯	瓜蒂二十個	上銼，以水一升，煮取五合，去滓，頓服	治諸黃
醇酒湯	麻黃三兩	美清酒五升，煮去二升半，頓服盡。冬月用酒，春月用水煮之	治黃疸
夏湯	半夏一升、生薑半斤（夏薑）	水七升，煮取一升半，分溫再服	黃疸病，小便色不變，欲自利，腹滿而喘，不可除熱，熱除必噦。噦者
胡湯	柴胡半斤、黃芩三兩、人參三兩、甘草三兩、半夏半斤、生薑三兩、大棗十二枚（柴參甘夏薑棗）	水一斗二升，煮取六升，去滓，再煎取三升，溫服一升，日三服	諸黃，腹痛而嘔者
中湯	桂枝三兩（去皮）、甘草三兩（炙）、大棗十二枚、芍藥六兩、生薑三兩、膠飴一升（桂甘棗芍薑膠）	水七升，煮取三升，去滓，內膠飴，更上微火消解，溫服一升，日三服	嘔家不可用建中湯，以甜故也。虛勞裏急、諸不足，黃耆建中湯主之。於小建中湯內加黃耆一兩半，餘依上法，氣短胸滿者加生薑；腹滿者去棗，加茯苓一兩半；及療肺虛損不足，補氣加半夏三兩
芍藥桂酒湯	黃耆、桂枝、芍藥各三錢（耆芍桂苦）	苦酒一升，水七升，相和，煮取三升，溫服一升，當心煩，服至六七日乃解。若心煩不止者，以苦酒阻故也。一方用美酒醯代苦酒	黃汗之為病，身體腫，發熱汗出而渴，狀如風水，汗沾衣，色正黃如柏汁，脈自沉，汗入水中浴，水從汗孔入得之

＋ 知識補充站

　　高膽紅素黃疸的肇因可能是(1)溶血性貧血等膽紅素過量；(2)肝細胞癌症的膽紅素減少，細胞內結合蛋白質不良，膽紅質分泌到膽小管受到干擾，造成游離膽紅素上升；(3)肝內或肝外膽管阻塞，造成膽紅素尿酸化物回流到血液中。

第17章
嘔吐噦下利病

　　「噦而腹滿」是噦而後腹滿，腹滿是病本，噦是病人表現的主要病狀，病人不一定會訴苦腹滿之證，醫生要明辨何部不利，才可利之，即愈。噦與欲吐不一樣，欲吐是上消化道問題，食道或胃發炎或蠕動不良；噦是整體消化道某部分有問題，可能是蠕動不良而噦，或一時飲食不當而噦，與幽門桿菌關係不大，可能是腎與膀胱不利，壓迫到某部分消化道，造成「噦而腹滿」。總之，噦若加上腹滿，是腹腔某部分蠕動或循環不良所造成，「視其前後，知何部不利，利之即愈」，腹診比較左天樞穴與中極穴，掌握是前不利或後不利，前不利中極穴較硬而疼痛（五苓散等），後不利左天樞穴較硬而疼痛（大承氣湯等），兩者都不利則中極穴與左天樞穴都硬而疼痛（大黃甘遂湯等）。「噦而腹滿」放之於其他疾病，診治法則不變。

17-1 嘔家有癰膿，不可治嘔

276.夫嘔家有癰膿，不可治嘔，膿盡自愈。

277.嘔家本渴，今反不渴者，以心下有支飲故也，此屬支飲。

278.病人脈數，數為熱，當消穀引食，而反吐者，何也？師曰：「以發其汗，令陽微，膈氣虛，脈乃數，數為客熱，不能消穀，胃中虛冷故也。」

279.脈弦者，虛也，胃氣無餘，朝食暮吐，變為胃反。寒在於上，醫反下之，今脈反弦，故名曰虛。

　　咽頭、胸腹壁與腸道等部位受刺激，可能誘發嘔吐。噁心與嘔吐的意識知覺與大腦皮質關係密切，噁心時大腦皮質額葉與顳葉會活性化，嘔吐主要由腦幹負責調節，誘發嘔吐是靠腦幹的神經核(弧束核、迷走神經、背側核、橫膈膜神經核、調整呼吸的延髓核)調節，包括控制誘發嘔吐的咽頭、顏面、舌頭運動的神經核，只要咽頭、胸腹壁與腸道的任何相關臟器或功能上有症狀，即影響腦幹嘔吐中樞而嘔吐。

　　「嘔家有癰膿」，癰膿是體內癰膿或異物在上食道部分，「吐之」是必要的，若癰膿或異物不在上食道，就不可以「吐之」來治嘔，讓膿自盡而愈，或汗之或下之以愈。此癰膿是指胃腸道的滯礙，屬於已經過一段時間形成的癰膿，「膿盡自愈」需是一段療程來調理。抑制消化道的不良細菌與如何殺菌，非對症的抗生素不可，有時候最強力的抗生素也無效，因此，緩和調理飲食與作息是「膿盡自愈」的最佳療法。

　　「病人脈數，而反吐者，胃中虛冷」，胃正常每分鐘蠕動3~5次，此徐緩的蠕動P波，嘔吐的時候會停止，並出現逆行性收縮蠕動波向口腔側傳導，令腸道內容物從口腔排出。胃中虛冷是胃每分鐘蠕動低於2~3次，常併見幽門痙攣或窄縮而脈數，出現消穀不良而食反。食物入胃，通常一小時內都在胃底，主要是靠口腔的唾液酶幫助消化，飲食後一小時內的反胃，是食道與胃的問題為多，飲食的內容物是最重要的，也受氣氛與心情影響。

　　「脈弦者，虛也，胃氣無餘，朝食暮吐，變為胃反，寒在於上」，十二指腸每分鐘蠕動11~20次，此徐緩的蠕動波，嘔吐時會停止，並出現逆行性收縮蠕動波向胃及口腔側傳導，令腸道內容物從口腔排出。正常情況之下，胃徐緩蠕動從胃體向胃底蠕動，再從胃底向胃體蠕動，反覆地重複這種徐緩的蠕動波，胃再將食糜慢慢注入十二指腸；反之，只出現單行性收縮蠕動波向口腔側傳導，胃腸蠕動不良造成了「胃氣無餘」，就是要胃反或反胃，而朝食暮吐。

正常胸腔與橫膈膜疝氣之比較

正常的胸腔　　　　　　　　先天性橫膈膜疝氣

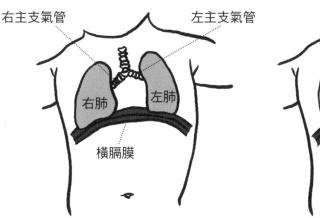
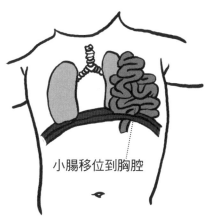

右主支氣管　　　左主支氣管

右肺　左肺

橫膈膜

小腸移位到胸腔

✚ 知識補充站

　　常見的嘔家，一週嘔吐一次以上是機能性嘔吐，與精神壓力太大有關係。週期性嘔吐症候群多併見偏頭痛，以孩童為多，成人方面多見於急速胃排出，或飲食不當或慢性使用大麻等，所有的噁心、嘔吐，皆屬於腹腔內疾病。

　　「嘔家本渴」，通常嘔吐後會口渴欲飲；不渴者，下食道括約肌與橫膈膜運作有礙，胃的賁門與胃底，甚至幽門蠕動不良，「心下有支飲」此即屬支飲。

　　橫膈膜是肺部下方的大塊肌肉，食道通過橫膈膜上的一個孔而到達胃。當橫膈膜收縮時，特別是咳嗽、彎腰，會影響下食道括約肌的強度。如果橫膈膜減弱產生一個裂孔時，部分的胃可能通過橫膈膜滑移到胸部，形成一個滑動裂孔，即為橫膈膜疝氣，雖然這樣的病者不多，可是這些臟器的互動關係不好，只要礙到下食道括約肌，就更容易發生胃酸逆流。

17-2 寸口脈微數，微則無氣

280.寸口脈微數，微則無氣，無氣則營虛，營虛則血不足，血不足則胸中冷。

281.趺陽脈浮而澀，浮則為虛，澀則傷脾，脾傷則不磨，朝食暮吐，暮食朝吐，宿穀不化，名曰胃反。脈緊而澀，其病難治。

「寸口脈微數是胸中冷，趺陽脈浮而澀是胃反」與「寸口脈數，而反吐者，胃中虛冷」，寸口脈診胸腔與腹腔，趺陽脈診腹腔；觀念上，胸腔與腹腔負責呼吸，人的最後一口氣是呼氣，沒有腹腔的呼氣，就沒有胸腔的吸氣，一般疾病診寸口脈即足以辨證，然疾病嚴重者就必需要診趺陽脈，趺陽脈比寸口脈更能表現呼氣的情況；必要時，少陰脈與少陽脈也要一併參考。

「寸口脈微數是胸中冷」，再診趺陽脈察胃的狀況，「趺陽脈浮而澀是胃反」，如果觸診趺陽脈脈象無蹤，再壓按趺陽脈「脈緊而澀、其病難治」；寸口脈與趺陽脈的互動，好比是上腔靜脈與下腔靜脈的互動。「趺陽脈浮而澀」與「趺陽脈緊而澀」都是澀脈，趺陽脈澀脈，與寸口脈微，是一樣的，幾乎都診不到脈；趺陽脈浮而澀與趺陽脈緊而澀，差異是浮而澀比緊而澀容易診到，即使是脈象不明顯；浮而澀的脈是一診就感覺到若有若無的澀脈，緊而澀是要壓診脈才感覺到若有若無的澀脈，甚至要花較長的時間來壓按。所以，趺陽脈浮而澀是朝食暮吐，暮食朝吐，宿穀不化的胃反。趺陽脈緊而澀是脈象無蹤，其病難治；浮而澀的脈還有點活力，緊而澀的脈幾乎沒有活力，脈有無活力需要用心意會。慢性生活習慣病多胃、膽膀胱經脈有問題，氣衝、足三里、上巨虛、下巨虛等穴區會出現血絡，是小隱靜脈與深靜脈淋巴節反應區，可針砭治療，治汗、尿、屎等排泄問題。

《傷寒論》520.「寸口脈動而弱，動即為驚，弱則為悸」，與491.「陰陽相搏，名曰動。陽動則汗出，陰動則發熱，形冷惡寒者，此三焦傷也。若數脈見於關上，上下無頭尾，如豆大，厥厥動搖者，名曰動也。寸口脈微，名曰陽不足，陰氣上入陽中，則灑淅惡寒也。尺脈弱，名曰陰不足，陽氣下陷於陰中，則發熱也」，寸口脈微則無氣，寸口脈微名曰陽不足，微脈是幾乎診不到脈，胸中冷則心臟功能較弱，活動不足造成了胸中冷與灑淅惡寒，甚至心悸(寸口脈弱則為悸)。診斷虛與實是診脈的第一目的，所以，寸口脈有所不足時，配合診斷趺陽脈是必要的。

小博士解說

《傷寒論》「寸口脈沉而遲，沉則為水，遲則為寒，寒水相搏。趺陽脈伏，水穀不化，脾氣衰則鶩溏，胃氣衰則身腫。少陽脈卑，少陰脈細，男子則小便不利，婦人則經水不通；經為血，血不利則為水，名曰血分。寸口脈沉而遲，沉則為水，遲則為寒，寒水相搏」。

《傷寒論》論證陰陽不足

條文	脈象	病理	針灸穴道
491.	寸口脈微	陽不足	太衝
491.	尺脈弱	陰不足	太溪
492.	脈浮而數，能食	陽結	崑崙
412.	脈沉而遲，不能食	陰結	足三里

寸尺陰陽脈之強弱

寸尺陰陽脈	陰陽營衛	症狀	代表藥方	診治穴道
寸口脈微尺脈弱	陽不足、陰不足	灑淅惡寒	桂枝湯	太淵穴
陽脈浮、陰脈弱	營氣微、衛氣衰	血虛筋急	小建中湯	太衝穴

《內經 ‧ 素問 ‧ 五臟生成論》論證胸腹病證

病證	病理	病變	治療穴道	調理藥方
頭痛巔疾	下虛上實 （腦部血液循環滯礙）	過在足少陰， 巨陽甚則入腎	太溪穴	五苓散
閃瞳搖頭，耳目不靈	下實上虛 （腦部血液不足）	過在足少陽， 厥陰甚則入肝	太衝穴	小柴胡湯
腹滿䐜脹	支膈胠脅，下厥上冒 （腹腔功能不良）	過在足太陰、 陽明	地機穴	半夏瀉心湯
咳嗽上氣	厥在胸中 （胸腔功能不良）	過在手陽明、 太陰	曲池穴	小青龍湯
心煩頭痛	病在膈中 （橫膈膜功能不良）	過在手巨陽， 少陰	內關穴	小陷胸湯

✚ 知識補充站

　　臨床上，腳部針或砭，可立即改善胸腔與頭面問題，腳趾背側靜脈與來自腳底趾靜脈合流成腳背靜脈弓，再集流腳內側邊緣靜脈(以腎經脈為主)，形成大隱靜脈，腳背靜脈弓與靜脈網的外側部集流成外側邊緣靜脈(以膀胱經脈為主)，形成小隱靜脈；大隱靜脈與小隱靜脈平行而逆向的動脈，可以促進大隱靜脈與小隱靜脈回流心臟。大隱靜脈與小隱靜脈靜脈吻合情形非常頻繁，與趺陽脈和少陰脈息息相關。

17-3 病人欲吐者，不可下之

282.病人欲吐者，不可下之。
283.噦而腹滿，視其前後，知何部不利，利之即愈。

「欲吐不可下，不可利之」，幽門桿菌是外來的細菌，多在幽門，是胃炎與胃癌的禍首之一，生活步調緊湊又緊張時，幽門桿菌會隨之氾濫，賁門(下食道括約肌)隨之鬆弛，而幽門(十二指腸括約肌)緊縮，甚至痙攣，可能造成胃的黏膜潰瘍，或胃酸倒流入食道，有欲吐的感覺，多是上消化道問題，才想欲吐為快。若以下消化道問題處理而下之，上消化道問題沒有解決，反而增加了下消化道負擔。

食道長25公分，其中狹窄處有三處，上面主動脈狹窄處距門齒25公分，在主動脈弓鄰旁，可能會受主動脈壓迫；心臟血管問題多者，膻中穴區也狀況多(壓之痠疼或刺痛)。中間氣管狹窄處距離門齒27.5公分，在氣管鄰旁，可能受左氣管壓迫；呼吸氣管問題多者，中庭穴區問題也多(壓之痠疼或刺痛)。下面是橫膈膜狹窄處，距離門齒約40公分，胃的賁門與之相關；消化胃腸問題多者，鳩尾穴區也問題多。食道在橫膈膜的食道裂孔邊緣，有橫膈膜下面的筋膜，由延長的橫膈食道膜來固定，此膜會因應橫膈膜與食道在呼吸與吞嚥之際而運作。

後面不利(排便不暢)多直腸有宿滯之物，多乙狀結腸、直腸、肛門的蠕動不良；前不利(排尿困難)多腎臟與膀胱的尿管不順暢。骶骨區的副交感神經負責下行結腸與膀胱尿管的排泄功能，頭頸部的副交感神經負責消化吸收功能；噦是消化吸收功能不良，腹滿是下行結腸與膀胱尿管的排泄不良，後不利宜大黃類瀉下攻積，通利結腸，前不利宜甘遂類通行經隧水濕，通利腎臟與膀胱的尿管。噦而腹滿而小便不利，當利其小便，透過改善輸尿管與膀胱的脈管循環，進而改善消化道的循環，治療噦而腹滿。

肝膽胃腸病證，不少是由慢性日久變成急性，西醫急救診治後，腹診配合中藥調理對慢性病證很有效。西醫外科治療肝臟方面的疾病，每個手術區域是機能單位的集合體；內科治療肝臟疾病，以肝動脈破格的置換來考量肝臟狀況。肝動脈反應左心室，肝門脈反應十二指腸，因此橫膈膜以上胸腔不適，宜小半夏湯、小半夏加茯苓湯、大黃甘草湯、半夏麻黃丸、麻黃附子細辛湯、旋覆花湯等，可以助益食道、氣管的循環，增進左心室與肝動脈的運作功能；相對的，橫膈膜以下則以半夏瀉心湯、小柴胡湯、大柴胡湯、大黃附子湯等為考量。

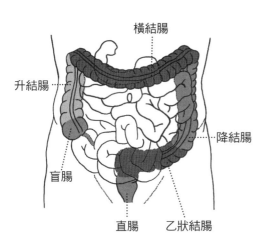

大腸組織位置圖

橫結腸

升結腸

降結腸

盲腸

直腸　乙狀結腸

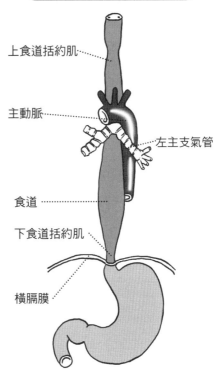

食道與氣管及主動脈關係圖

上食道括約肌

主動脈

左主支氣管

食道

下食道括約肌

橫膈膜

＋ 知識補充站

　　大腸桿菌是共生菌，存在於大腸與小腸，大腸桿菌有利有弊，正常情形下，大腸桿菌助益消化道機能作業，對老弱者而言，不良的大腸桿菌出現在血液或尿液中，就有造成腎病變的可能性，甚至腎衰竭。

　　溫泉池的大腸桿菌超過安全範圍，多是入浴者如廁後未擦拭乾淨，肛門內的大腸桿菌散布到溫泉內，即使每天刷洗池子，當入浴者眾時，大腸桿菌對老弱者傷害是很可慮的。

　　相較於此，抗壓力不足者，特別是上班受薪族群，其食道問題相對多，即使是單純的反胃，因食道與氣管都是通道，飲食失調與空氣環境不良常是主因。抗壓能力低落者，常見其因飲食習慣不良而損及食道，宜小半夏湯、小半夏加茯苓湯、大半夏湯、乾薑人參半夏丸、半夏瀉心湯、小柴胡湯、大柴胡湯與大黃附子湯等。藥方極其平凡，然有長期養護之功，可以達到紓解壓力效果，並降低罹患食道癌、胃癌的機率。「五臟病各有所惡，各隨其所不喜者為病」、「欲吐不可下，不利利之」是養護腸道的準則。

17-4 嘔而胸滿、腸鳴之治

284.嘔而胸滿者,吳茱萸湯主之。
285.嘔而腸鳴,心下痞者,半夏瀉心湯主之。
286.乾嘔而利者,黃芩加半夏生薑湯主之。
287.諸嘔吐,穀不得下者,小半夏湯主之。
288.嘔吐而病在膈上,後思水者,解,急與之。
思水者,豬苓散主之。

　　足厥陰病,「嘔而胸滿者,或胸滿頭痛,
吳茱萸湯主之。」《傷寒論》278.「少陰病,
吐利,手足逆冷,煩躁欲死者,吳茱萸湯主
之。」和342.「乾嘔吐涎沫,頭痛者,吳茱萸
湯主之。」吳茱萸湯宜治的症狀幾乎從頭到
腳,病理上,多見於食道黏膜、橫膈膜及胃
黏膜運作不良,常是體質虛弱,因勞累或過
度食飲寒涼所造成。吳茱萸湯治煩躁欲死
者,就是改善肝經脈的循環,因其循行「挾
胃屬肝絡膽」與「督脈會於巔」,可調節頭顱
部血管循環,診治以太衝穴為主,壓之,痠痛
為虛,刺痛為實。

　　「嘔而腸鳴,心下痞者,半夏瀉心湯主
之。」《傷寒論》「柴胡證仍在者,復與柴胡
湯。此雖已下之不為逆,必蒸蒸而振,卻發
熱、汗出而解。若心下滿而硬痛者,此為結
胸也,大陷胸湯主之。但滿而不痛者,此為
痞,柴胡不中與之,宜半夏瀉心湯」,多見於
食道與橫膈膜之間痙攣,或胃腸黏膜蠕動
不良,特別是賁門與胃底部分,多因飲食習
慣不良,或抗壓力不足。半夏瀉心湯改善足

陽明病所至的胸悶腹脹,診治以足三里穴
為主,壓之,痠痛為虛,刺痛為實。

　　「乾嘔而利者,黃芩加半夏生薑湯主
之。」《傷寒論》348.「太陽與少陽合病,自
下利者,與黃芩湯。若嘔者,黃芩加半夏生
薑湯主之。」多見於食道與胃腸蠕動不良,
尤其是降結腸與乙狀結腸部分,常因一時
飲食過敏。黃芩加半夏生薑湯改善足少陽
病,特別是初期的胸悶腹痛,診治以絕骨穴
為主,壓之,痠痛為虛,刺痛為實。

　　「諸嘔吐,穀不得下者,小半夏湯主
之。」多見於食道與橫膈膜之間的痙攣,特
別是賁門與下食道括約肌鬆弛乏力者。小
半夏湯改善足陽明病與手陽明病,時而胸
悶喉痹,診治以曲池穴為主,壓之,痠痛為
虛,刺痛為實。

　　嘔吐而思水者,多見於食道與胃腸的蠕
動不良,尤其是幽門與十二指腸部分。豬苓
散改善足太陽病與足陽明病之時而渴嘔,
診治以崑崙穴為主,壓之,痠痛為虛,刺痛
為實。

　　「嘔家有癰膿,不可治嘔,膿盡自愈」,
是食道一時無法正常運作,食道與胃功能
有問題,「嘔吐而病在膈上,後思水者,解,
急與之」,多一時暈車船或進入運動脫水狀
態;與「嘔家本渴,今反不渴者,以心下有
支飲」之嘔吐階段的變化,症狀及治療都
不同。

治嘔藥方煮服法及其治療代表穴

藥方	組成	煮服法	相關經脈	代表穴
吳茱萸湯	吳茱萸一升、人參三兩、生薑六兩、大棗十二枚（吳參薑棗）	水五升，煮取三升，溫服七合，日三服	肝經脈 膽經脈	太衝穴
半夏瀉心湯	半夏半升（洗）、黃芩三兩、乾薑三兩、人參三兩、黃連一兩、大棗十二枚、甘草三兩（炙）（夏芩薑參連棗甘）	水一斗，煮取六升，去滓，再取三升，溫服一升，日三服	胃經脈 心經脈	足三里穴
黃芩加半夏生薑湯	黃芩三兩、甘草二兩（炙）、芍藥二兩、半夏半升、生薑三兩、大棗十二枚（芩甘芍夏薑棗）	水一斗，煮取三升，去滓，溫服一升，日再服，夜一服	膽經脈 胃經脈	絕骨穴
小半夏湯	半夏一升、生薑半斤（夏薑）	水七升，煮取一升半，分溫再服	心包經脈 胃經脈	曲池穴
豬苓散	豬苓、茯苓、白朮各等分（豬茯朮）	杵為散，飲服方寸匕，日三服	膀胱經脈 胃經脈	崑崙穴

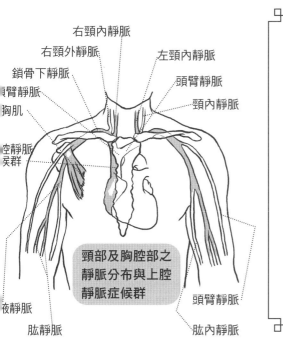

右頸內靜脈
右頸外靜脈　左頸內靜脈
鎖骨下靜脈　頭臂靜脈
頸臂靜脈　頸內靜脈
胸肌
空靜脈
叢群

頸部及胸腔部之靜脈分布與上腔靜脈症候群

頭臂靜脈
夜靜脈
肱靜脈　肱內靜脈

✚ 知識補充站

嘔吐是從食道向口腔移動，發生時與相關的靜脈互動密切；上食道靜脈回流上腔靜脈，下食道靜脈透過肝門脈回流下腔靜脈。上腔靜脈上端由左右頸臂靜脈在右第一胸肋結合處後方匯合而成；上腔靜脈下端在第三胸肋關節下緣注入右心房，接收上肢與頭頸部血液，再注入上腔靜脈。

這些血管壁薄、壓力低，易受周遭較硬組織如胸骨、氣管、食道、肺動脈、支氣管及淋巴結等壓迫發生阻塞，該部位任何器官出現問題，進而干擾頭部、上胸部、上肢的靜脈回流心臟，即造成頭痛、胸悶、嘔吐等。下食道靜脈透過肝門脈回流下腔靜脈出現問題，奇靜脈會自動幫助下食道靜脈注入上腔靜脈，可能造成胸痛、胸悶腹脹、嘔吐等。

17-5 嘔而脈弱、發熱之治療

289.嘔而脈弱,小便復利,身有微熱,見厥者,難治,四逆湯主之。

290.嘔而發熱者,小柴胡湯主之。

291.胃反嘔吐者,大半夏湯主之。《千金》治胃反不受食,食入即吐。《外臺》治嘔,心下痞硬者。

　　嘔而脈弱,小便後利,身有微熱,見厥者,難治,四逆湯主之。《傷寒論》65.「病發熱、頭痛,脈反沉,若不差,身體疼痛,當溫其裏,宜四逆湯。」、212.「脈浮而遲,表熱裏寒,下利清穀者,四逆湯主之。」關元是小腸經脈的募穴,反應十二指腸的吸收功能,當十二指腸吸收功能不良時,肝門脈供給肝臟的營養不足,胸管供給心臟的營養也不足,肝臟與心臟無法提供營養給全身,就會見厥。四肢末梢血液循環不良,「脈弱」與「厥」是肝臟與心臟虛弱的症狀,十二指腸的黏膜組織需要修護,也需要加強蠕動,才能改善肝臟與心臟虛弱,四逆湯的乾薑與附子是大熱之劑,最能調養十二指腸的虛弱。

　　嘔而發熱者,小柴胡湯主之。《傷寒論》222.「陽明病,脅下硬滿,不大便而嘔,舌上白胎者,可與小柴胡湯,上焦得通,津液得下,胃氣因和,身濈然汗出而解。」、217.「傷寒五、六日中風,往來寒熱,胸脅苦滿,默默不欲飲食,心煩喜嘔,或胸中煩而不嘔,或渴或腹中痛,或脅下痞硬,或心下悸,小便不利,或不渴,身有微熱,或欬者,小柴胡湯主之。」消化附屬器官有問題,多脅下硬滿或脅下痞硬,小柴胡湯可改善其問題,特別是這些問題之外的發熱。

　　胃反嘔吐者,大半夏湯主之。《千金》治胃反不受食,食入即吐。《外臺》治嘔,心下痞硬者。大半夏湯與半夏瀉心湯功能上相似,都可以養護胃的黏膜組織與改善胃的蠕動,不一樣的是半夏瀉心湯兼顧下食道括約肌(賁門),助益橫膈膜的呼吸功能;相對來說,大半夏湯的蜂蜜比半夏瀉心湯的炙甘草所含有的蜂蜜多,又沒有甘草與黃連、黃芩、生薑、大棗,大半夏湯的藥味很簡單,藥力相對加強,對胃底的作用加大,兼顧十二指腸括約肌(幽門),治胃反嘔吐。

　　四逆湯、大半夏湯和小柴胡湯都治嘔吐症狀,四逆湯治嘔而脈弱而見厥者,可養護小腸經脈,強化十二指腸的黏膜組織與吸收功能,治少陰之為病,脈微細,但欲寐。大半夏湯治胃反嘔吐者,養護胃的黏膜組織與改善胃的蠕動,陽明之為病胃家實。小柴胡湯養護消化附屬器官,助益肝臟與橫膈膜的生理作業,且治嘔而發熱者,即少陽之為病口苦咽乾目眩。

四逆湯、小柴胡湯、大半夏湯治嘔吐

藥方	組成	煮服法	相關經脈
四逆湯	附子（生用）一枚、乾薑一兩半、甘草二兩（炙）（附薑甘）	水三升，煮取一升二合，去滓，分溫再服。強人可大附子一枚，乾薑三兩	心經脈 腎經脈
小柴胡湯	柴胡半斤、黃芩三兩、人參三兩、甘草三兩、半夏半斤、生薑三兩、大棗十二枚（柴芩參甘夏薑棗）	水一斗二升，煮取六升，去滓，再煎取三升，溫服一升，日三服	膽經脈 肝經脈
大半夏湯	半夏二升（洗完用）、人參三兩、白蜜一升（夏參蜜）	水一斗二升、和蜜揚之二百四十遍，煮取二升半，溫服一升，餘分再服	心經脈 胃經脈

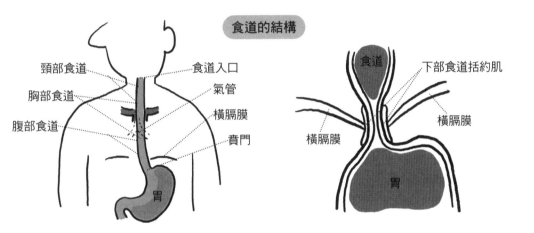

食道的結構

頸部食道　　食道入口
胸部食道　　氣管
腹部食道　　橫膈膜
　　　　　賁門
　　　　　胃

食道　　下部食道括約肌
橫膈膜　　橫膈膜
胃

17-6 食已即吐，胃反吐，吐後渴

292.食已即吐者，大黃甘草湯主之。《外臺》方又治吐水。

293.胃反，吐而渴欲飲水者，茯苓澤瀉湯主之。

294.吐後，渴欲得水而貪飲者，文蛤湯主之。兼主微風、脈緊、頭痛。

　　大黃甘草湯治食已即吐與吐水，即上食道括約肌痙攣(賁門症候群)「病人欲吐者，不可下之」，治病因勢利導，上者越之，下者竭之。食已即吐之火，上食道括約肌緊張以致痙攣，大黃甘草湯緩中瀉火。大半夏湯(夏參蜜)亦治食入即吐之寒，與仲景大半夏湯治胃反嘔吐同義。在王燾《外臺》大半夏湯治嘔而心下痞硬者，與瀉心湯輩一樣具養護食道與胃之效。

　　胃反，吐而渴欲飲水，大半夏湯治胃反嘔吐者，相較於茯苓澤瀉湯(苓瀉甘桂朮薑)治濕熱，是胃蠕動較快，手腳心都燥熱；大半夏湯治寒濕，是胃蠕動較慢，四肢冰冷。在王燾《外臺》，茯苓澤瀉湯加小麥一升，治消渴脈絕，胃反吐，以小麥加強療效；小麥性味甘微寒，亦用於治婦人臟躁症之甘麥大棗湯(甘麥棗)，同時也補脾氣。

　　「吐後，渴欲得水而貪飲者」最合適的是五苓散或茯苓澤瀉湯，若是失水較多，微量礦物質也失衡，則宜文蛤湯。文蛤湯兼主微風、脈緊、頭痛。文蛤湯是大青龍湯去桂枝加文蛤，屬於發汗之劑。文蛤與蛤蜊、牡蠣同功，味鹹以軟堅化痰，性濇以收脫固精，為肝腎血分之藥。妊娠養胎用白朮散(朮芎蜀牡)，《傷寒論》以牡蠣澤瀉散(牡澤商蜀花葶藻)治腰以下有水氣；白朮散與牡蠣澤瀉散都用牡蠣。

小博士解說

　　黑疸是女勞病，腹滿脹者難治，用硝石礬石散，以大麥粥汁和服一小匙，日三服。病隨大小便去，小便正黃，大便正黑。大麥緩和了硝石礬石之利。

　　妊娠養胎白朮散酒服，心下毒痛倍加芎藭，服之後，更以醋漿水服之，若嘔以醋漿水服之，復不解者小麥汁服，已後渴者大麥粥服之；大麥性味鹹溫，調解小麥之甘微寒，更重要的是「病雖愈，服之勿置」，如當歸散「妊娠常服即易產，胎無苦疾，產後百病悉主之」、《傷寒論》牡蠣澤瀉散治腰以下有水氣、桃花湯「小便利止後服」，治腹痛小便不利、下利不止、便膿血，「若一服愈，餘勿服」，急病急治，治癒停後服，慢性病慢慢治，可以長期服用。酒之後醋，醋之後小麥汁，小麥汁之後大麥粥，中藥療法即食療。

治吐三方之煮服法及治療

藥方	組成	煮服法	治療重點
大黃甘草湯	大黃四兩、甘草一兩（大甘）	水三升，煮取一升，分溫再服	食已即吐與吐水
茯苓澤瀉湯	茯苓半斤、澤瀉四兩、甘草二兩、桂枝二兩、白朮三兩、生薑四兩（苓瀉甘桂朮薑）	水一斗，煮取三升，內澤瀉、再煮取二升半，溫服八合，日三服	消渴脈絕，胃反吐
文蛤湯	文蛤五兩、麻黃三兩、甘草三兩、生薑三兩、石膏五兩、杏仁五十枚、大棗十二枚（文麻甘薑膏杏棗）	水六升，煮取二升，溫服一升，汗出即愈	吐後，渴欲得水而貪飲

+ 知識補充站

《外臺秘要》是唐代王燾(西元670～755年)所作。王燾從小體弱多病，常與醫生學習理論和臨床，在官府圖書中心(弘文館)整理圖書達二十餘年，廣泛閱讀唐代以前的醫學書籍，經過幾十年的閱讀、鑑賞、抄錄，唐天寶11年(西元752)整理成書；分卷1~2為傷寒；卷3~6為天行、溫病、瘧疾、霍亂等；卷7~20為心痛、痰飲、咳嗽等內科雜病；卷21~22為五官科疾病；卷23~24為癭瘤、癰疽等；卷25~27為痢、痔諸疾；卷28~30為中惡、金瘡、惡疾等；卷31~32為採藥、丸散、面部諸疾；卷33~36為婦兒疾病；卷37~38為乳石；卷39~40為明堂灸法，全書共1104門，均先論後方，載方6000餘首。

17-7 乾嘔，吐逆，吐涎沫之治

295.乾嘔，吐逆，吐涎沫，半夏乾薑散主之。

296.病人胸中似喘不喘，似嘔不嘔，似噦不噦，徹心中憒憒然無奈者，生薑半夏湯主之。

297.乾嘔噦，若手足厥者，橘皮湯主之。

298.噦逆者，橘皮竹茹湯主之。

「乾嘔，吐逆，吐涎沫，半夏乾薑散」杵為散，煎取，頓服之；「病人胸中似喘不喘，似嘔不嘔，似噦不噦，徹心中憒憒然無奈者，生薑半夏湯」，日三夜一服，嘔止，停後服。半夏乾薑散與生薑半夏湯可強化免疫力，增進耳鼻咽喉的抗病力，尤其是經常性「吐涎沫」者，當吐口水與吐痰成習慣，看似不是病，實際上，耳鼻咽喉一定有結構上或功能上的問題，特別是吃喝作息有偏失的人，腸道黏膜下相關的淋巴組織(MALT)必然有症狀，此刻，半夏乾薑散與生薑半夏湯就是養生至寶，素有耳鼻咽喉過敏體質，或曾有這方面的癌症病史，又有「乾嘔」或「吐涎沫」習慣的人，服用半夏乾薑散與生薑半夏湯，對從咽喉到肛門的黏膜下相關的淋巴組織，都有養護效益。此二湯有一樣的藥物成分，以科學中藥來看幾乎沒有差別，甚至一味薑半夏就可以取而代之。但是詳加比較，有一項值得學習是其煮服法差別很大，這之間蘊藏的病理機轉十分

有價值，頓服半夏乾薑散是治療咽喉部的問題；吸門與賁門有礙，就是上食道括約肌的問題，多見咽喉部分淋巴小結發炎。當咽喉部淋巴小結發腫時，吞嚥疼痛或困難，取滾燙開水沖勻薑半夏粉，稍涼後漱口十幾下即迅速吞下。薑半夏在口腔中助益腮腺、下頜下腺和舌下腺的生理作業，並強化上消化道黏膜下淋巴組織的殺菌功能；吞下後在胃黏膜與腸道中繼續進行殺菌與強化工作，這種有機療法是化學藥劑無可替代的。然而，細菌或病毒感染嚴重者，半夏乾薑散只能居輔助治療地位。

生薑半夏湯一天溫服四次，與頓服半夏乾薑散不一樣，半夏乾薑散除了調理口腔的黏膜與腺體之外，針對上食道括約肌的賁門問題療效明顯。生薑半夏湯針對幽門有礙，包含了上消化道黏膜的修護，「胸中似喘不喘，似嘔不嘔，似噦不噦，徹心中憒憒然無奈者」，食道的機能有礙，至於是胃腸或臨近的器官與脈管有礙，需要細心診察，以治未病。自律神經失調者多會出現這些自我感覺如「胸中似喘不喘，似嘔不嘔，似噦不噦，徹心中憒憒然無奈者」等失控的症狀，半夏乾薑散與生薑半夏湯是調理良方，當病證嚴重時，就要改施予瀉心湯輩、柴胡湯輩或陷胸湯輩。

半夏乾薑散等治嘔逆證候藥方之煮服法與治療

藥方	組成	煮服法	治療重點
半夏乾薑散	半夏、乾薑（半乾）	杵為散，取方寸匕，漿水一升半，煎取七合，頓服之	乾嘔，吐逆，吐涎沫
生薑半夏湯	半夏半升、生薑汁一升（夏薑）	水三升，煮半夏取二升，內生薑汁，煮取一升半，小冷，分四服，日三夜一服，嘔止、停後服	胸中似喘不喘，似嘔不嘔，似噦不噦，徹心中憒憒然無奈
橘皮湯	橘皮四兩、生薑半斤（橘薑）	水七升，煮取三升，溫服一升，下咽即愈	乾嘔噦，若手足厥
橘皮竹茹湯	橘皮二升、竹茹二升、大棗三十枚、人參一兩、生薑半斤、甘草五兩（橘竹棗參薑甘）	水一斗，煮取三升、溫服一升，日三服	噦逆

✛ 知識補充站

　　橘皮湯與半夏乾薑散都治「乾嘔」，橘皮湯下咽即癒，治乾嘔噦，若手足厥，頓服半夏乾薑散治乾嘔，吐逆，是大同小異。

　　半夏辛溫，和胃健脾，補肝潤肺，除濕化痰，發表解鬱，善治口咽與耳咽之證。橘皮辛苦溫，理氣，調中，燥濕，化痰，富含揮發油，香氣對鼻竇及鼻咽有開竅之效。橘皮、陳皮、青皮有不一樣的功能，即便是平淡如食物的藥物，亦不宜單味久服，氣虛乏力的人也不宜多服。

　　橘皮湯與橘皮竹茹湯都有橘皮與生薑，不一樣的是橘皮湯治乾嘔噦是有形無物，橘皮竹茹湯治噦逆是有形有物。橘皮竹茹湯一日分三次服用，治較久的大症狀，多屬胃腸問題，且胃腸黏膜症狀已日趨嚴重。橘皮湯下咽即癒，治一時的小症狀，多是口腔黏膜組織與食道黏膜組織的問題。

17-8 六腑氣絕於外，五臟氣絕於內

299.夫六腑氣絕於外者，手足寒、上氣、腳縮；五臟氣絕於內者，利不禁，下甚者，手足不仁。

300.下利，脈沉弦者，下重；脈大者為未止；脈微弱數者，為欲自止，雖發熱，不死。(《傷寒論》330.)

「六腑氣絕於外者」六腑最重要的是上竅的氣，先是呼吸不順暢之後，橫膈膜也隨之乏力，接著是上氣不接下氣，呼吸困難而氧氣不足；之後的是血液循環不良；血脈循環與周圍神經功能失常，手腳氣血不足就會冰冷。上氣不接下氣，腹腔為之虛弱，腳的血脈循環不良，神經失調腳為之攣縮。

除了老化之外，多數人是長期缺少活動與運動不足，才會造成「六腑氣絕於外」，養護六腑就是要「動」。六腑氣以後天的腸胃營養吸收與肢體活動狀況為主，五臟氣以先天的腦脊髓與內分泌為主，五臟六腑的功能運作機制，都會以免疫功能狀況來表達，六腑以氣的運轉即動脈循環的情形來表達，如手足寒與上氣不接下氣，橫膈膜作業不良。五臟以血的運轉即靜脈循環的情形來表達，如手足不仁與下利不禁、盆膈膜的生理作業不良。

「五臟氣絕於內者」五臟最重要的是下竅的血，先是飲食與營養失衡，慢慢的消化器官功能也開始病化，營養失衡之下，肝臟與心臟的血液也因此失調，腸胃道疾病與新陳代謝症候群也如影隨形，嚴重時，腦與中樞神經功能為之失常而大便失禁，手腳或痛或瘡而為之麻木不仁。除了老化之外，多數是長期作息偏失，導致飲食習慣不良成性，終至於「五臟氣絕於內者」。欲養護五臟飲食要「淨」，《內經・靈樞・上膈篇》「氣為上膈者，食飲入而還出。喜怒不適，食飲不節，寒溫不時，則寒汁流於腸中，寒則積聚於下管，積聚已留，留則癰成。恬淡無為，乃能行氣，後以鹹苦化穀為下矣」。

「下利脈沉弦者，下重」(《傷寒論》330.)與「熱利下重者，白頭翁湯主之」(《傷寒論》331.)前後兩條文，前者論症狀，後者論治療藥方。《傷寒論》治療疾病以急性疾病為主，肝癌、肝硬化等肝臟障礙造成門脈閉塞時，直腸靜脈叢可能成為肝門靜脈的側副循環路，肝門靜脈或直腸靜脈怒張時多下重，漸漸形成靜脈瘤，多會出現痔核。白頭翁湯(白頭翁、秦皮、黃連、黃柏等分煮湯)治濕熱下灌肛門，改善腸道中肝門靜脈或直腸靜脈循環，進而清理直腸，特別是其中的肛管。

小博士 解 說

「脈大者」與「脈微弱數者」是「未止」與「欲自止」兩個極端的脈象，治「脈大」，可參考《傷寒論》470.「下利脈大者，虛也，以強下之故也。設脈浮革，因爾腸鳴者，屬當歸四逆湯」；「脈微弱數」可參考《傷寒論》270.「少陰病，下利脈微者，與白通湯。利不止，厥逆無脈，乾嘔煩者，白通加豬膽汁主之。服湯脈暴出者，死；微續者，生。」

五臟六腑氣絕之症狀

臟腑	氣絕症狀
六腑	氣絕於外者，手足寒、上氣、腳縮
五臟	氣絕於內者，利不禁，下甚者，手足不仁

五臟的功能作用及其相互關係

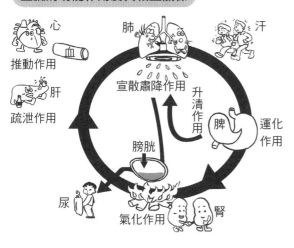

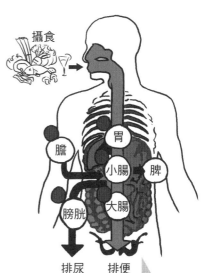

飲食從口入，經過消化、吸收到排泄的流程圖
1. 胃消化食物，將小食塊送往小腸；2. 膽促進消化；3. 小腸精細消化成食糜，將養分送往脾臟，廢物分送膀胱、大腸；
4. 大腸吸收水分與排便；5. 膀胱貯尿與排尿

✛ 知識補充站

　　《金匱要略》以治療慢性疾病為主，針對長期慢性病患者，依其感覺給予照顧，以達根治效果。

　　「脈大者，為未止」，是心臟收縮力量大，脈來的剎那跳動有力，心臟舒張力量卻力弱，脈去的剎那和緩無力，才會出現虛勞的大脈。「脈大」的前提是「下利，脈沉弦者，下重」，脈診先得「脈沉弦」，下利與下重症狀並不明顯；再加上「脈微弱數者、為欲自止，雖發熱不死」，脈來的剎那跳動乏力，脈去的剎那和緩卻還有力，才會出現微弱脈。

17-9 下利，手足厥冷無脈者之證

301.下利，手足厥冷，無脈者，灸之不溫，若脈不還，反微喘者，死。(《傷寒論》339.前段)
302.少陰負趺陽者，為順也。(《傷寒論》550.)

「灸之不溫」是灸之，此外，還包含了服用四逆輩之後，仍然「脈不還，反微喘」時，才屬不治之證。但是，如果寸口脈不還，而「少陰負趺陽」，雖然「微喘」，還是「順也」，因為趺陽脈仍持續跳動有力。寸口脈、少陰脈和趺陽脈彼此互動，互為感應；寸口脈是肺經脈的太淵穴，反應呼吸宗氣和心臟跳動有力與否，少陰脈是腎經脈的太溪穴，反應原氣和內分泌功能，趺陽脈是胃經脈的衝陽穴，反應中氣和飲食消化功能，三者互相交流影響，只要還有一個脈動就充滿生機。「少陰負趺陽」強調趺陽脈仍充滿生機，正常情況下，趺陽脈跳動大過少陰脈，所以，「少陰負趺陽」反應胃腸運作正常。

「脈者一也」是《內經・素問・三部九候論》裡的正常脈動，頭臉部、上肢部與下肢部的脈動是一致的，頭臉部的脈動失常，反應頭腦或五官七竅有礙，上肢部與下肢部的脈動失常，則反應五臟六腑有症狀。正常者，心臟輸出全身的動脈是一樣的，寸口脈、少陰脈和趺陽脈是上肢部與下肢部的脈動，也是反應五臟六腑的情況；所以，「少陰負趺陽者，為順也」是仲景脈學的精華。

「下利，手足厥冷，無脈者，灸之不溫，若脈不還，反微喘者，死」(《傷寒論》339.前段)與「下利後脈絕，手足厥冷，晬時脈還，手足溫者生，脈不還者死」(《傷寒論》339.後段)前後呼應。在《金匱要略》分別為301.與311.條文，在條文300.的「脈大者為未止；脈微弱數者為欲自止」與302.條文的「少陰負趺陽者為順」，即是在「無脈」與「脈不還」之間的問題，無脈者，針灸之或藥治之而不溫，「脈大」或「脈微弱數」或「少陰負趺陽」，就不會發生「脈不還」或「微喘」的不治之證。

「脈不還」是心臟舒張無力，脈去的剎那毫無力道可言，沒有脈動卻帶有微喘，與服湯「脈暴出」是兩種極端脈象，都是心臟功能已相當衰弱。脈的跳動反應心臟的活力，交感神經系統功能正常狀態下，心臟收縮力量大，脈來的剎那跳動有力；副交感神經系統功能正常狀態下，心臟舒張力量有力，脈去的剎那和緩有力。脈微續是脈微弱卻仍然和緩有力，脈暴出是脈很有力卻不穩定。

少陰脈與趺陽脈的診治論析

脈	功能反應	對應穴道	相關動脈	骨骼與肌肉位置	穴區塌陷針灸穴群
少陰脈 （腎經脈）	原氣、 內分泌	太溪穴 大鐘穴	脛骨後動脈	脛骨遠端與跟骨之間 脛骨後肌、阿基里斯腱	照海、太溪、大鐘、 復溜、交信、築賓
趺陽脈 （胃經脈）	中氣、 飲食消化	衝陽穴 解溪穴	脛骨前動脈 的腳背動脈	距骨與舟狀骨之間 脛骨後肌、伸拇長肌、 伸趾長肌	足三里、上巨虛、下 巨虛、豐隆、條口

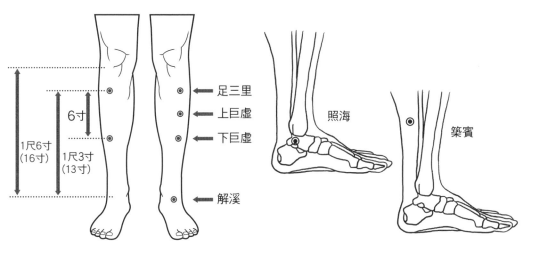

照海、築賓、上下巨虛等穴是診治三部之下部的要穴

足三里
上巨虛
下巨虛
解溪

照海

築賓

6寸

1尺6寸
(16寸)

1尺3寸
(13寸)

✚ 知識補充站

「少陰負趺陽者，為順也」，少陰脈是太溪穴與大鐘穴區的脛骨後動脈，在脛骨遠端與跟骨之間，與脛骨後肌與阿基里斯腱的活動力息息相關，脛骨後肌與腓骨長肌是腳底最深層的肌肉，腎經脈的湧泉穴、然谷穴和太溪穴與之呼應，少陰脈是先天原氣之所繫。

趺陽脈是順著脛骨前動脈的腳背動脈，在距骨與舟狀骨之間，與脛骨後肌、伸拇長肌和伸趾長肌的活動力相關，伸拇長肌及伸趾長肌負責腳趾的主要活動，臨床上，含括著胃經脈的衝陽穴與肝經脈的中封穴，是後天中氣的表現區。伸拇長肌及伸趾長肌的活動量比脛骨後肌與腓腸肌大很多，通常，趺陽脈的跳動大過少陰脈，「少陰負趺陽」是心臟與胃腸運作正常的反應。

17-10 論證下利有微熱之治

303.下利有微熱而渴、脈弱者,令自愈。(《傷寒論》327.)

304.下利脈數,有微熱汗出,令自愈;設復緊為未解。(《傷寒論》326.)

《傷寒論》發熱多少或長短,是論治病證與評估病程的第一要素,比脈動有無還重要。可資參考的條文:

321.「厥少熱多者,其病當愈」,四日至七日熱不除者,必便膿血。

322.傷寒始發熱六日,厥反九日而利,凡厥利者,當不能食,今反能食者,恐為除中,……其熱不罷者,此為「熱氣有餘,必發癰膿」也。

324.傷寒,先厥後發熱而利者,必自止,見厥復利。

325.傷寒先厥後發熱,下利必自止,而反汗出,咽中痛者,其喉為痺,「發熱無汗,而利必自止,若不止,必便膿血」。便膿血者,其喉不痺。

「下利有微熱而渴、脈弱者,令自愈」(《傷寒論》327.)與「下利脈數,有微熱汗出,令自愈;設復緊為未解」(《傷寒論》326.),同時都有「下利」與「微熱」兩項症狀,才可以「令自愈」。重要診斷點是「微熱」,身體微熱,稍微的發燒有助提升免疫力,對「渴而脈弱」與「汗出脈數」者,皆無需治療,可以自愈。脈不弱也不數,反而脈緊是按之如轉索無常,缺乏脈弱與脈數和緩而柔的尾力,只見轉索無常,缺乏和緩穩健的脈動,是病證持續嚴重化的反應,需要治療。

《傷寒論》中,「脈復緊為未解」在「脈數」與「脈弱」之間,強調診治急性疾病時,即便是「脈復緊為未解」,還是可以透過飲食調理與充分休息來改善。本書偏重於診治慢性疾病方面,在「脈弱」與「脈數」之後,才見「脈復緊為未解」,強調要持保守與謹慎的診治態度。

小博士 解說

腹部不舒服的感覺常因胃蠕動虛弱(胃的消化運動是一分鐘蠕動三下),或是腸胃的黏膜下淋巴組織有症狀,造成食糜停滯在胃無法向十二指腸輸出,《傷寒論》以「痞硬」論述,《金匱要略》以「腹滿寒疝宿食病」與「嘔吐噦下利病」解說;《傷寒論》論述病證,《金匱要略》解說病證。初期先大黃黃連瀉心湯證「心下痞,按之濡,關脈浮」,若汗出又惡寒二者兼證,先用桂枝湯,惡寒嚴重者則用附子瀉心湯。(病發於陽,而反下之,熱入因作結胸。病發於陰,而反下之,因作痞。所以成結胸者,以下之太早故也。)胃中的氣體壅滯,會使得腹部脹滿,造成「心下痞」。

下利分五病態

下利	病態
滲透壓性下利	未消化與無法吸收的物質存在腸道內，出現滲透壓效果造成下利，二醣類分解酵素活性低下或缺少、短腸症候群等
分泌性下利	細菌毒素、膽汁酸、血管活性腸肽 (vasoactiv intestinal polyp-eptide, VIP) 等，促進碳酸離子與氯離子分泌亢進，毒素行腸炎、迴腸炎、迴腸切除、刺激性下利
黏膜障礙性下利	腸道黏膜的炎症或潰瘍，造成黏膜組織障礙，使腸道壁的透過性亢進，出現吸收障礙、慢性腸炎、感染性腸炎
鬱滯性下利	腸道微血管或淋巴管壓亢進，造成水分流出管腔、腸道過度狹窄、肝門脈壓亢進等
腸道運動異常性下利	胃腸道手術後症候群，腸道過敏性症候群造成通過腸道時間短縮，及糖尿病、鞏皮症等通過腸道時間延遲，以及細菌叢的異常生殖

➕ 知識補充站

　　過敏性消化道症候群，多是學業壓力、工作煩惱、人際關係困擾等等所造成；精神壓力過大的影響，導致自律神經失調，引起小腸及大腸的機能障礙，就會現下利、便秘等異常狀態，腹脹、腹滿也隨之時而出現，日久，會造成胃運動功能低下，甚至慢性胃炎、胃潰瘍、胃癌等。

17-11 分論不同脈象之下利

305.下利脈數而渴者，令自愈。設不差，必圊膿血，以有熱故也。(《傷寒論》328.)
306.下利脈反弦，發熱身汗者，自愈。
307.下利氣者，當利其小便。
308.下利、寸脈反浮數，尺中自澀者，必圊膿血。(《傷寒論》329.)

　　圊膿血是大便帶血，常出現在感染性腸炎、潰瘍性大腸炎、藥物性腸炎等，多因腸道的黏膜組織傷損，「下利脈數而渴者」不愈的話，因為腸道中有熱，多炎症或潰瘍，造成黏膜組織傷損，必圊(廁所)膿血屬實熱者，宜白頭翁湯、香連丸。虛實兼具者，宜黃芩湯、葛根黃連黃芩湯。「下利、寸脈反浮數」是心肺功能良好的情況，稍微上火或發熱，可能感冒風邪；「尺中自澀」是腸道功能有問題，尺脈澀是腸道血脈循環不良，腸道黏膜組織傷損，「必圊膿血」此屬虛寒者，宜附子粳米湯(附子半夏甘草大棗粳米)、桃花湯(赤石脂乾薑粳米)。粳米含有醣類，用來治療簡單的下利便膿血；如果除了下利便膿血之外，又有「腹痛，小便不利，下利不止」《傷寒論》中，用糯米取代粳米，糯米比粳米更具黏性。過敏性腸道造成了蠕動時間短縮，若有下利便膿血，桃花湯用粳米；糖尿病患者的蠕動時間更延遲，若有下利便膿血，桃花湯就用糯米代替粳米。通常排便次數多又稀不成形，攝食糯米飯糰、桂圓糯米粥、紫糯米粥等，都有健脾益氣、養護胃腸，改善排便的效果。反之，便秘排便困難者則不宜。

　　下利而「渴而脈弱」或「汗出脈數」而「微熱」無需治療，稍微發燒可提高免疫力，可以自愈；「下利脈反弦」弦脈按之狀如弓弦，按之不移，心臟脈動力量穩定；至於「發熱身汗者」因發燒與流汗，更能提升免疫力，多會自己痊癒；然而在此情況下，需要有充分的休息與睡眠，防範感冒與避免過勞，否則影響自癒機轉。

　　「下利氣者」即下利而放屁，通常腹部手術後，要等待排氣之後，才能開始進食。從《傷寒論》153.「若不大便六、七日，恐有燥屎，欲知之法，少與小承氣湯，湯入腹中，轉矢氣者，此有燥屎也，乃可攻之；……大便復硬而少，以小承氣湯和之，不轉矢氣者，慎不可攻也。」、246.「腹中痛，若轉氣下趨少腹者，此欲自利也」，下利又放屁，多見於水瀉或一時大便失禁，消化器官與功能較弱，飲食稍不注意，就產生放屁而大便失禁，雖然可能只是稍微大便失禁，飲食衛生管理即要十分注意。這都是重點問診。

小博士解說

　　圊膿血，大便下膿血，又稱清膿血、泄膿血、便膿血，為痢疾證候之一。有實熱虛寒之分，實熱者兼見口渴、脈數，宜清熱、調氣、和營，用白頭翁湯、香連丸等方。日久不癒，滑脫不禁者，多屬虛寒，宜溫中固脫，用桃花湯等。《內經‧素問‧脈要精微論》「數動一代者，病在陽之脈也，泄及便膿血」，數動者為陽脈，故病在陽經，脈代者為有積，故胃腸當泄，便宜有膿血也。

下利虛實診治

辨證	調理藥方	診治穴道
實熱	白頭翁湯、香連丸	足三里
虛實	黃芩湯、葛根黃連黃芩湯	絕骨
虛寒	附子粳米湯（附子半夏甘草大棗粳米）、桃花湯（赤石脂乾薑粳米）	太溪

《傷寒論》欲知燥屎之法

條文	內容	診治要領
153.	若不大便六、七日，恐有燥屎，欲知之法，少與小承氣湯，湯入腹中，轉矢氣者，此有燥屎也，乃可攻之；……大便復硬而少，以小承氣湯和之，不轉矢氣者，慎不可攻也	幾日不大便，服少量小承氣湯	有放屁者，再服大承氣湯 不放屁者，不可服大承氣湯 大便硬而少者，繼續服小承氣湯
246.	腹中痛，若轉氣下趨少腹者，此欲自利也	肚子痛、腸鳴從上腹轉小腹者	不必服用小承氣湯或大承氣湯

✚ 知識補充站

　　放屁或腸鳴都是腸道蠕動的關係，純粹是腸道問題；「下利氣者」與陰吹則是腹盆腔內的問題。「當利其小便」是透過促進輸尿管與膀胱的脈管循環，進而改善結腸與直腸脈管循環，並促進腸道蠕動，以利排出燥屎，紓緩腹痛。

17-12 下利清穀，不可攻其表

309.下利清穀，不可攻其表，汗出必脹滿。（《傷寒論》250.）

310.下利，脈沉而遲，其人面少赤，身有微熱，下利清穀者，必鬱冒汗出而解，病人必微厥，所以然者，其面戴陽，下虛故也。（《傷寒論》335.）

「下利清穀」是小腸沒有機會消化碳水化合物，也沒有吸收能力，才會將完全不消化的碳水化合物排出。古代雖對生理解剖認識不足，但病理方面的實證經驗累積還是很可觀的。「胃消化」、「小腸吸收」、「大腸排泄」有很多的臨床價值。胃沒有能力吸收碳水化合物，大腸沒有能力吸收也沒有機會消化碳水化合物，碳水化合物主要在小腸吸收；食物中的碳水化合物經消化後，大部分在小腸的上半段被吸收，小腸中吸收率最高的是葡萄糖，葡萄糖是食物的碳水化合物，經消化後產生最多的單醣，正常的消化器官要透過小腸黏膜的細胞，將分解出來的葡萄糖、果糖與半乳糖等單醣吸收，才能進入血液中循環。「必圊膿血」與「下利便膿血」，觀念上是小腸黏膜的活動量從「下利清穀」的不足變成了過度。

「下利，脈沉而遲」是裏虛而寒，「其人面少赤，身有微熱」是假熱之象。但是，微熱就是稍微發燒，必鬱冒汗出而解，其必要的條件是下半身「下利清穀」(虛弱而乏力)，而不是便膿血等；如此，上半身必「鬱冒」(頭部稍重而暈)汗出而解，病人必微厥，所以然者，「其面戴陽」，上盛而下虛故也。升主動脈較降主動脈有力而「其面戴陽」，降主動脈較升主動脈乏力而「下利清穀」(《傷寒論》335.)。下利清穀又汗出而厥者，必然併見空腸與迴腸的生理作業不良，壓按之多濡軟乏力，需要四逆湯輩來回陽，而且還是四逆湯加乾薑2~3倍，使之成為通脈四逆湯來治療；若利止脈不出加人參，腹中痛加芍藥，面色赤加蔥，嘔吐加生薑。

小博士解說

「下利虛極」多出現在有長期慢性消化道疾病者身上，多時而腹痛或腹脹；腹痛是胃潰瘍與十二指腸潰瘍等多種消化器官疾病的共通症狀，肇因於生活作息不正常的病例最多，消化不良症候群常是慢性的或者是再發性的，其上腹部出現激烈不快感或疼痛，包括胃食道逆流、消化性潰瘍，以及非潰瘍性消化不良(消化道運動感覺異常等)引起，只要非出血狀況下，中藥調理可改善消化道，調節腸道神經系統的機能，透過腸道神經系統(ENS)與自律神經系統(ANS)的連絡，自律神經失調症狀多可改善。產後下利、虛極的產婦，或抗壓力低的腦神經衰弱患者，多有長時間自律神經失調的病史。

關元、中極二穴是治療下利腹痛要穴

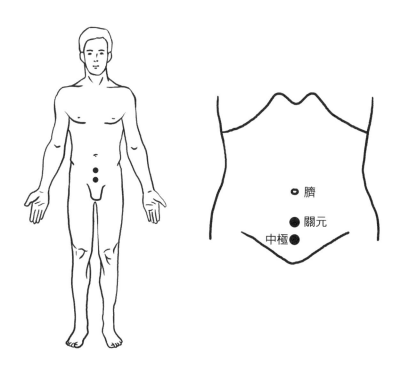

臍
關元
中極

✚ 知識補充站

　　「下利清穀」是小腸虛弱，是裏寒，穴道反應在任脈的關元穴與中極穴，按壓之多軟弱乏力的痠痛，輕輕的按壓反會感覺舒服。「下利清穀」是在肚臍下的空腸與迴腸蠕動不良，應溫其裏以恢復空腸與迴腸的蠕動功能，不可攻其表。

　　相對於表證的桂枝湯，穴道反應在督脈的風府穴與膽經脈的風池穴，在後腦勺枕骨與第一頸椎之間，所屬的椎靜脈與導靜脈循環不良，令其發汗或針刺風府穴與風池穴以治之。

　　「下利清穀」以四逆湯輩或針刺關元穴與中極穴以溫之，若發汗汗出必脹滿。「圊膿血」與「下利便膿血」按壓關元穴與中極穴，多僵硬有力的抗拒疼痛，越按越痛者反應的是結腸方面問題大。

17-13 下利後脈絕與腹脹滿

311.下利後脈絕，手足厥冷，晬時脈還，手足溫者，生；脈不還者，死。(《傷寒論》339.後段)

312.下利，腹脹滿，身體疼痛者，先溫其裏，乃攻其表，溫裏宜四逆湯，攻表宜桂枝湯。(《傷寒論》251.)

《內經‧靈樞‧上膈篇》「氣(未消化之前的物質)為上膈者(上消化道器官)，食飲入而還出。蟲(已消化之後的物質)為下膈，下膈者(下消化道器官)，食晬時(一整天)乃出。喜怒不適，食飲不節，寒溫不時(生活習慣不良)，則寒汁流於腸中，流於腸中則蟲寒(已消化之後的物質，吸收或排泄困難)，蟲寒則積聚於下管，……積聚已留，留則癰成，癰成則下管約，其癰在管內者，即而痛深，其癰在外者，則癰外而痛浮，……恬惔無為(調整生活習慣)，乃能行氣，後以鹹(養腎)苦(益心)化穀為下矣」，與「六腑氣絕於外者；五臟氣絕於內者」之防治最為深刻，恬惔無為，調整生活習慣才得以根治。

晬時一天一夜(一整天；度晬是滿週歲)，下利之後脈絕無脈，又手足厥冷，休息或調理一天一夜，脈恢復跳動，手腳氣血回溫，就康復了，如飲食中毒、感染性腸炎，類此的下利一時脈絕無脈，又手足厥冷，約一天一夜，只要將肇因物質排出體外，脈恢復跳動，手

腳氣血回溫即康復。病症嚴重時，脈不恢復跳動，手足厥冷，難治。《傷寒論》236.「若自下利者，脈當微厥，今反和者，此為內實也，調胃承氣湯主之。」、265.「脈緊，至七、八日，自下利，脈暴微，手足反溫，脈緊反去者，為欲解也，雖煩，下利必自愈。」「脈當微厥今反和」與「脈先緊後暴微」都是強調「脈還」，亦即心臟舒張力溫和而有力，最重要的是診脈時，脈動離開的一剎那和緩有力，顯示心臟與肝臟有獲得充分休息，脈動才會和緩有力，下利必自愈；臨床上，下利而自愈的機會很多。

「下利，手足厥冷，無脈者，灸之不溫，若脈不還，反微喘者，死」(《傷寒論》339.前段)，與「下利後脈絕，手足厥冷，晬時脈還，手足溫者生，脈不還者死」(《傷寒論》339.後段)是前後呼應。在《金匱要略》分別為301.與311.條文，仔細分析，條文300.「其面戴陽，為下虛」(《傷寒論》335.)、312.「腹脹滿，身體疼痛者，先溫其裏，後攻表」(《傷寒論》251.)，與306.的表證「下利脈反弦，發熱身汗者，自愈」可互為比診之參考。最重要的是「脈不還」之外，有「手足厥冷」，才是「脈不還者死」；若「脈不還」而「手足溫」，還是適合以「四逆輩」來溫臟之寒。

桂枝湯與四逆湯之煮服法與治療

藥方	組成	煮服法	治療重點
桂枝湯	桂枝去皮三兩、白芍三兩、炙甘草二兩、生薑三兩、大棗十二枚	㕮咀三味，以水七升，微火煮取三升，去滓，適寒溫，服一升。服已須臾，啜熱稀粥一升餘，以助藥力，溫服令一時許，遍身漐漐微似有汗者益佳；不可令如水流漓，病必不除	若一服汗出病差，停後服，不必盡劑；若不汗，更服，依前法；又不汗，後服小促其間，半日許令三服盡。若病重者，一日一夜服，周時觀之，服一劑盡，病證猶在者，更作服；若汗不出，乃服至二、三劑。禁生冷、黏滑、肉麵、五辛、酒酪、臭惡等物
四逆湯	附子（生用）一枚、乾薑一兩半、甘草二兩（炙）（甘薑附）	水三升，煮取一升二合，去滓，分溫再服。強人可大附子一枚，乾薑三兩	若「脈不還」而「手足溫」還是「四逆輩」

比較《傷寒論》條文 247. 至 251. 的症狀、治療與藥方

條文	症狀與治療	藥方
247.	自利不渴者，屬太陰，以其臟有寒故也，當溫之	四逆輩
248.	傷寒本自寒下，醫復吐下之，寒格更逆吐下，若食入口即吐	乾薑黃連黃芩人參湯
249.	傷寒，醫下之，續得下利清穀不止，身疼痛者，急當救裏；後身疼痛，清便自調者，急當救表	救裏宜「四逆湯」救表宜「桂枝湯」
250.	下利清穀，不可攻表，汗出必脹滿	
251.	下利，腹脹滿，身體疼痛者，先溫其裏，乃攻其表	溫裏宜「四逆湯」攻表宜「桂枝湯」

17-14 下利宜大承氣湯之脈象

313.下利，三部脈皆平，按之心下堅者，急下之，宜大承氣湯。(《傷寒論》443.)

314.下利，脈遲而滑者，實也，利未欲止，急下之，宜大承氣湯。(《傷寒論》444.)

315.下利脈反滑者，當有所去，下乃愈，宜大承氣湯。(《傷寒論》448.)

316.下利已差，至其年月日時復發者，以病不盡故也。當下之，宜大承氣湯。(《傷寒論》447.)

「下利，三部脈皆平」消化道機能亢進而不虛弱，心臟跳動有力，才能三部脈皆平，此平脈是平常之脈，卻無法有和緩的脈氣，脈象平而不和緩與下利的病證不合，脈象反應心臟跳動有衝力，表示下利非虛證而是實證。問診與脈診之後再腹診，按之心下堅者，與心下痞不同；心下痞是任脈的中脘穴(臍上4寸處，胃的募穴)與巨闕穴(中脘穴與劍突之間的中點處)痞脹，初按硬硬的，深按就不至於太硬，通常是下食道括約肌與胃蠕動不良，視為上消化器官有問題。反之，心下堅是下消化器官問題，結腸的蠕動不良造成整體消化器官功能不良，按之心下堅是初按硬硬的，深按更加硬；心下痞只有腹外斜肌緊繃著，再嚴重者，腹內斜肌隨之緊繃著，腹直肌依舊保持相當的柔軟彈性。按之心下堅是腹外斜肌緊繃著，腹內斜

肌繃得更緊，而腹直肌反而是最緊繃著，因為腹直肌起始於恥骨，腹直肌在深層往下繃緊，按肚臍下的關元穴與中極穴，會比中脘穴與巨闕穴更僵硬，當急下之，宜大承氣湯。

「下利，三部脈皆平」、「下利脈遲而滑」、「下利脈反滑」三者的脈象都是有力而不和緩，與下利的病證不合；三者的脈象反應心臟跳動有衝力，因腸道內有宿食或積滯，心臟才需要異常有力的跳動，皆宜大承氣湯。如《溫病條辨》「下利，譫語，陽明脈實，或滑疾者，小承氣湯主之；脈不實者，牛黃丸主之，紫雪丹亦主之」，脈實與不實反應腸道內是否有宿食或積滯。

《傷寒論》447.「下利已差，至其年月日時復發者，以病不盡故也。當下之，宜大承氣湯」，與448.「下利脈反滑者，當有所去，下乃愈，宜大承氣湯」，這兩條經文在本書中，先是「當有所去，下乃愈」，後是「病不盡，當下之」，兩者不同之處，在於本書強調「要治慢性疾病，最重要的是調理」，其中的訊息是，如風濕病，天氣變了，關節就痛，甚至心臟病也隨之而來，「至其年月日時復發者」是三節四氣，與十二時辰二十四節氣，和人的生老病死、悲歡離合都息息相關，除惡務盡，治病一樣，要能根治。

小博士解說

常人無法想像「下利下之以大承氣湯」之適用，《傷寒論》中仲景強調的是「宿食」；「宿食」是很難確定的，因此，「發熱汗多」、「目中不了了，睛不和」、「腹滿痛」、「口燥咽乾」、「寸口脈浮而大，按之反濇」，臨床上，任何一項症狀都在佐證「宿食」。

大承氣湯的煮服法及治療

藥方	組成	煮服法	治療重點
大承氣湯	大黃四兩（酒洗）、厚朴半斤（炙去皮）、枳實五枚、芒硝三合（大厚枳硝）	水一斗，先煮枳朴，取五升，去滓，內大黃，煮取二升，去滓，內芒硝，更上微火一二沸，分溫再服，得下止服	1. 下利，三部脈皆平，按之心下堅者 2. 下利脈遲而滑者，實也，利未欲止 3. 下利已差，至其年月日時復發者，以病不盡故

《傷寒論》關於「下之」症狀與治療

條文	症狀與治療
149.	陽明發熱汗多者，急下之，宜大承氣湯
158.	傷寒六、七日，目中不了了，睛不和，無表裏證，大便難，身微熱者，此為實也，急下之宜大承氣湯
253.	發汗不解，腹滿痛者，急下之，宜大承氣湯。腹滿不減，減不足言，當下之，宜大承氣湯
301.	少陰病，得之二、三日，口燥咽乾者，急下之，宜大承氣湯
302.	少陰病，自利清水，色純青，心下必痛，口乾燥者，急下之，宜大承氣湯
303.	少陰病六、七日，腹脹，不大便者，急下之，宜大承氣湯
312.	小腹滿，按之痛者，此冷結在膀胱關元也（針灸關元）
441.	大法秋宜下
442.	凡可下者，用湯勝丸散，中病便止，不必盡劑也
445.	問曰：人病有宿食，何以別之？師曰：寸口脈浮而大，按之反濇，尺中亦微而濇，故知有宿食，當下之，宜大承氣湯
446.	下利不欲食者，以有宿食故也，當下之，宜大承氣湯

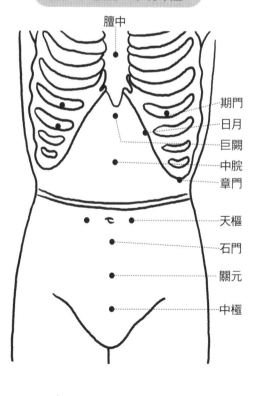

胸腹部十二募穴診治胸腹部疾病，如腹滿、下利等證

膻中

期門
日月
巨闕
中脘
章門
天樞
石門
關元
中極

17-15 下利譫語者，有燥屎

317.下利譫語者，有燥屎也，小承氣湯主之。
（《傷寒論》202.）

　　小承氣湯在全書中，只出現這一次，治「有燥屎」而「下利」與「譫語」，下利常常是診病的焦點，醫生或病患有可能忽略譫語，在本書中是以慢性疾病為取向，和《傷寒論》以急性疾病為取向不一樣。小承氣湯在《傷寒論》中出現很多次。

　　《傷寒論》151.、152.、153.三條經文，論小承氣湯和之，與大承氣湯攻之，小者和，大者攻，承氣者承續生命中氣，最重要的是「和緩」治之。

151.煩躁心下硬，以小承氣湯，少少與微和之，令小安。若不大便六、七日，小便利，屎定硬，乃可攻之，宜大承氣湯。

152.身重，短氣，腹滿而喘，有潮熱者，手足漐然汗出者，此大便已硬也，大承氣湯主之。若腹大滿不通者，可與小承氣湯微和胃氣，勿令大泄下。

153.不大便六、七日，恐有燥屎，欲知之法，少與小承氣湯，湯入腹中，轉矢氣者，此有燥屎也，乃可攻之；欲飲水者，與水則噦，其後發熱者，必大便復硬而少也，以小承氣湯和之，不轉矢氣者，慎不可攻也。

　　綜合而言，「小承氣湯少少與微和之，令小安」、「小承氣湯微和胃氣，勿令大泄下」和「大便復硬而少，小承氣湯和之」，最重要的是「和」之，小承氣湯是和劑，和貴在緩是重點；反之，大承氣湯是攻下之劑。小承氣湯是大承氣湯的探路石，在臨床上很重要。本書中，連續四條大承氣湯經文，再跟著一條小承氣湯條文，就是提醒治療慢性疾病要很謹慎。問診上「轉矢氣與放屁」是很重要的。

　　「有燥屎」除了「轉矢氣與放屁」之外，就是要問清楚「譫語與鄭聲」，譫語、神志不清、胡言亂語，常由高熱(發高燒)引起。鄭聲，神志昏沉、重覆語言、語聲低微、不相接續、心氣內積。諸如《內經‧素問‧氣交變論》「譫妄狂越，喘咳息鳴，……太淵絕者，死不治」、《內經‧靈樞‧經脈篇》「胃經脈主血所生病，狂瘧溫淫」、「膀胱經脈主筋所生病，痔瘧狂癲疾」、《內經‧靈樞‧癲狂》「癲疾者疾發如狂者，死不治。狂始生，先自悲，喜忘苦怒善恐者，得之憂飢。狂言驚善笑，好歌樂，妄行不休得之大恐。狂者多食，善見鬼神，善笑不發於外者，得之有所大喜。」

　　《傷寒論》199.、200.、201.、202.四條經文論證譫語，只有譫語，宜小承氣湯，若再加語言錯亂或潮熱，則宜大承氣湯。

小承氣湯、黃芩湯之煮服法及治療

藥方	組成	煮服法	治療重點
小承氣湯	大黃四兩、厚朴二兩（炙）、枳實大者三枚（炙）（大厚枳）	水四升，煮取一升二合，去滓，分溫二服，得利則止	治大便不通，喊數譫語
黃芩湯	《外臺》：黃芩三兩、人參三兩、乾薑三兩、桂枝一兩、大棗十二枚、半夏半斤 《傷寒論》：黃芩三兩，芍藥二兩，炙甘草二兩，大棗十二枚。嘔者加半夏半斤，生薑三兩	水七升，煮取三升，溫分三服	治太陽與少陽合病，自下利者

《傷寒論》譫語相關條文

條文	症狀	藥方
199.	胃中燥，大便必硬，硬則譫語	小承氣湯（若一服譫語止者，更莫復服）
200.	汗出譫語，語言亂，以表虛裏實，下之愈	大承氣湯
201.	譫語有潮熱，若能食者，但硬爾	大承氣湯
202.	下利譫語者，有燥屎	小承氣湯

+ 知識補充站

　　下利都併見消化道症狀，如腹脹、腹痛、惡心、嘔吐等。嚴重時，多併見全身性症狀，如發熱(燒)、頻脈、倦怠感、無力感、貧血、浮腫、羸瘦、皮疹、指甲變形、掉髮、脫毛等。現代醫學檢查，大便培養發炎菌，檢出腸道中的感染病原。血液可檢查貧血及發炎症狀，包括電解質和有無脫水。大腸內視鏡檢查，以急性出血性下利為多，慢性出血性下利，則以大腸腫瘤為主。《傷寒論》347.「下利，喘而胸滿者，不可下，宜麻黃湯。」、348.「自下利者，與黃芩湯。若嘔者，黃芩加半夏生薑湯。」、349.「下利，脈滑而數者，有宿食，下之宜大承氣湯」，仲景治下利，或汗之以麻黃湯，或和之以黃芩湯，或下之以大承氣湯，都是要從消化道症狀與全身性症狀去診察。

17-16 下利便膿血者，桃花湯主之

318.下利，便膿血者，桃花湯主之。(《傷寒論》299.)

319.熱利下重者，白頭翁湯主之。(《傷寒論》331.)

　　下利便膿血就是出血性下利，要辨識是急性出血性下利，還是慢性出血性下利；必要時，一定要配合大腸內視鏡檢查，畢竟消化道的重症疾病，下利症狀以大腸腫瘤最為常見。最重要的檢視是「先厥後發熱，下利必自止。發熱無汗，而利必自止，若不止，必便膿血。」《傷寒論》關於論證下利便血的相關條文有：

297.少陰病八、九日，一身手足盡熱者，以熱在膀胱，必便血也。

298.少陰病二、三日至四、五日腹痛，小便不利，下利不止，便膿血者，桃花湯主之。

299.少陰病，下利，便膿血者，桃花湯主之。

300.少陰病，下利，便膿血者，可刺。

331.下利欲飲水者，以有熱故也，白頭翁湯主之。熱利下重者，白頭翁湯主之。

325.傷寒先厥後發熱，下利必自止，而反汗出，咽中痛者，其喉為痺，發熱無汗，而利必自止，若不止，必便膿血。便膿血者，其喉不痺。

　　慢性腹瀉中，即使體液維持平衡狀態，仍可能有潛在併發症。小腸(迴腸及結腸)液體的損失，會導致嚴重的低血鉀症；霍亂弧菌與特類型大腸桿菌都可能產生毒素造成腹瀉，嚴重下痢使人虛弱，大量的鈉離子、鉀離子和水被沖出體外，造成腹水、血量不足進而休克、心血管衰竭而喪命，特別是嬰幼兒。含醣類穀類飲食，治療腸鳴很有效，桃花湯與附子粳米湯是仲景的急證藥方，別具代表性，在以往治療霍亂史上，以穀類治療是很重要的一環，因為腸道管腔中的葡萄糖可促進鈉離子再吸收。在小腸中，鈉離子主動運輸，對葡萄糖、某些胺基酸及其他物質的吸收具有帶動作用。患者從正躺姿勢，快速轉換成側躺之際，腹部連續有水跳動聲音，可能是胃功能不全以致麻痺與胃幽門閉塞，腹中寒氣，雷鳴切痛，要附子粳米湯(附粳參夏棗)。若下利便膿血者，桃花湯主之。粳米就是此二藥方含有醣類的穀類。《傷寒論》用糯米以治「腹痛，小便不利，下利不止」，下利便膿血者，可刺，就如痞證而利不止者，以五苓散復利其小便，以補赤石脂禹餘糧丸之不足。炮烏頭赤石脂丸治上焦胸背痛，赤石脂禹餘糧湯治中焦的心下痞鞕，病理上是利在下焦；赤石脂禹餘糧湯、桃花湯(赤石脂乾薑粳米)治下焦下利便膿血。赤石脂治上焦、中焦與下焦，取赤石脂的收澀與豐富的微量礦物質，能調理下利併見的全身症狀。

桃花湯、白頭翁湯的煮服法及治療

藥方	組成	煮服法	治療重點
桃花湯	赤石脂一升（一半挫，一半篩末）、乾薑一兩、粳米一升（赤乾粳）	水七升，煮令米熟，去滓，溫服七合，內赤石脂末方寸匕，日三服。若一服愈，餘勿服	下利便膿血
白頭翁湯	白頭翁二兩、黃連三兩、黃柏三兩、秦皮三兩（白連柏秦）	水七升，煮取二升，去滓，溫服一升，不愈，更服	熱利下重

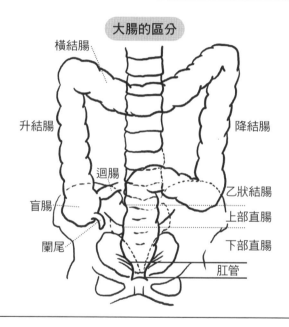

大腸的區分

橫結腸
升結腸
降結腸
迴腸
乙狀結腸
盲腸
上部直腸
闌尾
下部直腸
肛管

✚ 知識補充站

　　「下重」是肛門重墜的感覺，多併見肛門管的肛門竇靜脈曲張。肛門管移行部1~1.5cm的帶狀區域稱為梳膜(梳狀肌)，梳狀肌將肛門分為近位(上)與遠位(下)，是血液供給及還流的重要境界。梳狀肌遠位部分由髂內動脈分枝下直腸動脈供給血液；近位部分由下腸間膜動脈分枝上直腸動脈供給血液。熱利宜白頭翁湯，虛冷利宜通脈四逆湯與白通湯等四逆輩，梳膜部分的接點是肝門靜脈與下腔靜脈互相交通，因此，肝癌、肝硬化等肝臟障礙造成門脈閉塞時，直腸靜脈叢就成為肝門靜脈的側副循環路，靜脈怒張時而下重會漸漸形成靜脈瘤，以出現痔核為多，白頭翁湯(白頭翁、秦皮、黃連、黃柏等分煮湯)治濕熱下灌肛門，即清理直腸，特別是其中的肛管。

17-17 下利後更煩，心下濡為虛煩

320.下利後更煩，按之心下濡者，為虛煩也，梔子豉湯主之。(《傷寒論》78.)

《傷寒論》有關梔子湯輩之論治，其條文有：

77.發汗，若下之而煩熱，胸中窒者，梔子豉湯主之。

78.下利後更煩，按之心下濡者，為虛煩也，宜梔子豉湯。

79.發汗吐下後，虛煩不得眠，若劇者，必反覆顛倒，心中懊憹，梔子豉湯主之。若少氣者，梔子甘草豉湯主之。若嘔者，梔子生薑豉湯主之。

82.傷寒五、六日，大下之後，身熱不去，心中結痛者，未欲解也，梔子豉湯主之。

83.凡用梔子湯，病人舊微溏者，不可與服之。

「下利後更煩，按之心下濡者」心下是賁門，按之心下濡，是下食道括約肌與胃底乏力，壓按呈現鬆軟觸感，下利後整體消化道多蠕動不良。梔子豉湯治吐後虛煩，得吐則止，苦味藥刺激下食道括約肌與橫膈膜，引吐痰飲，讓消化道機能恢復正常。心下痞硬則是瀉心湯輩，下食道括約肌輕度的痙攣，或胃底黏膜組織輕度發炎，腹外斜肌、腹內斜肌和腹直肌等，與下食道括約肌、橫膈膜互為感應。腹外斜肌與橫膈膜是第一層互動感應，若脹滿壓按之心下濡軟，宜梔子豉湯輩。腹內斜肌與橫膈膜是第二層互動感應，多痞悶，按之心下痞硬，宜瀉心湯輩。腹直肌與橫膈膜是第三層互動感應，多緊張或痙攣，宜芍藥甘草湯輩。

梔子性寒味苦，歸心、肝、肺、胃、三焦經。瀉火除煩，清熱利濕，涼血解毒，消腫止痛。中藥神奇在於「食養」以「治療」，防範大病於未然，如有小毛病，不宜動輒吃西藥，止痛、消炎、退燒……等，可以試著學一、二、三味中藥來調理，漸漸即能上手了。與淡豆豉合用，以宣洩邪熱，解鬱除煩，如梔子豉湯。三焦俱熱者，又常與黃芩、黃連、黃柏同用，如黃連解毒湯，治火毒熾盛，高熱煩躁，神昏譫語。與茵陳、大黃合用，如茵陳蒿湯，清利肝膽濕熱而退黃疸。枳實梔子豆豉湯治「大病，差後勞復」，與梔子生薑豉湯和梔子甘草豉湯，都助益肝門脈系統與奇靜脈循環而通暢三焦，有效控管過勞族的腦心血管健康，降低疾病風險。

小博士解說

缺乏乳糖酶而下利者，因為碳水化合物多要先轉化為雙醣，才能分解成單醣被吸收，原發性雙醣酵素缺陷是從某一種碳水化合物引起下利，繼發性雙醣酵素缺陷是從多種醣類引起下利，常見於熱帶性口炎性下利與粥狀下利等。粥狀下利是複雜的代謝疾病，可能會有小腸絨毛較短或鈍，黏膜上的隱窩加深且擴張，黏膜細胞脫落和再生速度也加快，缺乏乳糖酶的病人之所以多在成年以後出現，生活習慣的問題可能比基因問題還大。

梔子豉湯之煮服法及治療

藥方	組成	煮服法	治療重點
梔子豉湯	梔子十四枚、香豉四合（綿裹）（梔豉）	水四升，先煮梔子得二升半，內豉，煮取一升半，去滓，分二服，溫進一服，得吐則止	下利後更煩，按之心下濡者

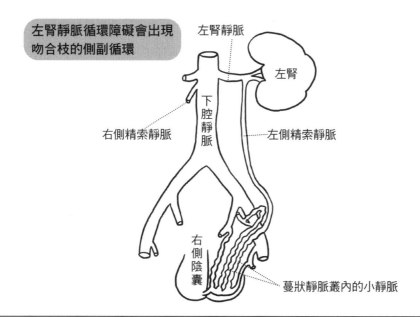

左腎靜脈循環障礙會出現吻合枝的側副循環

知識補充站

　　左腎靜脈的結構功能不良，或者大腸後壁的肝門靜脈（主要是下腸間膜靜脈與脾靜脈）出現問題，兩者有可能出現吻合枝，臨床上，這方面的病理問題，不似肝門靜脈系統、食道靜脈瘤或痔瘡如此密切而突顯；然而，諸多衍生出的疾病治療，以及這些疾病的防治，是中醫針灸、砭、藥、導引按蹻可以施展診治效果的。

　　左腎靜脈不良會反應在左腳照海、築賓穴，嚴重時會泛及太溪、大鐘、水泉、後溜、交信等穴區；若再見左脾經脈的地機、漏谷、三陰交等穴也出現塌陷鬆垮，則左腎靜脈、脾經脈或下腸間膜靜脈也多有症狀，針灸、砭與對證下藥都能見效。下腸間膜靜脈問題服大黃蟅蟲丸、抵當湯、桂苓丸、真武湯等。過勞患者的左腎靜脈結構功能不良，或大腸後壁的肝門靜脈出現問題，可以透過枳實梔子豉湯來保養。《傷寒論》枳實梔子豉湯治「大病後勞復，若有宿食加大黃」，《金匱要略》將之命名為梔子大黃湯，治「酒黃疸，心中懊憹或熱痛」。

17-18 下利清穀，裏寒外熱

321.下利清穀，裏寒外熱、汗出而厥者，通脈四逆湯主之。(《傷寒論》336.)

關元穴與中極穴在臍下三寸與四寸的腹直肌上，腹腔內相應的組織主要是空腸與迴腸的生理作業區。下利清穀又汗出而厥者，必併見空腸與迴腸生理作業不良，壓按之多濡軟乏力，需要的是四逆湯輩來回陽。

《傷寒論》條文267.、268.脈沉，270.脈微，沉與微都是陰脈，附子湯滋養上半部消化道，白通湯與真武湯滋養下半部消化道。附子湯與四逆湯影響腎動脈循環較大，白通湯與真武湯影響腎靜脈循環較大。腎動脈平第1~2腰椎間盤高度，腎動脈起自腹主動脈，腹主動脈位置偏左，故右腎動脈較長，並經過下腔靜脈的後面進入右腎。左腎靜脈受上腸系膜動脈與腹主動脈壓迫，這兩條動脈似鉗子夾核桃，左腎靜脈受到鉗子擠壓造成，有血尿(造成貧血)與腹痛(左腹區域)，因性腺靜脈會流經左腎靜脈，連帶會受影響，而有睪丸痛與婦女左下腹痛。因內臟靜脈受到擠壓，會噁心與嘔吐。另外會有靜脈曲張發生，尤以下肢出現為多。

白通湯與真武湯助益下腹部消化道循環之餘，也養益下腹部與下肢的靜脈回流心臟；附子湯與四逆湯助益上腹部循環之餘，也養益上肢循環功能。如《溫病條辨》「自利腹滿，小便清長，脈濡而小，病在太陰，法當溫臟，勿事通腑，加減附子理中湯主之。」下利偏於濕，合臟陰無熱之證，故以附子理中湯，去甘守之人參、甘草，加通運之茯苓、厚朴。加減附子理中藥方(苦辛溫法)，取白朮三錢、附子二錢、乾薑二錢、茯苓三錢、厚朴二錢，水五杯，煮取二杯，分二次溫服。相對於「裏寒外熱、汗出而厥，通脈四逆湯」，都是脈弱之證。

小博士解說
通脈四逆湯是四逆湯加乾薑2~3倍，主治脈不出和手足厥冷，通脈四逆湯治腹中痛加芍藥，面色赤加蔥，嘔吐加生薑，利止脈不出加人參。
《傷寒論》條文417.「汗出而厥，四肢拘急不解，脈微欲絕者通脈四逆湯加豬膽汁」(沒有豬膽汁，可只用通脈四逆湯)；比較太衝穴區與絕骨穴區的塌陷軟弱，診察陰陽之異，太衝穴區較塌陷是當歸四逆湯，絕骨穴區較塌陷是四逆湯、通脈四逆湯。

通脈四逆湯之煮服法及治療

藥方	組成	煮服法	治療重點
通脈四逆湯	大附子一枚（生用）、乾薑三兩（強人可四兩）、炙甘草二兩（附薑甘）	水三升，煮取一升二合，去滓，分溫再服	下利清穀，裏寒外熱，汗出而厥

通脈四逆湯加減藥味之運用

症狀	去藥	加藥
面色赤		蔥九莖（九根蔥）
腹中痛	蔥	芍藥二兩
嘔		生薑一兩
咽痛	芍藥	桔梗一兩
利止脈不出		人參二兩

《傷寒論》與下利吐利相關條文示例

條文	內容	藥方
269.	少陰病下利	白通湯
270.	少陰病，下利脈微	白通湯
	利不止，厥逆無脈，乾嘔煩者	白通加豬膽汁
	服湯脈暴出者，死；微續者，生	
264.	病人脈陰陽俱緊，反汗出者，亡陽也。此屬少陰，法當咽痛而復吐利	
265.	少陰病，脈緊，至七、八日，自下利，脈暴微，手足反溫，脈緊反去者，為欲解也，雖煩，下利必自愈	
325.	先厥後發熱，下利必自止，而反汗出，咽中痛者，其喉為痹，發熱無汗，而利必自止，若不止，必便膿血。便膿血者，其喉不痹	

17-19 下利肺痛與氣利之治

322.下利肺痛，紫參湯主之。
323.氣利，訶黎勒散主之。

　　下利肺痛，紫參湯主之。紫參(紅骨參)是唇形科植物四花萊葉丹參的根，生於石崖縫中或岩石基部草叢中。分佈陝西、湖北、雲南、四川等地。苦寒，清肺瀉熱，清熱解毒，活血理氣，消炎止痛。治急慢性肝炎、脘脅脹痛、濕熱帶下、乳腺炎、疔腫。紫參是丹參的根，丹參功同四物，調理肺經脈與肝經脈的氣滯血瘀。

　　另外，還有紫菀代替紫參，紫菀性溫味苦辛，入心、肺二經脈，是菊科植物紫菀的根與根莖，潤肺下氣，化痰止咳，治肺虛勞咳、咳吐膿血，小便不利，新久咳嗽，但是有發燒(即發炎狀態)者忌服，紫菀湯取紫菀半斤、水五升煮取二升，加甘草三兩煮取一升半，科學中藥使用時，紫菀湯藥用六比一才合乎古方原意，即紫菀2.5公克、甘草0.5公克，三餐後服用，連續5~15天為一療程，調理藥方藥味越少功效越大，但要對證下藥，否則造成上火口乾舌燥。下利肺痛，多肺經脈與大腸經脈循環不良，針灸尺澤與曲池多有效益。

　　訶黎勒子形似梔子，皮肉相裹，水磨或散服之，味苦酸甘、性溫，主祛飽氣，小腹脹滿。廣州嶺南一帶，以訶黎勒加些甘草煮茶喝，果皮治咽喉不利，果肉治眼睛赤澀疼痛，在台灣使用機會較少。台灣的羅漢果甘涼，益肝健脾，清肺潤腸；胖大海養陰潤肺，清腸通便。三者都有改善下利又放屁的症狀，消化功能弱，飲食不注意，就會放屁而大便失禁，只要益肝健脾與清肺潤腸，可大為改善，針灸足三里與曲池更彰顯效益。

小博士解說
　　氣利是同時排便與放屁，與矢氣只有放屁不一樣。放屁是腸道蠕動的問題，「氣利」是腹盆腔內的問題。腹腔內的臟器雖各司其職，靜脈回流卻非常微妙，男性的膀胱與直腸在腹腔內一前一後，女性的子宮在膀胱和直腸之間。直腸的靜脈分兩部分回流心臟，上半部直腸的靜脈先回肝門脈再回肝靜脈，最後才在橫膈膜區進入下腔靜脈，下半部直腸的靜脈直接進入下腔靜脈，也就是說膀胱與下半部直腸都是直接進入下腔靜脈；當乙狀結腸與上半部直腸循環不良，或未消化與無法吸收的東西存在於腸道內，只要通利小便或健胃整腸，促進膀胱與下半部直腸的下腔靜脈循環，就可以改善造成下利而放屁的腸道障礙，尤其是腸道狹窄的地方使細菌滋生過度，進而影響正常膽汁酸的作業而下利，常常出現在一時飲食不當的水瀉，伴隨著腹痛或頭痛或胸痛。

紫參湯、訶黎勒散之煮服法及治療

藥方	組成	煮服法	治療重點
紫參湯	紫參半斤、甘草三兩（紫甘）	水五升，先煮紫參，取二升，內甘草，煮取一升半，分溫三服	下利肺痛
訶黎勒散	訶黎勒十枚（煨）（訶粥）	為散，粥飲和，頓服	氣利

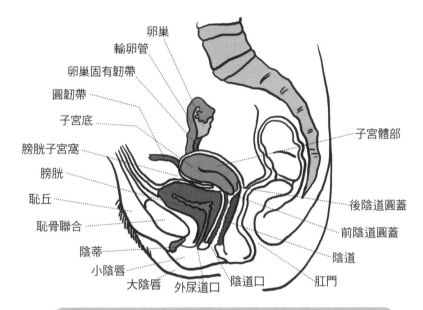

卵巢
輸卵管
卵巢固有韌帶
圓韌帶
子宮底
膀胱子宮窩
膀胱
恥丘
恥骨聯合
陰蒂
小陰唇
大陰唇　外尿道口　陰道口

子宮體部
後陰道圓蓋
前陰道圓蓋
陰道
肛門

盆膈膜與肛門括約肌（收縮肛門）、陰道相關肌群關係密切

✚ 知識補充站

　　《傷寒論》轉矢氣與不轉矢氣，是臨床上很值得學習的診斷，放屁、大便失禁和大便不淨都是診治重點。換言之，腸道問題與肛門括約肌及盆膈膜(盆膈膜肌肉群包括了恥骨尾骶骨肌、恥骨陰道肌(男性為提前列腺肌)、腸骨尾骶骨肌、恥骨直腸肌等)的生理機制，都是診治時需參酌的比診的重點項目。

　　153.陽明病，潮熱，大便微硬者，可與大承氣湯；不硬者，不可與之。若不大便六、七日，恐有燥屎，欲知之法，少與小承氣湯，湯入腹中，轉矢氣者，此有燥屎也，乃可攻之；若不轉矢氣者，此但初頭硬，後必溏，不可攻之。攻之必脹滿，不能食。欲飲水者，與水則噦，其後發熱者，必大便復硬而少也，以小承氣湯和之，不轉矢氣者，慎不可攻也。

　　245.太陰之為病，腹滿而吐食不下，自利益甚，時腹自痛，若下之，必胸下結硬。

　　246.傷寒四、五日，腹中痛，若轉氣下趨少腹者，此欲自利也。

第18章
瘡癰腸癰浸淫病脈

「亡血」之於外傷型腔室症候群，如新北市八里塵爆意外的傷患，三度燒燙傷，皮膚原有的彈性，燒傷後硬的像皮革，缺乏彈性，須藉由皮膚筋膜切開術，令血液流進，才能降低腫脹。

1999 年台灣 921 大地震，不少民眾被重物壓住，血液無法回流，造成腔室症候群而截肢。

閉鎖性骨折加粉碎性骨折，會讓血液流到腔室，可能引發嚴重的腔室症候群。有些病例是手術時醫生把骨頭對回去，反而造成大量出血使病情更嚴重，造成所謂的「醫源性腔室症候群」；開放性骨折如打破腔室，讓血液流出，不會產生腔室症候群。

18-1 浮數脈當發熱，反洒淅惡寒

18-2 腸癰之為病，可下不可下

18-3 寸口脈浮微而澀，法當亡血

18-4 論證浸淫瘡及其治療

18-1 浮數脈當發熱，反洒淅惡寒

324.諸浮數脈，應當發熱，而反洒淅惡寒，
若有痛處，當發其癰。
325.師曰：「諸癰腫，欲知有膿無膿，以手掩
腫上，熱者為有膿，不熱者為無膿。」

　　心為五臟六腑之海，從診心臟之脈(切
診)「諸浮數脈」，知道病者應當發熱，診脈
之前或同時望診卻看到「洒淅惡寒」現象，
再加上問診(問聞疼痛的感覺與部位)「若
有痛處」，「當發其癰」，或自己發其癰，或
醫師幫助以發其癰。「諸浮數脈」是熱證之
脈，應該是發燒不怕冷，卻反而惡寒，甚至
抖顫，乃因體內脈管發炎或堵塞，自是在相
關部位發炎。寸口脈出現浮數，是因為心臟
血脈供應血液給發癰的部位，也就是疼痛
之處，不論是在哪部位發癰，其相關的淋巴
組織會隨之腫脹，四肢與體軀內的臟器都
有可能。
　　「諸癰腫」其發生部位含括經脈、臟腑
和肢體，最特別的部位是小腿。急性病當
立即送醫急救；慢性疾病者，除問診與脈診
之外，觸壓診小腿的脈動，有兩大方向，一
是陰經脈的少陰脈(以太溪、大鐘為代表)，
及陽經脈的跗陽脈(以衝陽、中封為代表)，

皆以脈動為主，冷熱僵腫為輔，此值為診
病之輕重緩急的參考。二是胃經脈(以足三
里、上巨虛為代表)與膽經脈(以絕骨、光明
為代表)，以冷熱僵腫為主，肌膚滑澀瘡疹
為輔，此是為診治病症原發性消化功能問
題，與繼發性消化器官問題的參考。
　　「以手掩腫上」，觸切診(壓按痛處)「熱
者為有膿，不熱者為無膿」，古者所言之
膿、蟲，類似現代的發炎與感染；少陰脈與
跗陽脈之「以手掩腫上」，少陰脈很虛弱或
冰冷(不熱者為無膿)，是腎經與補養先天
原氣的問題，多虛寒宜「靜」休養與溫熱藥
方補養之；跗陽脈很不穩或燥熱者(熱者
為有膿)，是胃經脈與後天中氣問題，多濕
熱宜清理之，若極虛弱需食飲溫熱補養之。
「以手掩腫上」胃經脈與膽經脈，胃經脈熱
者，即小腿的上半部(足三里穴區)較熱，是
胃經脈與消化器官問題，多飲食方面失調，
宜「動」保養肢體與藥方養護。膽經脈熱
者，小腿的下半部(絕骨穴區)較熱，是膽經
脈與消化附屬器官問題，多精神情緒方面
有障礙，宜多娛樂、度假，搭配藥方以解鬱
開心。

小博士解說
　　脈診少陰脈(太溪穴、大鐘穴)與陽經脈的跗陽脈(衝陽穴、中封穴)之脈動，或觸壓比診相關
部位的冷熱僵腫；以及胃經脈(足三里穴、上巨虛穴)與膽經脈(絕骨穴、光明穴)之觸壓比較冷熱
僵腫與肌膚滑澀瘡疹等，有助對針灸療法及藥物之選擇，能提高診治效率。

《傷寒論》「脈浮數」相關症狀及治療

條文	症狀與治療	代表藥方
58.	脈浮而數者，可發汗	麻黃湯
60.	脈浮數者，可更發汗	桂枝湯
67.	脈浮數，煩渴者	五苓散
69.	脈浮數者，法當汗出而愈	
445.	寸口脈浮而大，按之反濇，尺中亦微而濇，知有宿食，當下之	大承氣湯
492.	脈浮而數，能食，不大便者，此為實，名曰陽結也，期十七日當劇	
529.	脈浮而數，浮為風，數為虛，風為熱，虛為寒，風虛相搏，則灑淅惡寒也	

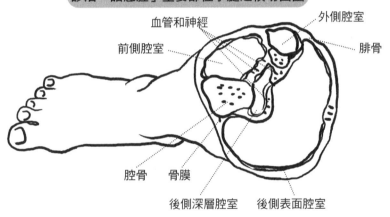

診治「諸癰腫」重要部位小腿之橫切面圖

血管和神經　　外側腔室

前側腔室　　腓骨

脛骨　骨膜

後側深層腔室　　後側表面腔室

✚ 知識補充站

　　小腿腔室分四部位：前側腔室、外側腔室、後側表面腔室、後側深層腔室。每個腔室都有一群肌肉，最容易受損的是後側深層腔室，小腿後方的肌肉群最多，腓腸肌、比目魚肌、蹠肌、膕肌、屈拇長肌、屈趾長肌、脛骨後肌等，其中的屈拇長肌、屈趾長肌、脛骨後肌是控制腳底活動的肌肉群。在八里塵爆意外中，有患者雖然有50%的灼燙傷，因為聽從醫師建議第二天即下床走動，很慶幸生存下來，患者認為第二天就下床走動幫助很大；任何慢性疾病都一樣，尤其是糖尿病、高血壓、高血脂症患者，心肌梗塞機會大，是罹患腔室症候群的高危險群，持恆、充分的運動與腳底按摩都有助益。

18-2 腸癰之為病，可下不可下

326.腸癰之為病，其身甲錯，腹皮急，按之濡，如腫狀，腹無積聚，身無熱，脈數，此為腹內有癰膿，薏苡附子敗醬散主之。

327.腸癰者，少腹腫痞，按之即痛，如淋，小便自調，時時發熱，自汗出，復惡寒。其脈遲緊者，膿未成，可下之，當有血；脈洪數者，膿已成，不可下也，大黃牡丹湯主之。

「腸癰之為病，其身甲錯，腹皮急，按之濡，如腫狀」是古法望診。「身甲錯」與切診(觸按腹部)「腹皮急，按之濡，如腫狀」，腹診心下痞濡與心下痞硬，診斷食道與胃的虛與實，屬肚臍上的上腹部(巨闕穴、中脘穴)。「腹皮急，按之濡」是肚臍下的下腹部(關元穴、右腹結穴)，小腸與大腸間的盲腸，特別是此區域內的淋巴小結，敏銳的反應免疫機能，對診治慢性疾病很重要，尤其是慢性闌尾炎。闌尾炎的壓痛，以肚臍與右髂骨棘上緣連線的右1/3位置為主診區，但是，盲腸炎變化多端，也可能出現在此位置之外；如果是盲腸背側的闌尾發炎，壓痛就不明顯，此時只有透過直腸指診才較正確，一般老弱婦孺及肥胖者壓痛常不明確。

「腸癰」就是闌尾炎，「腸癰，腹皮急，按之濡，如腫狀身無熱」，一般闌尾炎患者體溫微熱(37.2~38℃)。體溫若超過38.3℃，即「腸癰者，少腹腫痞，按之即痛如淋，時時發熱」，有穿孔之虞；曾有腫瘤之患者，出現重症泛發性腹膜炎，則可能是盲腸癌或克隆氏症(Crohn's disease)；出現症狀24小時內穿孔者不多，但經過48小時後，穿孔機率達80%上。

「脈數，此為腹內有癰膿」、「脈遲緊者，膿未成，可下之，當有血」和「脈洪數者，膿已成」三個寸口脈，脈遲緊者「可下之，當有血」，脈數與脈洪數是膿已成，不可。《周禮》記載，周朝有食醫、疾醫、瘍醫與獸醫等，食醫是飲食療法，癰疽、瘡膿要瘍醫，以外科手術治療，薏苡附子敗醬散與大黃牡丹湯是內科治法。迴腸的末端是小腸的尾部，有盲腸與大腸相接，迴腸末端吸收大部分的膽鹽，藉著門靜脈運回肝臟，再排到膽汁中，此即為腸肝循環，剩下的5%膽鹽進入結腸中；當迴腸末端出現問題，腸肝循環受到干擾，出現多脂肪糞便，超過一個程度，肝不能增加膽鹽合成，將危及脂肪的消化與吸收。

小博士解說

克隆氏症為一慢性、全壁式的發炎性腸道疾病，特點是容易復發並形成慢性病程，可侵犯由口至肛門的任何部位，且近50%會有直腸病變。克隆氏症好發年齡為15~35歲，高峰期是20歲左右，患者在性別上無明顯差異。臨床症狀包括陣發性右下腹痛、腹瀉或便秘、體重減輕，偶爾會發燒。此外，較嚴重者甚至會導致腸阻塞、腸道瘻管、巨結腸、腸穿孔等。

薏苡附子敗醬散、大黃牡丹湯之煮服法及治療

藥方	組成	煮服法	治療重點
薏苡附子敗醬散	薏苡仁十分、附子二分、敗醬五分（薏附敗）	杵為末，取方寸匕，以水二升，煎減半，頓服，小便當下	腸癰之為病，其身甲錯，腹皮急，按之濡，如腫狀，腹無積聚，身無熱，脈數，此為腹內有癰膿
大黃牡丹湯	大黃四兩、牡丹一兩、桃仁五十枚、瓜子半升、芒硝三合（大牡桃瓜芒）	水六升，煮取一升，去滓，內芒硝，再煎沸，頓服之，有膿當下，如無膿，當下血	腸癰者，少腹腫痞，按之即痛如淋，小便自調，時時發熱，自汗出，復惡寒，其脈遲緊者，膿未成，可下之

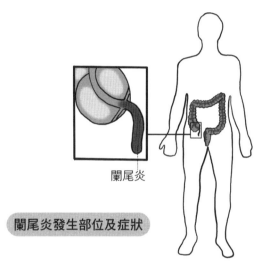

闌尾炎

闌尾炎的症狀
- 腹痛，從肚臍周圍移向右下腹
- 噁心、嘔吐
- 發燒
- 食慾不振
- 便秘或腹瀉
- 倦怠、無精打采
- 兒童可能表現出躁動的情況

闌尾炎發生部位及症狀

✚ 知識補充站

　　急性闌尾炎手術，對現代醫學而言，是簡單的。但在古代，手術並不容易，大黃牡丹皮湯即是用來治療闌尾炎的代表方；相較於此，現代人的營養好，慢性闌尾炎多虛證，以桂枝茯苓丸、桂枝加芍藥湯等較實用。臨床上，闌尾炎化膿，會出現脈頻數，不適合純內科治療，當然不宜用大黃牡丹皮湯。急性闌尾炎多有腹部不快感，續發性食慾不振，自覺肚臍周圍腹痛，痛感漸漸移向右下腹部。臍周圍痛還有可能是胃腸炎、小腸閉塞、腸間膜動靜脈虛血性疾病，右下腹部疼痛有可能是婦科疾病、腎臟疾病或其他消化道疾病。

　　闌尾炎發生的主因通常是闌尾淋巴結腫大導致闌尾阻塞，其他包括糞石、寄生蟲等都有可能；麻疹等病毒感染、淋巴濾泡腫大、蟯蟲與蛔蟲等寄生蟲、癌症腫瘤等，都可能導致闌尾內腔閉塞。目前，仍時有所聞急性闌尾炎，甚至導致腹膜炎，其中不乏營養失調，如偏食又工作量、活動量大者，特別是營養不良或攝取不均衡者。

18-3 寸口脈浮微而澀，法當亡血

328.問曰：「寸口脈浮微而澀，法當亡血，若汗出，設不汗者云何？」答曰：「若身有瘡，被刀斧所傷，亡血故也。」

329.病金瘡，王不留行散主之。

王不留行散小瘡外用粉之，大瘡服之，產後乳癰亦可服之，或取王不留行、蒴藋細葉、桑白皮各三錢，五碗水煮取二碗水，搭配科學中藥黃芩湯(黃芩、芍藥、生薑、甘草、大棗)三公克，或人參敗毒散三公克，較為簡便。

王不留行是石竹科麥藍菜的種子，苦、平入肝與胃經脈，活血通經、下乳消腫，常用於流鼻血、乳汁不下、經閉、痛經、乳癰腫痛，孕婦慎用。古人用穿山甲與王不留行通乳汁。蒴藋細葉是忍冬科的全草或根，酸、溫有小毒，入肝經脈，消腫解毒、利尿解熱、活血散瘀，治肺癰、風濕性關節炎、無名指腫毒、腳氣浮腫、咳嗽痰喘、跌打損傷，又稱七葉接骨木；蒴藋還治「闌尾炎與急性蜂窩性組織炎」，在本書延續薏苡附子敗醬散與大黃牡丹皮湯治腸癰。

「寸口脈浮微而澀，而不汗者」多為自體免疫功能不良造成「亡血」，初期宜小柴胡湯加桂枝湯(柴胡桂枝湯)治肢節煩疼，改善肢體與消化道的黏膜相關淋巴組織；其次是四逆湯加五苓散，或真武湯，改善腦下垂體及腎上皮質運作。「亡血」症狀出現時，以3~5天為一小療程，白天服用小柴胡湯加桂枝湯，傍晚以後服用四逆湯加五苓散，飲食習慣不良者，要搭配半夏瀉心湯，三餐後各三公克。

小博士解說

《傷寒論》論脈甚詳。診脈浮取、沉取以及過本位，是診察主動脈脈象變化，脈是一條，不是兩條，不是兩截。主動脈脈象變化主要有二：

1.主動脈瓣閉鎖不全，會出現小脈與遲脈(想像成脈管寬鬆)。

2.主動脈瓣狹窄，會出現大脈與速脈(想像成脈管縮窄)。

診脈最重要看心臟，心臟的主動脈瓣結構，反應心臟的功能，進而反應全身臟腑器官的現狀，全身器官運作盈虧都會向心臟匯報損益情形，據以掌握疾病的本末與輕重。

因為脈波長短的差異，「本位」分長脈和短脈。長脈是指脈波動的幅度長，過於本位，應指有盈餘之感。短脈則是脈波動的幅度短，不及本位，應指有虧損之感。若在關部較明顯，而寸、尺兩頭則有不足之感，不視之為真弱脈，有可能是大承氣湯證，《傷寒論》445.「寸口脈浮而大按之反澀，尺中亦微小而澀。」

柴胡桂枝湯、半夏瀉心湯、王不留行散之煮服法及治療

藥方	組成	煮服法	治療重點
柴胡桂枝湯	柴胡四兩、桂枝一兩半、人參一兩半、炙甘草一兩、半夏二合半、黃芩一兩半、芍藥一兩半、大棗六枚、生薑一兩半	水六升，煮取三升，溫服一升，日三服	心腹卒中痛
半夏瀉心湯	半夏半升、黃芩三兩、乾薑三兩、人參三兩、炙甘草三兩、黃連一兩、大棗十二枚	水一斗，煮取六升，去滓，再取三升，溫服一升，日三服	嘔而腸鳴，心下痞
王不留行散	王不留行十分（八月八日採）、蒴藋細葉十分（七月七日採）、桑東南根白皮十分（三月三日採）、甘草十八分、川椒三分（除目及閉口，去汗）、黃芩二分、乾薑二分、厚朴二分、芍藥二分（王蒴桑甘椒、黃乾厚芍）	桑根皮以上三味燒灰存性，勿令灰過，各別杵篩，合治之為散，服方寸匕。小瘡即粉之，大瘡但服之，產後亦可服。如風寒，桑東南根勿取之；前三物，皆陰乾百日	病金瘡

✛ 知識補充站

　　「亡血」，可能造成腔室症候群，從症狀極不明顯到截肢的病例都有。腔室症候群發生機率不高，一旦發生卻是生死一線間。腔室症候群多發生在嚴重創傷，病人舒張壓是70毫米汞柱，腔室壓大於40毫米汞柱時，就是腔室症候群。血壓分成動脈壓和靜脈壓(幾近於零)，腔的壓力趨近於零，受傷出血時靜脈壓急劇上升，當腔室壓和舒張壓相比約小於40毫米汞柱時，靜脈血液無法回流，造成組織腫脹，壓力因此變大，惡性循環使壓力再上升，致肌肉組織壞死即要截肢。腔室症候群主要發生在骨骼系統的四肢，人體組織從外由皮膚包覆著內部的肌肉、神經血管、筋膜、皮下組織等，一圈圈的將組織包繞著，形成像房間的腔室，腔室四周有彈性可撐開或縮小。當腔室增加的組織和水分太多、壓力太大沒有疏解，就會產生腔室症候群。

18-4 論證浸淫瘡及其治療

330.浸淫瘡，從口流向四肢者，可治；從四肢流來入口者，不可治。

331.浸淫瘡，黃連粉主之。

「四肢流來入口」淋巴與靜脈的回流都是從四肢流向體軀，排毒要透過肝臟與心臟，所以淋巴與靜脈將四肢之毒素送回心臟再到肝臟。疱疹是濾過性病毒感染，常見的是單純疱疹、水痘及帶狀疱疹、卡波西氏肉瘤等。單純疱疹多因「單純疱疹病毒(Herpes Simplex Virus, HSV)」感染，主要是「唇疱疹」及「生殖器疱疹」，即俗稱的「火氣大」所造成。

黃連粉治浸淫瘡，火氣上亢者，含嚥黃連粉覺得苦中帶甘，是因偏食日久，消化系統受損，多從口腔黏膜開始；口腔黏膜的淋巴相關組織反應口腔唾液腺功能狀況，鼻咽、口腔舌下的淋巴小節功能狀況也隨之反應出來。經常口腔黏膜破損，日久必影響及食道括約肌，罹患胃、腸道疾病機率也因此加大，瀉心湯輩是防治浸淫瘡(癲癇)之

寶。黃連與吳茱萸都是較難入口之藥，可以裝入膠囊吞服，調節肝膽、胰臟、胃、十二指腸運轉，古人稱為左金丸，專治肝火。

急性病患者發燒與皮疹，建議系統性的分析其病歷，瞭解免疫狀態、服用的藥物、旅行經歷、預防接種、與動物接觸史、心臟疾病、人工物體內埋入史、最近病人接觸史、性感染症等等，以確定皮膚疹發病時間及變化等。發燒帶來的局部皮膚發疹，除了蜂窩性組織炎及膿痂疹外，最擾人的是原因不明的發疹，以額頭、髮際、臉部、胸部、腹部、臀部、手掌心、腳底等部位為多。免疫力不全的初步感染，多出現咽頭炎、淋巴結腫脹，依經脈走向診治，調理偏食致營養失調者宜瀉心湯輩(半夏瀉心湯、甘草瀉心湯)，提振精神元氣方面宜四逆輩(甘草附子湯、真武湯、八味腎氣丸)，提升免疫力防治風寒宜柴胡桂枝湯、人參敗毒散，若配合針灸風府、風池、太衝、太溪等穴，效果更彰顯，根治機會升高。

小博士解說

帶狀疱疹與單純疱疹常會被搞混，帶狀疱疹的病原是水痘帶狀疱疹病毒，單純疱疹的病原是人類單純疱疹病毒，目前已知的共有八型，是一個不小的病毒家族。每一型疱疹病毒，都會對人體造成特定的疾病，由人類疱疹病毒第一、二型所造成的疾病，叫「單純疱疹」，也就是大家所常說的「疱疹」。單純疱疹病毒可在人體任何部位的皮膚引發水泡樣的病灶，好發於嘴部、鼻子、臀部、生殖器附近；可能會有疼痛感，且反覆發作使人困擾，更有礙觀瞻。對某些新生兒、慢性病者、癌症或免疫力低下者，單純疱疹病毒感染可能變得很嚴重，但少有致命之虞。

水痘帶狀疱疹沿著神經根細胞走向皮膚而發病

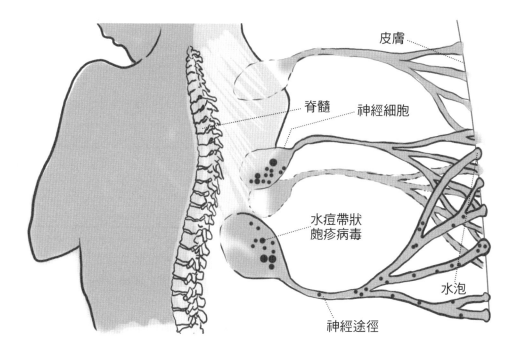

皮膚

脊髓　神經細胞

水痘帶狀
疱疹病毒

水泡

神經途徑

✛ 知識補充站

　　帶狀疱疹俗稱皮蛇(閩南語)，是水痘帶狀疱疹病毒引起的，原因是小時候長水痘痊癒後，水痘病毒潛伏在人體感覺神經節裡，當免疫力、抵抗力下降時，病毒再度被活化，引起神經發炎疼痛，特徵是沿著此神經所分布的皮膚，產生紅疹、水泡及神經痛，整個疾病發展過程約二至四星期。大部分人一生僅會發生一次。帶狀疱疹大部分發生在50歲以上者，多肇因生病、受傷、勞損或壓力大，其病毒僅會傳染給未曾感染過水痘的人，高危險群包括癌症、白血病、淋巴瘤、愛滋病等免疫缺陷或抵抗力差者。

　　癌症化學治療或放射線治療(電療)、器官移植時預防排斥作用的藥物治療，或長期使用類固醇等，都會使免疫力降低，同時，所引起的帶狀疱疹也較嚴重。帶狀疱疹若發生在眼睛上，可能會造成失明，當鼻尖上出現類水泡時即要特別當心。老年人還常見帶狀疱疹後神經痛，可能持續幾個月甚或幾年之久，因此，早期的治療很重要。

NOTE

NOTE

第19章

跗蹶手指臂腫轉筋陰狐疝蚘蟲病

　　腔室症候群其特徵有 5P：Pain（疼痛）、Pallor（蒼白）、Paresthesia（神經感覺遲鈍）、Pulseless（無脈搏）、Paralysis（麻痺）。此 5P 原為診斷動脈血管阻塞不通者（例如糖尿病患），腔室症候群患者血液回流不良，初期不會慘白、冰冷（厥逆）與麻痺；上下扳動患者的腳趾頭，以扯動腿部肌肉，肌肉缺氧者會非常疼痛，即很可能是腔室症候群。

　　慢性腔室症候群患者，走路或運動到某一程度，會感覺小腿很痛、腫脹；有的是組織受損，雖未達缺氧程度，非攣縮肌肉壞死，但腔室變硬，延展力變差。

　　糖尿病患最常見小腿截肢，小腿腔室分四個，每個腔室都有一群肌肉，最易受損的是後側深層腔室，一旦受損易缺氧壞死。兩天後發高燒，肌肉組織腫脹而發出惡臭，必須大量清創，肌肉軟組織都要刮除，甚至要截肢。嚴重的腔室症候群，缺氧狀況最長只能忍受八小時，冷天壞死速度稍慢。

19-1 病趺蹶，能前但不能卻

332.師曰：「病趺蹶，其人但能前，不能卻，刺腨入二寸，此太陽經傷也。」
333.病人常以手指臂腫動，此人身體瞤瞤者，藜蘆甘草湯主之。

「趺蹶」，趺是腳背與腳趾，趺蹶的關鍵是腳踝，脛骨下面有七塊腳踝骨，以距骨與脛骨構成了腳踝關節，內腳踝是脛骨遠端，外腳踝是腓骨遠端，腓骨與七塊腳踝骨沒有關節關係，脛骨後肌與脛骨前肌主宰著腳部活動的精準度。腦部出問題，如腦血管硬化或巴金森病症就會「趺蹶」；蹶是腳的血脈厥逆，厥者兩陰交盡，厥者陰陽氣血不通，蹶者腳的動脈與靜脈交通不暢，腳趾端的動靜脈與微血管循環不良才會「趺蹶」。

脛骨後肌與腓骨長肌是腳底最深層的肌肉群，與腎經脈的湧泉穴、然谷穴和太溪穴呼應，太溪穴與大鐘穴在脛骨後肌與阿基里斯腱之間；阿基里斯腱的活動力與腎原氣(腦垂體與內分泌)息息相關，脛骨後動脈流過太溪、大鐘穴區，在脛骨遠端與跟骨之間，即是診先天原氣之少陰脈。

脛骨前肌和伸拇長肌及伸趾長肌是腳背重要的肌肉群，與胃經脈的衝陽穴和肝經脈的中封穴呼應，衝陽穴與中封穴在脛骨前肌與伸拇長肌之間，伸拇長肌之活動力與胃中氣息息相關，穿過衝陽穴與中封穴的腳背動脈，在距骨與舟狀骨之間，是診後天飲食營養中氣的趺陽脈。伸拇長肌及伸趾長肌負責腳趾的抬舉活動，脛骨後肌與腓骨長肌參與了腳趾抓地動作，伸拇長肌及伸趾長肌的活動量，比脛骨後肌與腓骨長肌大很多，正常情況下，腳可以前進後退，「趺蹶」只能前進，不能後退。

藜蘆甘草湯能調節神經、解除平滑肌痙攣、鎮靜、抗炎，治風痰，化痰熄風和筋脈，手指臂腫顫攣急、口歪眼斜皆能瘥。風痰肆虐經氣脈絡，氣血營衛不得所榮，演變為風痰，手指臂腫痛、肌肉顫動、舌淡苔薄、脈滑為主要症狀，常見於帕金森病、高血壓、高脂血症等。藜蘆甘草湯治療初期腦動脈硬化、肌肉關節僵硬等。風盛者，加鉤藤、天麻，以平肝息風；僵硬者，加全蠍、白附子，以祛風化痰解痙；氣虛者，加黃耆、白朮，以健脾益氣固表，藜蘆湧吐風痰，甘草和合藥性，二者相互為用。但是，陰虛火旺證，慎用本方。

小博士解說
針刺小腿外側上部，可以激活腓腸肌、腓骨第三肌、腓骨後肌、腓骨長肌與脛骨後肌；腓骨長肌與脛骨後肌終止於腳底第四層，針刺之可以促進小隱靜脈與大隱靜脈回流下腔靜脈，針刺小腿外側上半部，或走路20~30分鐘，都可以活絡腓骨腸肌與脛骨後肌，促進六足經脈的循環，治療趺蹶。

藜蘆甘草湯之煮服法及治療

藥方	組成	煮服法	治療重點
藜蘆甘草湯	藜蘆一兩、甘草二兩	水二升,煮取一升五合,分二服,溫服之	手指臂腫動,身體瞤瞤者

《傷寒論》季節養生大法示例

季節	養生大法	條文	要領
春、夏	汗	421.	微汗二小時,不宜汗水淋漓
春	吐	436.	中病便止 (437.)
秋	下	441.	中病便止 (442.)

二十四節氣

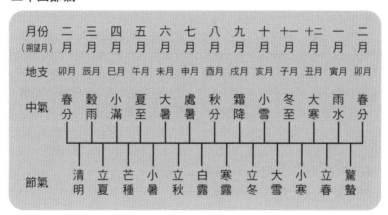

✚ 知識補充站

「刺腨入二寸」,承山穴、承筋穴是紓解腰脊壓力過大而傷痛的要穴。臨床上,針砭治療跌打損傷,以小腿穴群委陽穴、委中穴為最常用,它們是小隱靜脈從腳背側靜脈外弓(有膀胱經脈、膽經脈流布)經過外踝後方(以崑崙穴為主,屬膀胱經脈),從小腿後皮下深部(有跗陽穴、飛陽穴、承山穴、承筋穴、合陽穴)注入膝窩部膝窩靜脈,上達大腿近位部(殷門穴、承扶穴)注入大隱靜脈。

古代用以放血的針較粗,症狀嚴重到一定程度才放血施治,現代針具十分進步,以採血針於委陽穴、委中穴、陰谷穴、浮郄穴等放血,對證下針,效果彰顯。承山穴、承筋穴、飛揚穴、跗陽穴、合陽穴,是要扎針、放血或埋線,因證制宜。

19-2 轉筋、陰狐疝氣之治

334.轉筋之為病，其人臂腳直，脈上下行，微弦。轉筋入腹者，雞矢白散主之。
335.陰狐疝氣者，偏有大小，時時上下，蜘蛛散主之。

　　雞屎白是雞屎中有一段白色部分，性味苦、鹹、涼，入膀胱經脈，利水、泄熱、祛風、解毒，治臌脹積聚、黃疸、淋病、風痹、破傷中風、筋脈攣急。現代禽流感及鴿糞等有侵犯中樞神經系統，造成腦膜炎之虞，雞屎白並不符衛生。

　　現代治「轉筋之為病，其人臂腳直，脈上下行，微弦；轉筋入腹者」有其替代之法；轉筋致小隱靜脈、大隱靜脈曲張嚴重者，腳易抽筋；另外，腹腔下腸間膜靜脈或髂靜脈栓塞，也會導致小隱靜脈、大隱靜脈回流不良，容易抽筋。大量有氧運動之後，可能因脫水而腳抽筋，嚴重者，手、腳或腹部肌肉群也會因某個動作而抽筋，甘草乾薑湯(手腳冰冷者)、芍藥甘草湯(下肢不舒服者)、甘草附子湯(上肢不舒服者)，取3~5錢，煮茶酌飲。

　　完成全程馬拉松(42.195公里)之後1、2天內，髖關節多不靈活，腳偶爾抽筋，最有效的是真武湯，之後喝蜂蜜水，如果不先喝真武湯，口渴會很嚴重，科學中藥小柴胡湯加桂枝湯，或柴胡桂枝湯、人參敗毒散，對活動量少的孩童可以助益肢節血液循環，白天服用效果好；晚上服用四逆湯、真武湯、甘草附子湯、桂枝附子湯、八味腎氣丸等，搭配白天的藥效果更好。

　　蜘蛛性味苦寒，有毒(一說無毒)，溫肝散寒、破結行氣、祛風祛驚、破瘀散結解毒，有毒不宜輕易使用，孕婦必禁。蜘蛛營養豐富，雲南傣族(人口一百多萬人，中國31個省均有分布，列第19大民族)每餐都吃，味道是苦的，有益腹腔循環，除了對證下藥，還要促進下肢靜脈回流順暢，下肢的充分適量運動是最重要的，下肢的動脈才能順利通達下肢末端。地龍散(蚯蚓)與蜘蛛散亦有助胸腔的胸管、胸腺和奇靜脈系統的循環。

小博士解說
　　癌末患者無法進食，久則元氣大傷，胃與小腸蠕動功能不良，造成冷結在膀胱關元，或小腸蠕動過度或發炎而結熱中痛在關元，營養吸收是最大問題，陰陽氣不相順接便為厥，手足逆冷者厥也，溫之，諸四逆厥者，可下之(促進血脈循環)，虛家亦然，諸四逆厥虛弱要以四逆湯輩來養護，實證四逆厥者，下之以大黃蟅蟲丸，調節全身動靜脈血液流動(緩中補虛)，改善小腸蠕動與吸收功能，改善轉筋之為病。

雞矢白散與蜘蛛散之煮服法及治療

藥方	組成	煮服法	治療重點
雞矢白散	雞矢白	為散，取方寸匕，以水六合，和，溫服	轉筋之為病，其人臂腳直，脈上下行，微弦。轉筋入腹
蜘蛛散	蜘蛛十四枚（熬焦）、桂枝半兩	為散，取八分一匕，飲和服，日再服。蜜丸亦可	陰狐疝氣者，偏有大小，時時上下

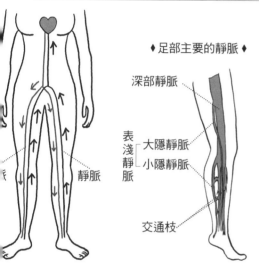

◆ 足部主要的靜脈 ◆

深部靜脈

表淺靜脈　大隱靜脈　小隱靜脈

交通枝

靜脈

足部主要靜脈及大小靜脈回流路徑，足部靜脈可以反重力流動，血液才得以回流心臟

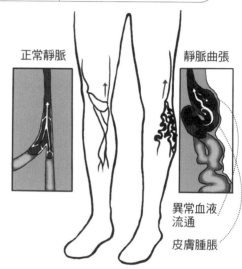

正常靜脈　　靜脈曲張

異常血液流通

皮膚腫脹

下肢靜脈栓塞會造成靜脈曲張

➕ 知識補充站

　　腔室症候群只要超過二、三天，就會流出膿來，肉像烤過變成棕色，多要截肢。下肢靜脈不全，多出現一側性，常在傍晚時惡化，起床時稍見改善；嚴重者出現皮膚潰瘍，色素沉澱。左側上肢靜脈浮顯嚴重，多與心臟相關，右側上肢則與肺臟相關；睡前嚴重，醒來能改善都屬初期；醒來與睡前一樣嚴重，多有心或肺相關之慢性痼疾。要徹底調整生活步調，否則嚴重病化機率高。

　　測量兩側手腕的血壓，相差很大者，主動脈與肺動脈的結構可能有較嚴重的問題。血液從心臟通過動脈流向四肢末梢，再經由皮膚或肌肉等組織抵達靜脈；所以，血液回到心臟的管道是靜脈，一定得在反重力下血液才能回到心臟。如果下肢回流不暢，造成下肢靜脈曲張，針砭放血，經過數個療程是可以改善，降低危險性。下肢靜脈栓塞，小腿、內踝區或腳背多出現靜脈曲張，此情況多併見腹腔臟器的疾病，可以針砭改善之。

19-3 病腹痛有蟲之治

336.問曰：「病腹痛有蟲，其脈何以別之？」
師曰：「腹中痛，其脈當沉，若弦，反洪大，故有蚘蟲。」
337.蚘蟲之為病，令人吐涎，心痛，發作有時，毒藥不止，甘草粉蜜湯主之。
338.蚘厥者，當吐蚘，今病者靜而復時煩，此為臟寒，蚘上入膈，故煩，須臾復止，得食而嘔，又煩者，蚘聞食臭出，其人當自吐蚘。
339.蚘厥者，烏梅丸主之。

　　《內經・靈樞・上膈篇》「氣為上膈者，食飲入而還出……。蟲為下膈，下膈者，食晬時乃出。……喜怒不適，食飲不節，寒溫不時，則寒汁流於腸中，流於腸中則蟲寒，蟲寒則積聚於下管，……積聚已留，留則癰成，癰成則下管約，其癰在管內即而痛深，其癰在外者則癰外痛浮，癰上皮熱。……恬淡無為，乃能行氣，後以鹹苦化穀為下矣。」

　　甘草粉蜜湯治「蚘蟲之為病，令吐涎，心痛，發作有時，毒藥不止」，古方治古病，今人參考古方對其組成「粉」，以現代醫學觀之，如果是「鉛粉」，其毒性是不可思議的；是以，現代醫者認為是「米粉」，這才合乎健康。任何疾病，只要不是絕症，促進孩童發育的藥方，以白天「小通」，晚上「小補」為原則，九小通一小補，例如抵當湯配合小建中湯或四物湯，就是促進發育，及養護老弱婦孺的至寶。

　　烏梅丸治蚘厥與久利，烏梅酸澀而溫，脾肺血分之果，斂肺澀腸、涌痰消腫、清熱解毒、生津止渴、醒酒殺蟲。梅開花於冬，結實於夏，得木之令氣，故最酸，多食損齒傷筋。酸屬肝，養肝益筋，過則傷肝損筋，梅子排骨、梅子壽司飯、酸辣湯、醋拌麵線、奇異果、檸檬……等，口腔的味覺針對五臟實虛來引導補瀉，是感性的；石蕊試紙化驗分解特性，藍色為鹼性，紅色為酸性，理化分析是純理性的，決定於礦物質含量多寡。大部分動物性食物屬酸性，如魚、肉、貝類，它們蛋白質中磷、硫濃度較高；大部分蔬菜水果等低熱量植物性食物多鹼性，因為含鉀、鈣、鎂等礦物質較多。植物性食品中，除五穀飯類外，多半是鹼性食品，大部分穀物部分堅果類，為人類能量來源，屬酸性食物，醋及酸性的水果，含醋酸、蘋果酸、檸檬酸等，入體內吸收，胰液、膽汁、腦液等中和之，再被吸入肝中，很快燃燒成二氧化碳，對人體幾無影響，所以味道酸，卻不列入酸性食物，表面的酸被分解後，留下鉀、鈉、鈣、鎂等，顯出鹼性反應。活動量大者，攝食酸性食物是有益的。

甘草粉蜜湯、烏梅丸之煮服法及治療

藥方	組成	煮服法	病症辨證
甘草粉蜜湯	甘草二兩、粉一兩、蜜四兩	水三升,先煮甘草,取二升,去滓,內粉、蜜,攪令和,煎如薄粥,溫服一升,差即止	蚘蟲之為病,令人吐涎,心痛,發作有時
烏梅丸	烏梅三百個、細辛六兩、乾薑十兩、黃連一斤、當歸四兩、附子六兩(炮)、川椒四兩(去汗)、桂枝六兩、人參六兩、黃柏六兩	異搗篩,合治之,以苦酒漬烏梅一宿,去核,蒸之五升米下,飯熟搗成泥,和藥令相得,內臼中,與蜜杵二千下,丸如梧子大。先食飲服十丸,日三服,稍加至二十丸。禁生冷滑臭等食	蚘厥與久利

✚ 知識補充站

消化作用始於口腔與胃,在小腸的管腔及黏膜細胞中完成,小腸內容物與黏膜細胞的分泌物、胰液、膽汁混合,所有消化所得的產物及大部分維生素與液體在小腸中被吸收,小腸每天約吸收9公升液體,2公升來自食物,7公升為胃腸分泌物,只有1~2公升進入結腸,結腸主要功能是吸收水分,鈉離子及其他礦物質藉著走90%液體,將從迴腸來的1~2公升食糜轉變為200~250毫升的糞便;食物入口後,一般是4~6小時到達盲腸,未消化部分8~9小時到達結腸,其中第一部分殘餘食物6小時到結腸肝曲,9小時到結腸脾曲,12小時到達骨盆區結腸。

上行結腸與橫結腸具貯藏庫功能,通過時間約15小時,下行結腸導管功能通過時間平均3小時;食物進入72小時後約25%殘渣物仍在腸中迴腸的迴盲瓣,稍微伸到盲腸中,增加結腸的壓力使它關閉,增加迴腸的壓力使它開放,可防止結腸內容物回流到迴腸中,通常它是關閉的,每一次蠕動波到達時,會短暫開放,使迴腸食糜進入盲腸,食物離開胃部時,盲腸放鬆,使經過迴盲瓣的食糜增加,此為胃迴腸反射,交感神經的刺激會增加迴盲瓣收縮,因為它是小腸與大腸交接處,猶如咽喉是口腔與食道、氣管交接處一樣。

NOTE

第20章
婦人妊娠病脈

　　孕婦因胎盤分泌出「絨毛膜促性腺激素」使胃酸分泌量減少，消化酶活性降低，影響食飲和消化機能，因此懷孕反應會偏食、食慾低退、噁心、嘔吐，酸味食物（不一定是酸性食物）可增進胃分泌胃液，胃腸蠕動消化酶活性等就可改善，櫻桃、葡萄、梅子、青蘋果、楊桃、番茄等又酸營養又豐富，但不宜醃製酸素或醋製品等，因為這些製品中，維生素、蛋白質、礦物質、糖分等喪失非常多，醃製的硝酸鹽等致癌物質含量高，食用過多對母體、胎兒有害；山楂含維生素C多，但無論鮮果或乾物，因含刺激子宮收縮成分，孕婦不能多吃，尤其是體質虛弱，或有流產紀錄的孕婦。

20-1 婦人平脈，陰脈小弱，名妊娠

340.師曰：「婦人得平脈，陰脈小弱，其人渴，不能食，無寒熱，名妊娠，桂枝湯主之。於法六十日當有此證；設有醫治逆者，卻一月，加吐下者，則絕之。」

「婦人得平脈」關之上的寸部脈是陽脈，如常人之脈，上焦無病，心肺功能正常。「陰脈小弱」陰脈是關之下的尺部脈是陰脈，脈形小而不大(非虛勞)、軟弱無力而不細(非寒)，下焦血液稍不足。「其人渴，不能食，無寒熱」血養胎而不足，津液竭而口渴，脾氣弱而不能進食，此為妊娠「於法六十日當有此證」，妊娠是0~11週，月經逾期1~2週沒來，子宮的大小不會改變，一直到11週末，胎兒身長約9公分，體重約20公克，此時子宮大小似一般葡萄柚大小，容易壓迫膀胱而增加排尿次數。「於法六十日當有此證」就是妊娠8~11週，調理適量的桂枝湯改善腸胃功能，助益經脈營衛循環，再加上喝熱稀粥，與躺臥覆蓋薄被，微微汗出，有益胎孕，過量或許會有上火燥熱的感覺，多寡為適量因人而異。

「設有醫治逆者，卻一月，加吐下者，則絕之」，預定月經來潮的2週前受精成功，之後，4週左右受精卵著床於子宮內膜，形成胎芽，5週左右開始出現腦與脊髓的神經細胞，7週末出現心臟、肝臟、腎臟與五官和手腳等，體長2~3公分，進入8週後手腳開始發達，從胎芽期進入胚胎期。如果不知道已經懷孕，醫治妊娠惡阻逆者，是要馬上停下任何不當的醫療，並給予支持與安靜的生活，尤其是害喜嚴重的孕母，妊娠初期的胎兒，靠的是母親蓄積的營養來養育，少量多餐容易入口的食物，對孕母身心靈都有益，種類盡可能多變化，對營養均衡有利。

近來不孕症漸多，試管嬰兒成功率很高，然而不孕與流產仍時有所聞，早期流產多因為胚胎染色體異常，儘管三次以上的早期流產，才算是習慣性流產，但是高齡產婦漸多，男女雙方的體況，或是單方或雙方染色體異常，或子宮內感染，或黃體功能上的問題，不孕與流產問題是產婦科重要課題。現在早期流產多用黃體素安胎，中期以後的流產多用抑制子宮收縮劑，雖然造成不良胎兒機會很小，中醫西醫都建議容易流產的孕母要多休息，有孕母流產的原因是過勞。仲景從「臟腑經絡先後病」開始，就是養生強種護根本，「桂枝湯主之」除了「喝熱稀粥和覆蓋著薄被子」之外，延伸出來的小建中湯、桂枝加附子湯、柴胡桂枝湯等都是強種護本的養生良方，對證下藥，舉一反三，效益必好。

小博士解說
腹中疠痛與揪心之痛互為關聯，女人情緒鬱結的嚴重後果，就是揪心之痛，不開心的孕母腹中疠痛的機率就高。六十日之前噁心嘔吐、食欲不振、飲食異於平常等，是常見的妊娠惡阻，適量桂枝湯與喝熱稀粥、覆蓋著薄被，對「其人渴，不能食，無寒熱」可調理營衛循環，減輕惡阻症狀。

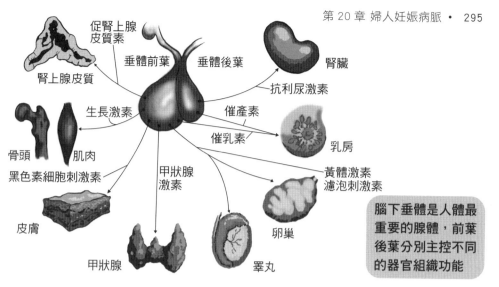

促腎上腺皮質素
垂體前葉　垂體後葉
腎上腺皮質
腎臟
抗利尿激素
生長激素
催產素
催乳素
乳房
骨頭　肌肉
黑色素細胞刺激素
甲狀腺激素
黃體激素
濾泡刺激素
皮膚
卵巢
甲狀腺
睪丸

> 腦下垂體是人體最重要的腺體，前葉後葉分別主控不同的器官組織功能

養護婦女孕母常用藥方示例

藥方	組成	治療重點
桂枝湯	桂枝三兩（去皮）、芍藥三兩、甘草二兩（炙）、生薑三兩、大棗十二枚（桂芍甘薑棗）	婦人得平脈，陰脈小弱，其人渴，不能食，無寒熱，名妊娠
四物湯	當歸、川芎、熟地黃、白芍各等分	中國女性的養陰藥方
中將湯	當歸、熟地、芍藥、川芎、桂枝、茯苓、桃仁、牡丹皮、甘草、人參、蒼朮、乾薑、黃連、丁香、陳皮、香附各等分	日本女性的養陰藥方
小建中湯	桂枝三兩、芍藥六兩、甘草三兩、生薑三兩、大棗十二枚、膠飴（麥芽糖）一升	虛勞裏急悸衄腹中痛，夢失精，四肢痠疼，手足煩熱，咽乾口燥
桂枝加附子湯	桂枝三兩、芍藥三兩、甘草三兩（炙）、生薑三兩（切）、大棗十二枚（擘）、附子一枚	太陽病，發汗，遂漏不止，其人惡風，小便難，四肢微急，難以屈伸者
柴胡桂枝湯	柴胡四兩、桂枝一兩半、人參一兩半、甘草一兩（炙）、半夏二合半（洗）、黃芩一兩半、芍藥一兩半、大棗六枚（擘）、生薑一兩半（切）	發汗多，亡陽譫語者，不可下，與柴胡桂枝湯和其營衛，以通津液後自愈

✚ 知識補充站

　　「胞阻，膠艾湯主之」與「懷妊，腹中疗痛，當歸芍藥散主之」，都是治病藥方，胞阻與腹中疗痛都是病症，中國人的四物湯與日本人的中將湯，是行之已久的女性養陰藥方，青春期女性從發育時就服用四物湯，月經乾淨後，睡覺前連續服用三天份的四物湯，促進腦垂體前葉的濾泡刺激素(Follicular Stimulating Hormone, FSH)分泌，調節腦垂體、腎上腺、甲狀腺、副甲狀腺及性腺內分泌系統運作，特別的是助益濾泡期(繁殖期)腦部與卵巢生理作業，讓人美顏歡心。

20-2 婦人漏下不止與癥痼害

341.婦人宿有癥病，經斷未及三月，而得漏下不止，胎動在臍上者，為癥痼害。妊娠六月動者，前三月經水利時，胎也。下血者，後斷三月，衃也。所以血不足者，其癥不去故也，當下其癥，桂枝茯苓丸主之。

孕婦死亡最常見的原因是，肺血栓塞子栓塞症、產科出血、高血壓，包括同產期心肌症的心臟血管疾病、子宮外孕等，症狀多的孕婦，需要複雜的產科照顧。

胎動與胎漏皆下血，胎動有腹痛，宜行氣為主；胎漏無腹痛，宜清熱為主。胎動多當臍，胎動在臍上者，為癥(拉扯腹直肌而胎動)，多懷孕前就有子宮內膜異位或子宮肌腺症等病史，有習慣性經痛；輕微子宮內膜異位的部位，多表淺的附著在腹腔與骨盆腔，尚不影響懷孕，嚴重的子宮內膜異位的部位，可能使子宮後穹窿完全阻塞或卵巢沾黏，就會影響懷孕。懷孕初期才發現有子宮肌瘤(子宮肌肉層長出來的)，如果長在子宮表面的漿膜層，通常不影響受孕，如果長在子宮的內黏膜又凸出子宮腔，就會妨礙懷孕；臨床上，不少婦女有子宮肌瘤還是能正常懷孕，甚至生二、三個孩子。

通常懷孕是防治子宮內膜異位最自然的有效方法，懷孕生產會有一年暫停月經，使子宮內膜不增生或萎縮，如果連續生兩胎，幾乎四、五年沒有月經，子宮內膜異位若是在大腸部位，多會痙癒，孕婦的生活作息比任何藥物治療還重要，早睡(9:00pm~11:00pm)是最必要的，睡不著也要躺在床上讓心臟、肝臟與橫膈膜及脊椎骨休息，即使是半睡半醒也大有補益，更重要的是要保持心情輕鬆愉悅，中藥調理也是食療的一種，對證下藥致中庸，達酸鹼平衡。

小博士解說

妊娠2~3月，胎兒骨骼開始形成，但需要鈣形成鈣鹽，沉積下來形成骨質，必須有酸性物質；鐵是人體必需的微量礦物質，是孕婦與胎兒用來製造血紅素蛋白的原料，妊娠期間需要量比平時大4~5倍，鐵元素只有三價變成二價才能被人的胃腸道吸收，酸性破壞是必經條件。維生素C有助胎兒形成細胞基質，產生結締組織，促進心血管生長發育以及健全造血系統，且增加母體抵抗力，促進孕婦體質吸收。另外，早上「晨曦」2小時內，孕婦醒來散步活動或運動1~2小時，在旭日普照之下，皮膚可以製造優質維生素D，助益鈣質形成，過了此時之後，紫外線加強，即使有助皮膚生產維生素D，但所帶來的傷害常是弊多於利。

桂枝茯苓丸之煮服法及治療

藥方	組成	煮服法	治療重點
桂枝茯苓丸	桂枝、茯苓、牡丹、芍藥、桃仁（桂苓牡芍桃）	末之，煉蜜和丸，如兔屎大，每日食前服一丸，不知，加至三丸	通暢腹腔與下肢血脈，改善輕度靜脈曲張

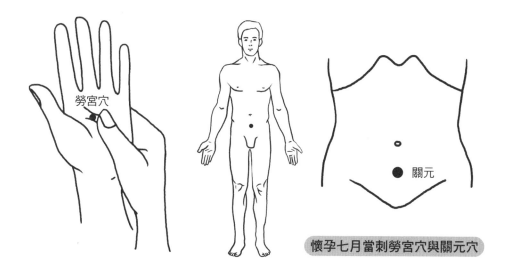

勞宮穴

關元

懷孕七月當刺勞宮穴與關元穴

✚ 知識補充站

　　桂枝茯苓丸治「妊娠六月，胎動在臍上者，為癥痼害」，另外，五苓散、苓桂朮甘湯、甘薑苓朮湯等也有類似療效。同時配合針灸，對孕母與胎兒都有助益。

　　「懷身腹滿，不得小便，從腰以下重，如有水氣狀。懷身七月，當刺勞宮及關元」，臨床上，仍以灸為宜，針則以太衝、行間，較安心有效。現代孕婦能夠接受臍下三寸關元穴扎針者很少，可代之以放血小腿靜脈，因為腹腔的下腸間膜靜脈多有瘀滯或栓塞，以致小隱靜脈、大隱靜脈曲張突顯，在此放血改善下腸間膜靜脈循環，也助肝門脈循環，進而養益胎氣。

　　懷孕六月胃經脈養胎，七月肺經脈養胎，懷身七月是進入準備生產階段，孕母的新陳代謝消耗氧氣的量加大，呼吸變得急促，活動時容易上氣不接下氣，血壓開始升高，心臟跳動次數由原來每分鐘65~70次，增加至80次以上，可能出現相對性貧血，或感到眼睛不適、怕光、髮乾、發澀，是典型的懷孕後期反應。

20-3 懷娠六七月，少腹如扇

342.婦人懷娠六七月，脈弦發熱，其胎愈脹，腹痛惡寒者，少腹如扇，所以然者，子臟開故也，當以附子湯溫其臟。

「子臟開」子宮血液循環有礙，小腹如扇子在搧風，胎氣脹而腹寒，多是肝門脈無法將營養充分輸回心臟，或因性腺靜脈先流經左腎靜脈，而左腎靜脈進入下腔靜脈後無法順暢回心臟，以致心臟無法充分供應營養給子宮內的胎盤；胎兒在子宮內生活，需由胎盤的臍靜脈從母體吸收營養、氧氣及水分，並將代謝後廢物透過相同管道排回母體，這一切都靠髂動脈與髂靜脈來維運其生理作業。胎盤更重要的任務是代替孕前的卵巢，分泌性荷爾蒙來維持母體懷孕期間的良好狀況。

當左腎靜脈受到上腸系膜動脈與腹主動脈擠壓，可能造成血尿(或貧血)與腹痛(左腹區域)，連帶會造成男性睪丸痛(持續劇烈運動過程當中，時而睪丸或陰莖不舒服，多因左腎靜脈暫時性循環不良)與婦女左下腹痛；或內臟靜脈受到擠壓，致噁心與嘔吐。另外會產生靜脈曲張，以下肢與下腹部為多。白通湯與真武湯助益下腹部消化道循環，也維護下腹部與下肢的靜脈回流心臟；附子湯與四逆湯助益上腹部消化道循環，也養護上肢循環與橫膈膜吸氣功能。

孕婦胎動不安，最明顯的症狀之一是太衝穴區較鬆垮塌陷，嚴重者併見微微滲出冷汗。右小腹疼痛，多見左太衝較塌陷，左委中、委陽、陰谷、承山穴區靜脈較突顯；症狀嚴重的孕婦，應該針砭左側委中、委陽、陰谷、承山穴區最突顯的靜脈，如見凝聚如米粒狀突起的靜脈曲張，一針砭之，多見噴血。膝膕區是腳背小隱靜脈上行，匯入大隱靜脈的匣口，也是人體靜脈瓣最多的部位，小腿約有8~10個靜脈瓣，孕婦最常發生靜脈堵塞部位就在膝膕彎處；胎兒壓迫腹腔的靜脈，壓迫嚴重的孕婦，脇腹部帶脈、五樞、維道、大橫、腹結、府舍、衝門等靜脈曲張會較明顯，一般兩側皆出現。體健的孕婦，胎兒也能健康成長，以上靜脈突顯現象鮮少發生；換言之，胎兒與胎盤的發育成長越優質，孕婦下半身的靜脈越隱而不見。孕婦要多活動腳大拇趾，強化肝經脈太衝穴區，養益肝臟與保育胎兒效果大。

小博士 解說

懷孕六月，腰部開始增粗，由於子宮增大和加重使脊椎骨向後仰，身體重心前移，容易傾倒，腰背部特別容易疲勞，坐下或站起時備感吃力，一定要多休息，每活動1小時，放鬆5~10分鐘，活動量在體力能承受與控制範圍內，避免長時間站立和步行。若手腳浮腫，常抬高腳放鬆一下，並養成規律的睡眠習慣，睡前不宜劇烈運動；採左側臥位睡姿，能供給胎兒較多血液，寶寶舒服媽媽也更能舒眠。

孕婦小腹痛宜針砭異側的太衝、委中、委陽、陰谷、承山等穴

委中
委陽
陰谷
承山
太衝

付子為主藥的湯劑示例

藥方	組成	症狀
子湯	附子、白朮、茯苓、人參、芍藥	少陰虛寒,骨節疼痛,背惡寒,手足不溫,口中和,舌淡,苔白滑,脈沉弱;及陽虛寒濕,遍身疼痛
參附子湯	人參、乾薑、甘草、白朮、附子	用於人參湯證,其脾胃虛寒較甚,腹痛,泄瀉較劇,手足厥冷,惡寒,脈微弱
支附子湯	桂枝、芍藥、甘草、生薑、大棗、附子	太陽病,發汗,遂漏不止,其人惡風,小便難,四肢微急,難以屈伸
薑附子湯	乾薑、附子	傷寒下之後,復發汗,晝日煩躁不得眠,夜而安靜,不嘔不渴,無表證,脈沉微,身無大熱
黃附子湯	大黃、炮附子、細辛	腹痛便秘,脅下偏痛,發熱,手足厥逆,舌苔白膩,脈弦緊
逆湯	炙甘草、乾薑、附子	溫經逐寒,回陽救逆
通湯	蔥白、乾薑、附子	心力衰竭,見四肢厥逆,下利,面赤,但欲寐,脈微
朮湯	茯苓、芍藥、白朮、生薑、炮附子	腎陽衰微,脾失健運之常用方。方中附子溫腎助陽,化氣利水;白朮燥濕行水;茯苓淡滲利水,朮苓同用有健脾之功;生薑溫散水氣,芍藥養血和陰,以防水氣消而生燥熱

✚ 知識補充站

宋朝名醫錢乙,是我國醫學史上第一位著名兒科專家,他治病除了以「季節」論外,還以「月」論,曾有一孕婦生病,診過的醫生都說將流產,錢乙診斷後,說:「娠者五藏傳養,率六旬乃更。誠能候其月,偏補之,何必墮?」果然保胎而安產。所謂「候其月,偏補之」,亦是要注意飲食衛生,生冷寒涼、臭腥黏滑等容易傷腸胃或妨礙消化的食物都不吃,並按其受孕胎月補養,調理經脈與臟腑,則得以安產。

20-4 婦人妊娠下血、腹中疼痛之治

343.師曰：「婦人有漏下者，有半產後因續下血都不絕者，有妊娠下血者，假令妊娠腹中痛，為胞阻，膠艾湯主之。」

344.婦人懷妊，腹中疼痛，當歸芍藥散主之。

　　膠艾湯(芎歸膠艾芍地甘酒)、當歸芍藥散(歸芍芎朮澤苓)和當歸散(歸芍芎朮芩)是四物湯(歸芍芎地)的前身。四物湯是唐朝後期才有的養陰補血藥方，男女通用，雖然不能取代膠艾湯、當歸芍藥散和當歸散的治療效果，確實是很平實的養護血脈方。過度勞累的婦女，常經血過多或不停，膠艾湯勝過黃體素，能從根本養護，對腦下視丘與腦垂體門脈循環大有幫助，尤其是初期患者更見效。偶爾過勞者，則可以當歸芍藥散取代之。

　　經期正常但有經痛，多出現在青春期初經的1、2年，多在分娩後消失。有經痛的女孩，從發育開始，出現第二性徵(乳頭或恥丘明顯長大)之際，就服用當歸芍藥散、當歸散或桂枝茯苓丸等，有助子宮、卵巢等生殖器官的發育，使腦下垂體與內分泌循環正常；服用後，隔天眼睛不舒服或長眼屎，表示無法吸收，要配合有氧運動，以養益肝臟功能，有助成長發育。

　　青春期機能性的經痛，多是黃體期(分泌期)生理作業未臻成熟，此時期宜天天服用，睡覺前3小時，連續服用膠艾湯(虛弱)或當歸芍藥散(濕熱)至不再經痛為止。青春期的初經1、2年沒有經痛，20歲以後才發生經痛，如果是持續性或周期性的，就不是機能性經痛，是器官性經痛，多發生於過勞的女性身上。若是月經結束後才開始的虛血性經痛，服用膠艾湯(虛弱)或四物湯，至不再經痛為止。若是月經來前即經痛，是瘀血性經痛，在排卵期前服用桂枝茯苓丸、桃紅四物湯，或當歸芍藥散(濕熱)。

小博士解說

　　懷孕期間，最擔心的是「宮縮」，未臨產即出現子宮收縮，臨床上，有因此早產，甚至流產。因此，孕婦只要突然腹部變硬或腹痛，就會擔心宮縮，更擔心子宮頸提早張開，流出羊水，本章341.「婦人宿有癥病，經斷未及三月，而得漏下不止，胎動在臍上者，為癥痼害。」十二週之前出現宮縮，若原來即有子宮肌瘤困擾的孕婦，在懷孕初期，腹腔循環滯礙，桂枝茯苓丸是首選藥方，虛者可考慮附子真武湯。

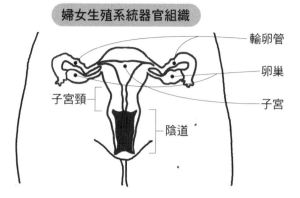

婦女生殖系統器官組織

輸卵管

卵巢

子宮頸

子宮

陰道

膠艾湯、當歸芍藥散之煮服法及治療

藥方	組成	煮服法	治療重點
膠艾湯（芎歸膠艾湯）	芎藭、阿膠、甘草各二兩，艾葉、當歸各三兩，芍藥四兩、乾地黃（芎歸膠艾芍地甘酒）	水五升，清酒三升，合煮取三升，去滓，內膠，令消盡，溫服一升，日三服，不差，更作。一方加乾薑一兩。胡氏治婦人胞動，無乾薑	腹腔虛勞，精疲力竭，血脈循環失調，血崩
當歸芍藥散	當歸三兩、芍藥一斤（一作六兩）、茯苓四兩、白朮四兩、澤瀉半斤、芎藭半斤（一作三兩）（歸芍芎朮澤苓）	杵為散，取方寸匕，酒和，日三服	腹腔輕度虛勞，心煩氣躁，血脈循環不良，腹部疼痛

➕ 知識補充站

　　孕婦惡阻也可能反胃嚴重。胃的結構是胃底在上面，胃的蠕動是由幽門往賁門蠕動，食糜在胃內的時候，胃每分鐘蠕動三下左右，在2~4小時之間，將消化完成的食糜擠壓過幽門，進入十二指腸，開始進行吸收作業，將水性的營養透過肝門脈進入肝臟，才回流下腔靜脈，將油脂性的營養透過乳糜池與胸管回流上腔靜脈，這整體的結構或機能出問題，就可能將胃底由上往下翻，即是「胃反」。一時的反胃，吐出來就沒事，如孕吐、暈車吐、酒醉吐等，如果情況不嚴重，吐而渴欲飲水者，茯苓澤瀉湯主之（苓瀉甘桂朮薑）。其他，苓桂朮甘湯治心下有痰飲，短氣、日咳；苓桂甘棗湯治奔豚，上氣不接下氣；苓桂味甘湯治面熱口燥多唾，手腳麻、頭暈；綜合以上症狀，現代臨床上可以五苓散代替此系列諸藥，取溫熱水服五苓散，促進心臟血管與腎臟體液循環，舒緩胃反諸證。

20-5 妊娠嘔吐不止，乾薑人參半夏丸

345.妊娠，嘔吐不止，乾薑人參半夏丸主之。

　　乾薑人參半夏丸主要是半夏、薑加人參，妊娠惡阻一開始多見乾嘔，乾嘔若是兼見頭痛，宜第17章條文284.吳茱萸湯，有人參、薑、大棗；該章的嘔吐方中，以半夏乾薑散與生薑半夏湯為主，都是改善惡阻若有若無的良方，或散或湯因應臨床需求而調整之。小半夏湯(半夏、生薑)、大半夏湯(半夏、人參、蜂蜜)也都可用於妊娠嘔吐。前者是吃不下，後者幾乎是吃了就吐得更嚴重。豬苓散(豬苓、茯苓、白朮)治嘔吐口渴。四逆湯(乾薑、甘草、炮附子)治嘔吐脈弱，身有微熱。小柴胡湯(柴胡、半夏、人參、甘草、大棗)治嘔吐發燒。以上的藥方都圍繞著乾薑人參半夏丸，因證再調整，以改善相關消化器官的不同症狀。

　　懷孕隨著月數而胎兒漸大，肝臟的負擔也加大，肝臟的大小並不會因此變大，儘管肝臟血流量增加，從組織學角度而言，妊娠與非妊娠並無差異，就是靠母體的肝臟機能變強使胎兒長大。妊娠惡阻是一關卡，大部分孕婦都能安全過關而順產，這種母體適應不全的困擾越少，對母體與胎兒越好。懷孕伴隨的內分泌及代謝急遽變化與自律神經失調，都會隨孕婦個人體質、心理因素或環境因素等合併發病。惡阻初期開始持續噁心與頻仍嘔吐，就適合嘗試半夏乾薑散或小半夏湯，當茶酌飲，喝不下，在口中至少漱十下再吐掉，透過刺激口腔唾液腺分泌，可以改善整體消化道的運作；妊娠惡阻嚴重者，可能嘔吐出膽汁或血液，則適合小柴胡湯或四逆湯。

　　「妊娠嘔吐不止」乃胎氣不順，礙到食道與胃的生理作業，或胃腸吸收與肝功能營養運作不良，代償性嘔吐不止，乾薑人參半夏丸以乾薑、半夏與薑汁順暢並暖和上消化道，消除滯礙，再加上人參補原氣、養益胎氣。如嘔吐致脫水，出現便秘現象，服用桂枝茯苓丸、厚朴三黃湯、大黃附子湯、麻子仁丸、大承氣湯等科學中藥。嚴重嘔吐無法進食，西醫點滴療法是必要的，只要可以進食，即使流質的輕食都應嘗試攝取，直到恢復正常飲食；防止嘔吐，飲食後儘可能保持安靜輕鬆。懷孕12週左右是味覺感覺最低時，懷孕20週以後逐漸接近正常味覺。

婦女的卵巢週期與子宮週期(FSH 濾泡刺激素，LH 黃體激素)

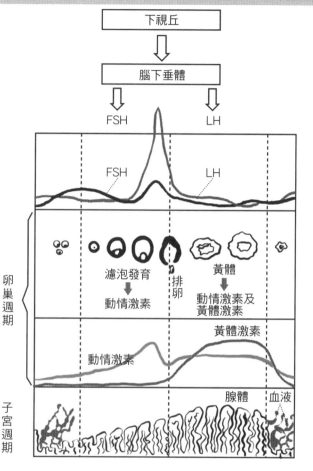

乾薑人參半夏丸之煮服法及治療

藥方	乾薑人參半夏丸
組成	乾薑、人參各一兩、半夏二兩（乾人半薑）
煮服法	末之，以生薑汁糊為丸，如梧桐子大，飲服十丸，日三次
治療重點	妊娠嘔吐不止

✛ 知識補充站

　　孕婦惡阻發展下去，可能造成尿量減少、尿中出現蛋白，甚至高度體重減少(5公斤以上)，這就是重證孕婦惡阻，50%併見肝機能障礙，時而出現黃疸、甲狀腺機能亢進症、精神疾病、糖尿病合併妊娠、多胎妊娠等，這些狀況一定要西醫治療，脫水者需要一天2000毫升的電解質輸液，同時加入維生素B5等，都可漸漸改善症狀。有的孕婦必要住院幾週來調整肝臟機能，維護胎兒正常發育；大體而言，最重要的是要保持身心安靜，特別是家庭問題與經濟問題造成心理壓力反應出的惡阻，必要時住院隔離環境是最有效的。紓解壓力，西醫的心理療法、催眠療法、孕婦瑜珈、孕婦水中療法都很值得考慮；再者，飲食方面絕不可以掉以輕心，空腹會誘發嘔吐，避免空腹，少量多餐多變化，均衡攝取高營養食物。惟要尊重孕婦的個人意識，絕不可以強迫。

20-6 妊娠小便難，有水氣洒淅惡寒

346.妊娠，小便難，飲食如故，當歸貝母苦參丸主之。

347.妊娠，有水氣，身重、小便不利，洒淅惡寒，起即頭眩，葵子茯苓散主之。

　　「妊娠，小便難」是胎氣不順，礙到膀胱與下消化道的生理作業。子宮前的膀胱與後面的直腸，各領域的靜脈回流心臟，在某種情況下，會出現側副循環路線的靜脈回流；「飲食如故」是消化道正常，妊娠的子宮與直腸關係正常，問題在膀胱與腎方面，兼及相關的臟腑生理作業不良，需要當歸貝母苦參丸治之。當歸甘、辛、苦、溫，入心、肝、脾，為血中氣藥，養益婦人帶脈與「腰腹」及諸不足。貝母苦、辛、微寒，潤心肺，清虛痰。苦參苦寒沉陰，「補陰益精」，養肝膽安五臟，利九竅，生津止渴。

　　「妊娠小便不利，起即頭眩」是胎氣不順，礙到膀胱與腦部的生理作業，「有水氣，身重」下半身的血液流動不暢，尤其是下腔靜脈與肝門脈回流心臟不良，心臟的動脈血液無法正常送達頭部，起身時頭部血液不足而暈眩。葵子茯苓散養益血脈而癒。葵子甘、寒，入大腸、小腸、膀胱經。利水，滑腸，下乳，葵子含脂肪及蛋白質，滋養補益效果好。茯苓甘、淡、平，入心、脾、腎經，利水滲濕，健脾安神，茯苓含碳水化合物多，與葵子一起補養臟腑效益加成。

　　葵子茯苓散飲服方寸(約1公克)，日三服，小便利則愈。仁實類的食物與中藥，富含營養與微量礦物質，吃得下就多吃些；多變化，堅果及穀糧類類粥品，如紅豆小米粥、核桃牛奶、腰果蔬菜湯等都養益胎氣，促進氣血循環，切忌偏食與暴飲暴食。

　　婦女過勞造成了肝腎真陰虧損，小便不利，腰腳痠痛，或傍晚時分下肢逐漸浮腫，初期可用五苓散或真武湯，時間較長則非腎氣丸不可。

小博士解說

　　妊娠毒血症，又稱子癇前症，因為孕婦可能產生全身痙攣，故稱「子癇」。在懷孕期間發生血壓上升，合併蛋白尿、水腫等，這是一系列癥候，不是單一致病因子造成，很多原因都可能引發，不嚴重者(血壓小於160/118)多臥床休息，注意飲食、減少鹽分攝取，多補充蛋白質，如魚類、蛋等；嚴重的孕婦一定要西醫治療，如施以抗血壓藥，及硫酸鎂避免抽筋。很嚴重者血壓很高、尿量減少(每小時小於300毫升)、視力模糊、嚴重頭痛及嘔吐，考慮提早生產，即使胎兒週數不足，也要評估是否終止妊娠。

當歸貝母苦參丸、葵子茯苓散之煮服法及治療

藥方	組成	煮服法	治療重點
當歸貝母苦參丸	當歸四兩、貝母四兩、苦參四兩（歸貝苦）	末之，煉蜜丸如小豆大，飲服三丸，加至十丸。男子加滑石半兩	改善腹腔血脈循環不良，助益腎經脈與膀胱經脈順暢
葵子茯苓散	葵子一斤、茯苓三兩（葵苓）	杵為散，飲服方寸匕，日三服，小便利則愈	改善肝門脈循環不良，助益肝經脈與腎經脈順暢

冬葵子與茯苓的藥味比較

藥味	性味	功效	解說
冬葵子	甘、寒，入大腸、小腸及膀胱經	利水，滑腸，下乳	《神農本草經》列為上品。冬葵是古人日常生活中重要菜蔬。《黃帝內經》把葵列為古人食用的五菜之首。種子含脂肪及蛋白質，利小便，治消渴，解毒，消炎，治瘡腫。虛性浮腫可與黃耆、茯苓、桂枝、薏苡仁等同用。習慣性便秘，可與火麻仁、黑芝麻同用。腸癰與敗醬草、冬瓜仁、桃仁、丹皮、大黃等同用
茯苓	甘、淡、平，入心、脾、腎經	利水滲濕，健脾安神	甘補淡滲，性平和緩，用治寒熱虛實各種水腫。若表邪不解、小便不利宜五苓散。若陰虛，小便不利宜豬苓湯。若脾腎陽虛，水腫宜真武湯。若脾胃虛弱，食少納呆宜四君子湯。若脾虛停飲如苓桂朮甘湯。若脾虛濕瀉如參苓白朮散。心脾兩虛之心神不寧宜歸脾湯。若水氣凌心之心悸宜茯苓甘草湯。 《本草綱目》：「後人治心悸必用茯神，故潔古張氏于風眩心虛，非茯神不能除，然茯苓未嘗不論心病也。」

20-7 妊娠養胎之方

348.婦人妊娠，宜常服當歸散主之。
349.妊娠養胎，白朮散主之。

　　白朮散可用乾薑取代蜀椒，孕婦喝酒者，可以睡前一小杯紅葡萄酒(辛苦甘溫而淡)，服用白朮散，有安神助眠效果。職業婦女中午之後，發生下半身水腫現象者，下班回家先用紅葡萄酒或米醋(酸溫)服下白朮散，可消水腫和腳氣，並有減少婦女更年期心血管疾病的效果；最重要的是生活內容要多樣化，參加社團活動，遊山玩水，唱歌跳舞也很好，最忌諱孤單寂寞。

　　古方於服用白朮散後，再用小麥汁來加強效果，小麥性味甘、微寒，白朮散偏溫熱，服小麥汁仍然不夠的話，再服大麥粥；以大麥鹹、溫來調解小麥之甘、微寒。關鍵是「病雖愈，服之勿置」，如當歸散「妊娠常服即易產，胎無苦疾，產後百病悉主之」；《傷寒論》牡蠣澤瀉散「小便利止後服」、桃花湯「若一服愈，一餘勿服」，張仲景立方之妙，在於急病急治，治癒停後服，慢性病慢慢治，可以長期服用。更重要的是服用步驟，酒之後醋、醋之後小麥汁，小麥汁之後大麥粥。從古至今，中藥療法是藉食療，從根本徹底改善偏失的生活習慣。現代懷孕期間養胎與產後月子餐，是當歸散與白朮散兩方精神的發揚光大，服之後，更以醋漿水服之，修補胃腸黏膜淋巴組織的傷損；若嘔，以醋漿水服之，緩和胃腸不當蠕動；復不解者，小麥汁服之，冷靜調理。已後渴者大麥粥服之，溫暖的處理。病雖癒，服之勿置，有耐心的護理。所以現代產婦坐月子的主訴求是要營養充足，熱量不高，產後精神好、塑身快、容光煥發。

　　自古以來妊娠毒血症一直是產科領域的重要疾病，即使婦產科醫技進步神速，其重要性依然存在，因為孕婦有5~10%的發病率，母體死亡的主要原因，且與周產期死亡關係密切，加上目前病因仍不清楚，所以在妊娠中後期，孕婦的浮腫、蛋白尿、高血壓等三症狀，只要出現一或二，就可能是妊娠偶發併發症，如果三症齊發，就是妊娠毒血症，從懷孕20週以後到生產為止，只要症狀加重或明顯化，都該立即調整生活作息，減少活動、臥床休息，飲食調理也相對重要。參考以13-6、16-6、17-4之小半夏湯藥方調理，室外活動量大的孕婦，症狀開始出現之初，13-6、14-2、16-6的五苓散，是養益孕婦與胎兒的至寶。

當歸散、白朮散之煮服法及治療

藥方	組成	煮服法	治療重點
當歸散	當歸、黃芩、芍藥、芎藭各一斤,白朮半斤	杵為散,酒服方寸匕,日再服,妊娠常服即易產,胎無苦疾,產後百病悉主之	促進腹腔血脈循環,減少胸腔與腹腔靜脈栓塞機會
白朮散	白朮、芎藭、蜀椒各三分、去汗牡蠣	杵為散,酒服一錢匕,日三服,夜一服。但苦痛,加芍藥;心下毒痛,倍加芎藭;心煩吐痛,不能食飲,加細辛一兩、半夏大者二十枚。服之後,更以醋漿水服之。若嘔,以醋漿水服之;復不解者,小麥汁服之。已後渴者,大麥粥服之,病雖愈,服之勿置	改善腹腔血脈循環,減少腹腔與下肢靜脈栓塞機會

✛ 知識補充站

　　妊娠養胎常服當歸散或白朮散,蜀椒辛、溫,益呼吸系統,與膠飴(麥芽糖)甘、溫,益消化系統,吃不下又乏力,日久必虛,長期吃多偏實證;工作忙碌,平常煮藥調理,小建中湯加理中湯,有大建中湯治「心胸中大寒痛,嘔不能飲食」的意味。蜀椒與膠飴之外重用乾薑,而且是人參、乾薑、蜀椒四升煮取三升,去渣,由膠飴一升微火煮取一升半,分二次服,服後1~2小時,飲粥二升,一整天食糜物,並且溫覆取微微似汗。現代人不可能如此煮藥吃藥,但是,此方的濃煮麥芽糖意義大,亦即科學中藥粉,小建中湯、黃耆建中湯加入麥芽糖服用效果一定更好,飯後的糜粥食養,改成晚上調理,也是看得到功效。妊娠症狀以腸胃功能為第一考量,譬如四逆湯、大半夏湯和小柴胡湯都治嘔吐症狀,改善妊娠消化道機能,要知虛實與寒熱,瘦又怕冷屬寒,胖又怕熱屬熱,只取當歸散或白朮散是不夠的。

20-8 婦人傷胎，當養不養

350.婦人傷胎，懷身腹滿，不得小便，從腰以下重，如有水氣狀。懷身七月，太陰當養不養，此心氣實，當刺瀉勞宮及關元，小便微利則愈。

「懷身七月，太陰當養不養，此心氣實」，懷孕期間滋養胎兒的經脈，十月依序為肝經脈、膽經脈、心包經脈、三焦經脈、脾經脈、胃經脈、肺經脈、大腸經脈、腎經脈、膀胱經脈等，懷身七月已歷經肝經脈、膽經脈、心包經脈、三焦經脈、脾經脈、胃經脈等，正值肺經脈當班，已經歷妊娠初期(0~11週)、妊娠中期(12~23週)，進入妊娠末期，準備生產。懷孕12週左右胎盤完成了子宮內的定位，15週左右胎兒在羊水中游動著，16週左右神經系統發達，胎兒的頭會左右晃動，厥陰經脈(肝經脈、心包經脈)與少陽經脈(膽經脈、三焦經脈)完成了生理作業，厥陰是兩陰交盡，少陽是陽氣初生，懷身四月生命完成了肝、膽、心包、三焦經脈，懷身七月是進入準備生產階段。前面所有的懷孕資料，就在七月的分水嶺見真章，不佳者就是要安胎才可以順產。

需要服桂枝茯苓丸與柴胡桂枝湯的孕婦，在腹股溝附近府舍穴往大橫穴、帶脈穴會浮現靜脈，這都反應腹股溝的深部靜脈有部分栓塞；相對的，在委中、委陽、陰谷、承山穴附近也會出現靜脈浮現，甚至曲張；亦有少數會出現在臍下、關元，甚至往肚臍神闕方向牽連。筆者臨床實例中，子宮頸問題多的孕婦，子宮相關韌帶，特別是與圓韌帶相關之部位，府舍、衝門、急脈、陰廉一帶會有靜脈突顯，最有效的是在靜脈突顯的膝膕及小腿區放血，但應審慎評估，非親非故，不要輕易放血，以免彼此提心吊膽，即使是至親好友，精確診斷後應詳加解說。

婦人懷孕七月，太陰當養不養，「刺瀉勞宮及關元，小便微利則愈」，主要治療關鍵是在刺後，小便微利，小便稍微順暢了即達治療效果。

小博士解說

呼吸不順暢、腰痛小腹不舒服、小便不利、糖尿病消渴都非腎氣丸不可；相對之下，消渴、小便不利、微熱或水入即吐則屬五苓散。渴欲飲水，白虎加人參湯主治口乾舌燥，治療消化道功能障礙；豬苓湯主治小便不利，治療泌尿道功能障礙。白虎加人參湯和豬苓湯，都有滑石、阿膠、豬苓、茯苓、澤瀉，豬苓散只有豬苓、茯苓、白朮，再加上澤瀉、桂枝成為五苓散，白虎加人參湯(知母、石膏、甘草、粳米、人參)因為有滑石、石膏之重而下行，偏重下腸間膜靜脈循環；豬苓散、五苓散無礦石藥，較偏上腸間膜靜脈循環。

桂枝茯苓丸、附子湯、真武湯、柴胡桂枝湯之組成及主治比較

藥方	組成	主治症狀
桂枝茯苓丸	桂枝、茯苓、牡丹皮、白芍、桃仁	胎動不安
附子湯	附子、白朮、茯苓、人參、芍藥	身體肢節疼痛，無法輕鬆活動
真武湯	茯苓、芍藥、白朮、生薑、炮附子	肢節沉重疼痛，不想活動
柴胡桂枝湯	柴胡、桂枝、人參、甘草、半夏、黃芩、芍藥、大棗、生薑	肢節煩擾疼痛，無法安靜、煩躁不安

《內經‧素問‧上古天真論》論男女歲數差異及最佳懷孕期三七至四七(21至28歲)

男子	女子
八歲，腎氣實，髮長齒更	七歲，腎氣盛，齒更髮長
二八，腎氣盛，天癸至，精氣溢瀉，陰陽和，故能有子	二七而天癸至，任脈通，太衝脈盛，月事以時下，故有子
三八，腎氣平均，筋骨勁強，故真牙生而長極	三七，腎氣平均，故真牙生而長極
四八，筋骨隆盛，肌肉滿壯	四七，筋骨堅，髮長極，身體盛壯
五八，腎氣衰，髮墮齒槁	五七，陽明脈衰，面始焦，髮始墮
六八，陽氣衰竭於上，面焦，髮鬢頒白	六七，三陽脈衰於上，面皆焦，髮始白
七八，肝氣衰，筋不能動，天癸竭，精少，腎藏衰，形體皆極	七七，任脈虛，太衝脈衰少，天癸竭，地道不通，故形壞而無子也
八八，則齒髮去，腎者主水，受五藏六府之精而藏之，故五藏盛，乃能瀉	
今五藏皆衰，筋骨解墮，天癸盡矣。故髮鬢白，身體重，行步不正，而無子耳	

＋ 知識補充站

　　《金匱要略》妊娠養胎以白朮散(朮芎蜀牡)酒服，「病雖愈，服之勿置」。當歸散(歸芎芍朮芩)「妊娠常服」易產，胎無苦疾，與產後百病《傷寒論》牡蠣澤瀉散(牡澤商蜀花葶藻)「小便利止後服」。桃花湯(赤乾糯)「若一服愈，餘勿服」。

　　相較之，白朮散與當歸散是食療，宜常服，牡蠣澤瀉散與桃花湯是藥治，止後服與餘勿服，比起西藥的消炎止痛藥，白朮散、當歸散、牡蠣澤瀉散與桃花湯都是食物類的藥材，中藥之八綱辨證，與藥方之性味和君臣佐使，輕重緩急，不可輕忽。

第21章
婦人產後病

《Harrison 內科學》（2012 年日文版）一書在其女性醫學章節指出，女人的閉經平均年齡是 51.4 歲，停經後雌激素急遽下降，引起各種生理學反應與代謝反應，隨之罹患很多疾病，尤其是心血管疾病罹患率上升。

右天樞與左天樞主診排泄狀況，右天樞主診升結腸與橫結腸前半部分，虛弱軟塌者宜四逆加人參湯；左天樞主診降結腸與乙狀結腸部分，硬滿宜小承氣湯或大承氣湯（胃實）。

子宮後穹窿完全阻塞，或卵巢沾黏性子宮內膜異位，重者要大承氣湯或當歸生薑羊肉湯，大承氣湯著重改善腰骶部的副交感神經（排泄）問題，當歸生薑羊肉湯著重於調節頭頸部的副交感神經（消化吸收）問題。

膠艾湯和溫經湯養益消化道，消化道大部分是由第十對腦神經副交感神經所控制。大黃甘遂湯養益大腸後半部位，此是由骶骨神經叢的副交感神經所控制。溫經湯、大黃甘遂湯、膠艾湯、白頭翁加甘草阿膠湯等，取阿膠甘平，滋陰潤燥，含多種胺基酸，能促進血中血紅蛋白生成，優於鐵劑，養護副交感神經，使腸道神經系統功能正常，消化道的分泌與蠕動隨之和諧運作。

21-1 新產婦病痙、病鬱冒、大便難

351.問曰：「新產婦人有三病，一者病痙，二者病鬱冒，三者大便難，何謂也？」師曰：「新產血虛，多汗出，喜中風，故令病痙；亡血復汗，寒多，故令鬱冒；亡津液，胃燥，故大便難。」

新產婦有三病，從三陽欲解時辰觀之，少陽證欲解時辰(3:00am~9:00am)清晨多病鬱冒(頭腦)，太陽證欲解時辰(9:00am~3:00pm)正午多病痙(肢體)，陽明欲解時辰(3:00pm~9:00pm)多病大便難(排泄)。

「病痙」是太陽證，與肢體活動有關，「血虛汗出」導致神經系統與呼吸系統出現問題，免疫力隨之降低，容易感冒發燒咳嗽，肢節疼痛，肌肉方面的血液循環較不暢，尤其是膀胱經脈問題多，頭痛，頸肩痠疼，脊背疼痛等。病痙主要服藥與針灸治療的時間是在白天，尤其是中午，「腰以上腫，當發汗乃愈」，宜桂枝湯、葛根湯、柴胡桂枝湯等，診治要穴為風府與風池穴，針灸反應最強烈。

「病鬱冒」是少陽證，與腦部活動有關，「亡血復汗多寒」以血液循環問題為主，體虛氣弱，頭暈目眩，尤其多為膽經脈問題，頭暈痛，胸脅疼痛，腳踝痠疼等。病鬱冒主要服藥與針灸治療的時間是中午以前，尤其是清晨，「腰以下腫，當利小便」宜小柴胡湯、五苓散、真武湯，以針灸期門與太衝反應最強烈，是為診治要穴。

「病大便難」是陽明證，與飲食營養方面有關，「亡津液胃燥」消化系統問題為主，胃腸蠕動不良，煩躁發熱，尤其多是胃經脈問題，臉色難看，咽喉疼痛，胸悶腹脹，腳背疼痛。病大便難主要服藥與針灸治療的時間是中午以後，尤其是傍晚，「諸黃者，豬膏髮煎導之」宜大柴胡湯、大承氣湯、半夏瀉心湯，必要的診治穴，以針灸曲池與足三里反應最強烈。

小博士解說

髂腰靜脈之間有縱行的交通支相連，稱腰升靜脈。腰升靜脈下「腰以下腫，當利小便」，與髂腰靜脈、髂總靜脈及髂內靜脈(絡膀胱)相連；上「腰以上腫，當發汗乃愈」，與腎靜脈(屬腎)、肋下靜脈相通，經橫膈腳入後縱膈(從腎上貫肝膈)。左側移行於半奇靜脈，右側移行於奇靜脈，最後匯入上腔靜脈。腰升靜脈是溝通上、下腔靜脈系統間側支循環的途徑之一。「肺水者小便難。脾水者小便難。腎水者不得溺」，都是腰以下腫，當利小便，「諸有水者，腰以下腫，當利小便；腰以上腫，當發汗乃愈」，幾乎是慢性疾病、生活習慣疾病的指示燈。水腫是體內間質液異常聚積，久站久坐，間質液聚積在身體下半身，就會逐漸產生水腫，促進淋巴循環可降低聚積的程度。

上、下腔靜脈間側副循環

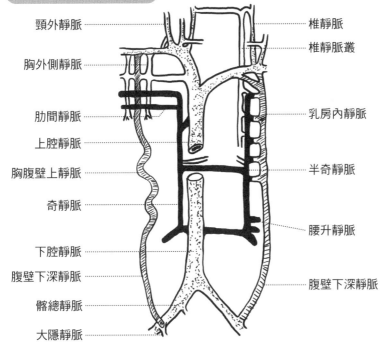

頸外靜脈	椎靜脈
	椎靜脈叢
胸外側靜脈	
肋間靜脈	乳房內靜脈
上腔靜脈	
胸腹壁上靜脈	半奇靜脈
奇靜脈	
	腰升靜脈
下腔靜脈	
腹壁下深靜脈	腹壁下深靜脈
髂總靜脈	
大隱靜脈	

新產婦人三病之治療

三病	病證	診治要穴	代表藥方
病痙	血虛，多汗出，喜中風	風府、風池	桂枝湯、葛根湯、柴胡桂枝湯
病鬱冒	亡血復汗，寒多	期門、太衝	小柴胡湯、五苓散、真武湯
大便難	亡津液，胃燥	曲池、足三里	大柴胡湯、大承氣湯、半夏瀉心湯

＋ 知識補充站

　　蜜煎導方以蜂蜜微火煎之，稍凝似飴狀，捻作挺子，令頭銳大如指，長二寸許，以內肛門中，欲大便乃去之，刺激外肛門括約肌與下段直腸黏膜的活動，特別是刺激活絡所屬的下腔靜脈循環，進而排出直腸的宿便惡物。

　　土瓜根削如挺，插入肛門中，刺激肛門括約肌，特別是外肛門括約肌，改善直腸的蠕動。土瓜根削如挺，插入陰道口中，刺激球海綿體肌與淺會陰橫肌；陰道口最淺層的肌肉群，有坐骨海綿體肌、球海綿體肌、淺會陰橫肌、外肛門括約肌等。

　　豬膽汁方取豬膽汁加醋少許，灌入肛門進入直腸內，一方面刺激乙狀結腸與上段直腸黏膜的活動，特別是所屬的肝門脈循環，一方面刺激內肛門括約肌，進而排出乙狀結腸與直腸的宿便惡物。採土瓜根搗汁，灌入肛門中，與豬膽汁方同義，現代則用浣腸塞劑。

21-2 產婦鬱冒、大便堅之治

352.產婦鬱冒，其脈微弱，嘔不能食，大便反堅，但頭汗出。所以然者，血虛而厥，厥而必冒。冒家欲解，必大汗出。以血虛下厥，孤陽上出，故頭汗出，所以產婦喜汗出者，亡陰血虛，陽氣獨盛，故當汗出，陰陽乃復。大便堅，嘔不能食，小柴胡湯主之。

桂枝湯、小柴胡湯、半夏瀉心湯等三湯，都是以生薑、炙甘草、大棗作基礎，調和營衛，仲景叮嚀「其雖同病，脈各異源，子當辨記，勿謂不然。」桂枝湯以生薑、炙甘草、大棗，再加桂枝與芍藥，「婦人得平脈，陰脈小弱，其人不渴，不能食，名妊娠，桂枝湯主之」，與「產後風，頭微痛，心下悶，乾嘔，桂枝湯主之」，桂枝湯病證的「不能食」與「嘔」，同樣也是小柴胡湯病證，桂枝湯證之陰脈小弱，是寸口脈平脈而尺脈小弱。

小柴胡湯其脈微弱，是寸口脈與尺脈皆微弱。小柴胡湯以生薑、炙甘草、大棗再加上柴胡、半夏、人參與黃芩，「產婦鬱冒，其脈微弱，嘔不能食，大便反堅，小柴胡湯主之」，與「婦人熱入血室，瘧狀發作有時，小柴胡湯主之」。半夏瀉心湯以生薑、炙甘草、大棗再加上半夏、人參、黃連與黃芩；與小柴胡湯只差一味藥，小柴胡湯有柴胡治脅下氣滯，半夏瀉心湯有黃連治心下痞悶。

第22章婦人雜病，條文368.論及婦人吐涎沫，心下痞，先小青龍湯治吐涎沫，涎沫止，才用瀉心湯治心下痞。小柴胡湯或柴胡桂枝湯助益肝臟與橫膈膜間的生理作業，嘔而發熱與嘔不能食，只要症狀單純，小柴胡湯或柴胡桂枝湯確實能改善消化附屬器官功能，特別是肝臟、膽管或胰臟初病之際，都能見效。

小博士解說

肝膽胃腸方面的疾病，不根治日久將使慢性變成急性，慢性病以中藥調理，療效明顯；急證經西醫治療之後，追加以中藥調理效果更好。外科治療肝臟疾病，以機能單位的集合體作為手術區域，內科治療肝臟疾病，以肝動脈破格的置換肝門脈來考量。肝臟功能以肝動脈反應左心室，肝門脈反應十二指腸。

橫膈膜以上的臟器結構或功能有問題，導致胸腔不舒服，可服用小半夏湯、小半夏加茯苓湯、大黃甘草湯、半夏麻黃丸、小青龍湯、麻黃附子細辛湯、旋覆花湯(肝著湯)等，促進食道、氣管的運作，也助益左心室與肝動脈的循環功能。

橫膈膜以下的臟器結構或功能有問題，導致腹腔不舒服，可服用瀉心湯、半夏瀉心湯、甘薑苓朮湯(腎著湯)、腎氣湯、小柴胡湯、大柴胡湯、大黃附子湯等，促進胃腸的生理作業，也助益十二指腸與肝門脈的功能運作。

左心室結構圖

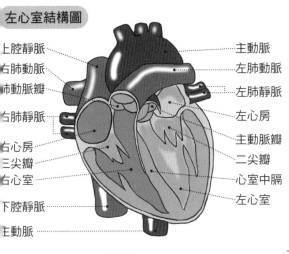

上腔靜脈
右肺動脈
肺動脈瓣
右肺靜脈
右心房
三尖瓣
右心室
下腔靜脈
主動脈

主動脈
左肺動脈
左肺靜脈
左心房
主動脈瓣
二尖瓣
心室中膈
左心室

肝臟結構圖

主動脈
橫膈膜
鐮狀間膜
左葉
肝門
肝動脈
肝門靜脈

右葉
方形葉
膽囊
總膽管

肝門靜脈與十二指腸的循環管道

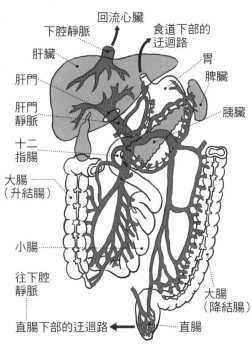

回流心臟
下腔靜脈
肝臟
肝門
肝門靜脈
十二指腸
大腸（升結腸）
小腸
往下腔靜脈
直腸下部的迂迴路

食道下部的迂迴路
胃
脾臟
胰臟
大腸（降結腸）
直腸

小柴胡湯之煮服法及治療

藥方	組成	煮服法	治療重點
小柴胡湯	柴胡半斤、黃芩三兩、人參三兩、甘草三兩、半夏半斤、生薑三兩、大棗十二枚（柴夏參芩薑甘棗）	水一斗二升，煮取六升，去滓，再煎取三升，溫服一升，日三服	改善胸脅氣血運行，助益肝經脈與膽經脈循環

✚ 知識補充站

　　《傷寒論》222.「陽明病，脅下硬滿，不大便而嘔，舌上白胎者，可與小柴胡湯，上焦得通，津液得下，胃氣因和，身濈然汗出而解」，與217.「傷寒五、六日中風，往來寒熱，胸脅苦滿，默默不欲飲食，心煩喜嘔，或胸中煩而不嘔，或渴或腹中痛，或脅下痞硬，或心下悸，小便不利，或不渴，身有微熱，或欬者，小柴胡湯主之」，都是消化附屬器官，如肝臟、膽管或胰臟有問題，多脅下硬滿或脅下痞硬，但病人口述脅下硬滿或脅下痞硬的機會很少，臨床上，要經腹診才能得到答案。

21-3 病解能食與胃實

353.病解能食，七、八日更發熱者，此為胃實，大承氣湯主之。
354.產後腹中疼痛，當歸生薑羊肉湯主之，並治腹中寒疝，虛勞不足。

　　上段消化器官以胃為主，腹診部位在臍上3寸的中脘穴，中脘穴主診消化功能狀況。虛弱多軟甚至塌陷，表示胃蠕動力量很弱，宜理中湯、小建中湯、桂枝人參湯與附子湯等，可改善輕症子宮內膜異位，增進子宮整體血脈循環，並提升懷孕機會。

　　中脘穴區就是心下區，主要部位是下食道括約肌與胃底，觸按心下痞的軟弱與僵硬、冷與熱等，心下軟弱痞宜甘草瀉心湯，心下痞硬宜半夏瀉心湯，心下冷痞宜附子瀉心湯，心下熱痞宜大黃黃連瀉心湯，如果兼見心下部有振水音，宜苓桂朮甘湯或五苓散。對證下藥，整個肝門脈循環為之改善，嬌弱或瘦弱又有經痛的年輕女性，一定要善加養護屬於上段消化器官的胃，「子臟開，當以附子湯溫其臟」，溫養五臟六腑，以通導厥逆。

　　下段消化器官以小腸與大腸為主，小腸腹診部位在臍下3寸的關元穴，關元穴主診吸收功能狀況。虛弱多軟甚至塌陷，表示小腸蠕動力量很弱，宜通脈四逆湯或當歸生薑羊肉湯，多右小腹拘急，如果兼見小腹振水音或腸鳴，宜白通湯或當歸四逆湯。大腸腹診部位在右天樞與左天樞，右天樞與左天樞主診排泄狀況，右天樞主診升結腸與橫結腸前半部分，虛弱多軟甚至塌陷者宜四逆加人參湯，如果關元穴也軟塌宜當歸生薑羊肉湯。左天樞主診降結腸與乙狀結腸部分，只有左天樞硬滿宜小承氣湯，右天樞與左天樞皆硬滿宜大承氣湯(胃實)。

　　子宮後穹窿完全阻塞，或卵巢沾黏性子宮內膜異位，症狀嚴重者要大承氣湯或當歸生薑羊肉湯，其差異是，大承氣湯偏改善腰骶部的副交感神經(排泄)問題，當歸生薑羊肉湯偏益調節頭頸部的副交感神經(消化吸收)問題。

小 博 士 解 說
　　《Harrison內科學》(2012年日文版)一書在其女性醫學章節指出，女人的閉經平均年齡是51.4歲，停經後雌激素急遽下降，引起各種生理學反應與代謝反應，隨著罹患很多的疾病，尤其是心臟血管方面的疾病發生率上升，骨質密度急遽低下。通常女性最擔心的乳癌，1990年代以來死亡率持續下降，任何年齡層都是34人中不會超過1人的罹患率，85歲以上則是9人中約有1人。
　　《傷寒論》92.「傷寒大下後，復發汗，心下痞，惡寒者，表未曾解也，不可攻痞，當先解表，表解乃可攻痞。解表宜桂枝湯，攻痞宜大黃黃連瀉心湯」，臨床上，白天服桂枝湯或小青龍湯，晚上服大黃黃連瀉心湯或大承氣湯，是養護心臟血管與減少罹患癌症的妙法。

當歸生薑羊肉湯等之治療

藥方	組成	主要症狀	診治穴道
當歸生薑羊肉湯	當歸三兩、生薑五兩、羊肉一斤	腹痛喜壓按（虛寒），寒多者加生薑成一斤；痛多而嘔加橘皮二兩、白朮一兩	左右歸來、左右大赫，輕壓疼痛，緩重壓舒服
枳實芍藥湯	枳實十兩、白芍二十兩	腹痛，煩躁不安（濕熱）	中脘、左天樞、左大橫、左四滿、左大巨壓之痛
下瘀血湯	大黃一兩半、桃仁一兩二、土鱉蟲四枚、酒半斤	腹痛，情緒極差（下腹部腹腔瘀滯）	中脘、左天樞、左大橫、左大巨、左承道、左府舍壓之痠痛
大承氣湯	大黃四兩、厚朴八兩、枳實五枚、芒硝三合	腹痛，傍晚煩躁不安（腹部消化道瘀滯）	關元、中極壓之很痛

腹診之虛實藥方示例

診斷部位	虛證	實證
心下	軟弱：小建中湯 微冷弱：理中湯 乏力：桂枝人參湯 冷弱：附子湯	痞硬：半夏瀉心湯 冷痞：附子瀉心湯 熱痞：大黃黃連瀉心湯 軟弱痞：甘草瀉心湯
腹下	水氣振音：五苓散 冷痞：真武湯 軟弱無力：四逆加人參湯	硬結：抵當丸 急結：桃核承氣湯
脅下	右脅下滿悶：小柴胡湯 虛弱軟陷：柴胡桂枝湯	左脅下滿悶：大柴胡湯 臍部動悸：柴胡加龍骨牡蠣湯 腹直肌緊張：柴胡加芒硝湯
小腹	右小腹拘急：通脈四逆湯 兼心下部振水音：白通湯	左小腹硬滿：大承氣湯 心下部振水音：苓桂朮甘湯

✚ 知識補充站

　　胃實與腹中寒是腹中實與虛，也是消化道機能強與弱，痞病(幾乎是動不了)、虛勞證(無能力可動)的代表藥方，降結腸及乙狀結腸部分蠕動不良，宜大承氣湯；小腸的肝門脈系統與胸管系統虛弱則適合當歸生薑羊肉湯。「產後腹中疞痛，當歸生薑羊肉湯主之，腹中寒疝，虛勞不足」，當歸生薑羊肉湯治虛勞，與台灣月子餐主力老薑麻油雞湯有異曲同工之妙。

21-4 產後腹痛，煩滿不得臥之治

355.產後腹痛，煩滿不得臥，枳實芍藥散主之。

　　枳實芍藥散的治療效果與枳朮湯、芍藥甘草湯相似，枳朮湯(枳實白朮，溫服，腹中軟即當散也)治氣分，心下堅，大如盤，邊如旋杯，水飲所作(桂枝去芍藥加麻辛附子湯亦主之)。《傷寒論》除了柴胡湯類與瀉心湯類之外，從單味的芍藥三兩(53.腹中痛與芍藥三兩)到芍藥甘草湯(368.和369.)、芍藥甘草附子湯(61.)、桂枝湯(3.~414.中)、桂枝新加湯(64.)、桂枝加芍藥湯(255.)、小建中湯(70.、229.)、四逆散(289.)，都能改善肝門靜脈系統與大循環系統不良吻合的狀況；這些代替路徑因為肝門靜脈沒有靜脈瓣，才可能逆流進入下腔靜脈。消化機能發生障礙時，從食道到肛門管的黏膜下，甚至臍旁部位與腹膜後器官的後面(無漿膜領域)，以及在肝臟都會形成代替路徑，因為肝門靜脈循環系統中的臟器出現疾病或腫瘤，產生物理性壓迫，為了減少肝門靜脈循環系統的閉塞(才能夠輸送營養入循環系統)，消化道的血液就必須設法從這些的側副路或短路(Shunt)通過下腔靜脈進入心臟。

　　肝臟在腹部右季肋部，受胸廓與橫膈膜覆蓋並保護著，肝門靜脈以供應飲食的營養為主，還有相當的氧氣；肝動脈以供應氧氣為主，還有乳糜池經胸管回心臟的脂肪性營養，肝臟有問題就容易腹痛或煩滿不得臥。清晨為一日之春，要養肝，肝門靜脈與胸管輸送營養到心臟，肝主三魂守舍，飲食營養一定要透過肝臟才能送到心臟；中午為夏，要養心一定要攝足營養，心、肝功能才會正常。肺主七魄安寧，肺臟將氧氣送到心臟，生長環境好、活動量夠，肺臟才能將氧氣送到心臟，肝臟就能展現好的消化、吸收、解毒與造血功能。

小博士 解說

　　枳實，苦辛微寒，入歸脾、胃、大腸經，破氣除痞，化痰消積。與山楂、麥芽、神麯治食積；與大黃、芒硝、厚朴治熱結；與補氣、升陽藥同用，以治胃擴張、胃下垂、子宮脫垂、脫肛等臟器下垂病證。消化機能出現障礙時，枳實芍藥散與枳朮湯，可以助益肝門靜脈循環。《傷寒論》枳實梔子豆豉湯治大病，差後勞復，促進肝門脈系統與奇靜脈循環，進而通暢三焦。枳實去積滯，平常大魚大肉、烤物、炸物、冰涼飲料不絕於口，用枳實煮茶，去積效果更佳。

　　芍藥，苦酸甘而微寒，入肝、脾經，養血調經，平肝止痛，斂陰止汗。養血調經配當歸、熟地黃等；肝鬱脅肋疼痛配當歸、白朮、柴胡等；脘腹、手足攣急疼痛配甘草同用；肝脾不調、腹痛泄瀉配防風、白朮同用。常與桂枝配伍，調和營衛而止汗；與生地黃、牡蠣、浮小麥等斂陰而止汗。平肝、斂陰多生用；養血調經多炒用。消化機能出現障礙時，枳實芍藥散與芍藥甘草湯，可促進下腔靜脈循環。

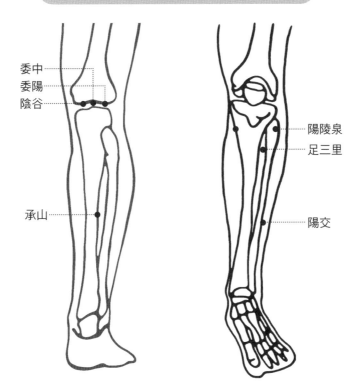

針砭委中、委陽、陰谷、承山、陽交、足三里、陽陵泉等穴，促進下腹腔氣血循環

委中
委陽
陰谷

陽陵泉
足三里

承山

陽交

✚ 知識補充站

　　古方於服用白朮散後，更重要的是「病雖愈，服之勿置」的觀念，當依證追加小麥汁、大麥粥，以確保安胎。臨床施治時，當歸散治產後諸證「妊娠常服即易產，胎無苦疾，產後百病悉主之」；枳實芍藥散治產後腹痛，煩滿不得臥，此二藥與白朮散相呼應。

　　長時間坐辦公室吹冷氣、生過小孩、經常久站，都可能造成下腹腔氣血循環不良，下腸間膜靜脈與髂靜脈皆回流不良；也可能因為腹腔靜脈血滯，小腿委中、委陽、陰谷、足三里、陽交等穴區靜脈曲張明顯，可以針灸放血，再加上晚上以泡腳機泡腳，用溫熱水加礬石與粗鹽，以機械按摩腳底與腳縫半小時，可改善靜脈曲張，腹腔的下腸間膜靜脈與髂靜脈循環必會改善。泡腳促進下肢與腹腔血液循環，持之以恆，對輕度糖尿病、高血壓患者特別有效。

21-5 論證產婦之腹痛

356.產婦腹痛、法當以枳實芍藥散，假令不愈者，此為腹中有瘀血著臍下，宜下瘀血湯主之，亦主經水不利。

現代女性工作壓力太大之際，可以作枳實芍藥散與下瘀血湯的解壓療程，科學中藥藥效緩和，對紓解壓力效率高；枳實芍藥散屬於白天養護腸胃的藥方，三餐飯後服用，調理腹腔循環，尤其是下腸間膜動脈與髂動脈。下瘀血湯屬於晚上養護腹盆腔的藥方，睡前服用養益腦下垂體及腎上腺運作功能，減少罹患婦科腫瘤的機率。

臨床上，長期慢性疾病的婦女，可以考慮白天服用第10章抵當烏頭桂枝湯，用桂枝湯加四逆湯來取代，助益腹腔循環。晚上則是第10章大烏頭煎，用四逆湯加五苓散來取代，養益腦下垂體及腎上腺運作功能。抵當烏頭桂枝湯與大烏頭煎的蜂蜜用量很大，因此服用取代藥方時，搭配半溫的蜂蜜水效果更好。

《金匱要略》厚朴三物湯與《傷寒論》小承氣湯藥味相同，但藥量不同。小承氣湯旨在蕩積攻實，故以大黃為君；厚朴三物湯在行氣泄滿，以厚朴為主。厚朴行氣消滿，大黃瀉熱導滯，再與枳實相合，通暢氣滯，消除實積，順暢腑氣，助益肝門脈系統與下腔靜脈系統循環，諸證自解。枳實芍藥散的枳實，與下瘀血湯的大黃，加上厚朴成為了厚朴三物湯；臨床上，厚朴三物湯少量的攝取，只要劑量足夠，幾乎可以取代枳實芍藥散或下瘀血湯，先決條件是要對證下藥。

上腔靜脈症候群，如胸腔某器官出現問題，靜脈系統在奇靜脈附近阻塞，血液會由胸壁靜脈匯入腰靜脈和髂靜脈，再由下腔靜脈回右心房。病理上，左側生殖器官的癌細胞，有可能透過腰靜脈與椎靜脈移動到腦部。腹盆腔的下腸間膜靜脈、髂靜脈都有相當程度的栓塞，「趺陽」(衝陽)區域靜脈曲張嚴重，是弊也是利，盡去其血絡則使腹腔的靜脈循環回流心臟順暢，心臟輸出的動脈狀況就會改善，也養護心臟冠狀動脈，有類似服用下瘀血湯的效果。

小博士解說

　　女性有小毛病要呵護，大病時要養護，病痛不已要長期照護，下瘀血湯、薯蕷丸、大黃蟅蟲丸等適合長期照護；甘草瀉心湯、枳實芍藥散等用於養護；甘麥大棗湯、半夏厚朴湯等用於呵護。呵護一如月經生理期、生產期、更年期，有似自然時序之生長化收藏，要細心調理。養護要針對時辰，一方面注意十二經脈十二時辰的生理運行，另一方面要注意六經欲解時辰。長期照護則是大節氣，要注意，立春、立夏、立秋、立冬、夏至、冬至，四立二至的前後日子，是重要的照護時機；變症與危命之瞬間，常發生在這些關鍵時刻。

枳實芍藥散、下瘀血湯、厚朴三物湯之煮服法

藥方	組成	煮服法
枳實芍藥散	枳實、芍藥等分	杵為散，服方寸匕，日三服，并主癰膿，以麥粥下之
下瘀血湯	大黃三兩、桃仁二十枚、蟅蟲二十枚	末之，煉蜜和為四丸，以酒杯一升，煎一丸，取八合頓服之，新血下如豚肝
厚朴三物湯	厚朴八兩、大黃四兩、枳實五枚	水一斗二升先煮厚朴、枳實，取五升，納大黃，煮取三升，溫服。以利為度。行氣除滿，去積通便。治實熱內積，氣滯不行，腹部脹滿疼痛，大便不通

✚ 知識補充站

產婦腹痛，多血脈瘀滯留在腹腔，婦女骨盆較男人大，月經周期與懷孕生產的關係，隨著年齡增長，腹股溝的脈管問題隨之加大，雙腳的大、小隱靜脈回到腹股溝，與腹股溝淺、深淋巴結匯聚，透過下腔靜脈及胸管回流心臟。產婦腹痛，按之腹痛者為實，多動脈血管阻塞，宜通導促進相關的臟器循環，來改善下半身循環滯礙與排泄不暢；按之腹不痛為虛，病者自覺腹滿時減時滿，多靜脈血管阻塞，宜補養促進相關的臟器循環，來改善下半身循環不良與營養吸收失調。

枳實芍藥散與下瘀血湯之對比，枳實芍藥散屬於上消化道調理藥方，枳實苦辛微寒，入脾、胃、大腸經，破氣除痞，化痰消積；芍藥，苦酸甘而微寒，入肝、脾經，養血調經，平肝止痛。枳實芍藥散促進肝門靜脈系統、奇靜脈系統和上腔靜脈系統循環，強化肝經脈與心經脈，治腹痛，煩滿不得臥(如桂枝湯用來改善上半身循環與發汗不良)。

下瘀血湯屬於下消化道調理藥方，大黃苦寒，入胃、大腸、肝經，瀉火清熱，祛瘀活血；桃仁苦甘辛平，入心、肝、大腸經，破血行瘀，潤燥滑腸；蟅蟲鹹寒，有小毒，入肝經，破瘀血，續筋骨。下瘀血湯助益肝門脈系統、下腔靜脈系統及胸管循環，強化肝經脈與大腸經脈，治經水不利(如大承氣湯用來改善下半身循環與排泄不良)。

21-6 產後七八日，惡露不盡之治

357.產後七、八日，無太陽證，少腹堅痛，此惡露不盡，不大便，煩躁發熱，切脈微實，更倍發熱，日晡時煩躁者，不食，食則讝語，至夜即愈，宜大承氣湯主之，熱在裏，結在膀胱也。

358.產後風續之，數十日不解，頭微痛，惡寒，時時有熱，心下悶、乾嘔、汗出，雖久，陽旦證續在耳，可與陽旦湯。即桂枝湯。

大承氣湯作用於左側腹腔循環，刺激活絡骶骨部副交感神經叢的運作(控制大腸的後半部分運作)，以排泄為主，治實熱性少腹堅痛而腹脹滿。桂枝湯助益右側腹腔循環，強化頭頸部副交感神經叢功能(控制大部分消化道)，以消化及吸收為主，治虛寒性心下悶而腹脹滿。

骶骨部副交感神經叢與頭頸部副交感神經叢，都影響腸道神經系統(ENS)功能，大承氣湯用來改善下半身循環不良，桂枝湯用來改善上半身循環不良；排泄不良用大承氣湯，調理骶骨部副交感神經，發汗不良用桂枝湯，調理頸項部的副交感神經，仲景將桂枝湯排在諸方首位，可說實至名歸。

「陰脈小弱，其人渴，不能食，無寒熱，名妊娠，桂枝湯」與「產後風、頭微痛，惡寒，時時有熱，心下悶、乾嘔、汗出、雖久、陽旦證續在耳，可與陽旦湯，即桂枝湯」，桂枝湯臨床應用不如小青龍藥方便，小青龍湯是桂枝湯去大棗加麻黃、細辛、半夏與五味子(桂枝、乾薑，甘草、芍藥、麻黃、細辛、半夏、五味子)。小青龍湯是風寒感冒咳嗽的常用藥方，《傷寒論》113.和114.，《金匱要略》第16章黃疸病，半夏麻黃丸治痰濕飲，第22章婦人雜病，小青龍湯治婦人吐涎沫，再用瀉心湯治痞，這之中，有甘草乾薑湯治肺中冷，如小青龍湯、半夏乾薑散治吐涎沫。看似複雜，整體而言都是針對食道症候群，包括下食道括約肌鬆弛、中食道狹窄處鬆弛，食道是消化器官中的運輸管道，不似胃腸具有實際的消化功能，食道的運輸功能受腦部意識及心理情緒影響，也會受飲食習慣及食物種類之差異，引發胃腸蠕動不正常而導致食道功能失常，針對食道功能失常的前期症候群，小青龍湯特別適證。

小博士 解說

桂枝湯、大承氣湯、大黃黃連瀉心湯、四逆湯服用的先後次序，就是針對呼吸道與消化道的病本或病末來調整，先治病本再治病末，或先治急證再治緩證；例如感冒嚴重先治呼吸道再治消化道，感冒不嚴重者先治消化道再治呼吸道。

以《傷寒論》條文247.、94.、254.為例：

247.先桂枝湯(針對呼吸道)，再大承氣湯(針對消化道)。

94.先桂枝湯(針對呼吸道)，再大黃黃連瀉心湯(針對消化道)。

254.先四逆湯(針對消化道)，再桂枝湯(針對呼吸道)。

大承氣湯、陽旦湯（桂枝湯）之煮服法及治療

藥方	組成	煮服法	治療重點
大承氣湯	大黃四兩、厚朴半斤、枳實五枚、芒硝三合（大厚枳）	水一斗，先煮枳朴，取五升，去滓，內大黃，煮取二升，去滓，內芒硝，更上微火一二沸，分溫再服，得下止服	蕩滌下腸道瘀滯，順暢下腹腔血脈循環
陽旦湯（即桂枝湯）	桂枝三兩、芍藥三兩、甘草二兩、生薑三兩、大棗十二枚（桂芍薑甘棗）	銼，以水七升，微火煮取三升，去滓。	順暢上消化道血脈循環，改善營衛運行

✚ 知識補充站

　　《金匱要略》婦人疾病的三章之中，小柴胡湯與桂枝湯各出現兩次，小柴胡湯與桂枝湯合為柴胡桂枝湯，都是調理肢節與臟腑循環的妙方。《傷寒論》條文205.「發汗多，亡陽，譫語者，不可下，與柴胡桂枝湯，和其營衛，以通津液後自愈」，柴胡桂枝湯主治「肢節煩疼」也是「和其營衛，以通津液後自愈」。小柴胡湯、桂枝湯和柴胡桂枝湯都要「和其營衛」，前提是要對證下藥。

　　《金匱要略》條文331.桂枝湯治「婦人得平脈，陰脈小弱，其人不渴，不能食，名妊娠」與條文349.「產後風，頭微痛，心下悶，乾嘔」都是養護腎經脈與膀胱經脈，也是「腔室」與「血室」的養護良方，尤其是服湯後的「熱粥」與「覆汗」，從皮表與末梢開始養護。

　　大承氣湯是厚朴三物湯加芒硝，臨床上，厚朴三物湯可以取代大承氣湯。厚朴三物湯（厚朴、大黃、枳實）治療腹痛而排便不通暢者，古方以通利為度，今人用科學中藥厚朴來調理腸胃，促進大腸蠕動。對腸道方面，使用厚朴，小劑量會興奮，大劑量會抑制，就如大黃與紅花(少養血，多行血，過量破血)之施用。厚朴配方得宜改善肝功能不良，尤其是長期應酬飲酒者，厚朴含有揮發油厚朴酚，雖然量少，然調理得宜，對胃腸潰瘍、飲食習慣偏失及高血壓的患者有效。

21-7 產後中風，發熱正面赤

359.產後中風，發熱正面赤，喘而頭痛，竹葉湯主之。

竹葉湯，以水1升，煮取300毫升，分二次溫服，溫覆使汗出。可治產後中風，發熱面赤，喘而頭痛，屬陽氣不足，復感風邪所致。主要是腹腔循環不順暢，營養不均衡，心臟輸送血液到肺與頭部也不通暢，改善腹腔靜脈循環，其相關環節即能一一調理到。竹葉湯扶正又散邪，以人參、附子溫陽益氣，竹葉、葛根輕清宣泄，桂枝、桔梗疏風解肌，甘草、生薑和大棗調和營衛。

《備急千金要方》竹葉湯(竹葉15克、甘草、茯苓、人參各3克、小麥15克、生薑9克、大棗14枚、半夏9克、麥門冬15克)，用水900毫升，煮竹葉、小麥，取700毫升，去滓，納諸藥更煎，取300毫升，分二次溫服。治產後虛渴，少氣力。《金匱要略》溫服竹葉湯，並溫覆使汗出，以祛風邪。《備急千金要方》用以止虛渴養氣力。《金匱要略》「重用竹葉、生薑」；《備急千金要方》「重用竹葉、小麥、麥門冬」最為重要。

竹葉石膏湯是以白虎加人參湯去知母，加麥冬、半夏、竹葉，發展而來的(煩亂而不用桂枝)，傷寒解後虛贏，外感寒邪傷正氣，熱邪所傷而少氣，餘邪挾飲犯胃而氣逆欲吐，竹葉石膏湯益虛清熱以降逆氣。退火以白虎湯為最，其次為白虎加人參湯。不用白虎湯或白虎加人參湯，可用竹葉石膏湯代之。竹皮大丸方中竹茹、石膏清胃熱，止嘔逆；白薇清虛熱；桂枝平衝逆；甘草、大棗安中益氣(中虛不用石膏)，調和諸藥。共奏清熱止嘔，安中益氣之功。

竹葉湯扶正氣又散邪氣，參附湯保元氣救陽氣。參附湯(轉厥安產湯)附子溫經散寒，補真陽之虛，人參健脈扶元氣之弱(或再加生薑和大棗調和營衛)，具有大補元氣、回陽、益氣、固脫之功效。主治元氣大虧，陽氣暴脫，汗出厥逆，喘促脈微。人之元氣，生於腎而出於肺，肺陰不能制節，腎陽不能歸根，則為喘脫之證。起居不慎則傷腎而先天氣虛矣，飲食不節則傷脾而後天氣虛矣，補後天之氣無如人參(補氣之陰)，補先天之氣無如附子(補水之陽)。

小博士 解說

橫膈膜周圍的肌肉是固定在胸廓的上緣與腰椎上部，這樣的結構使吸氣時先啟動此相關起始部做根基，吸氣時只有橫膈膜的中央部動作，因此腰椎上部結構越好，橫膈膜的吸氣作業就越順暢。肝經脈是動病腰痛，所生病胸滿嘔逆，都與橫膈膜息息相關，亦即橫膈膜養護良好，有助於肝臟、肺臟功能。肝臟主要負責飲食消化、吸收、排泄，肺臟主要負責呼吸，橫膈膜起始部的胸廓部、胸椎與肺臟緊密相關(呼吸、活動)，上腰椎部則與肝臟密不可切(營養、情緒)。

產後養護藥方之煮服法及治療

藥方	組成	治療重點
竹葉湯	竹葉、葛根、防風、桔梗、桂枝、人參、甘草、附子、大棗、生薑（竹葛防桔參附桂薑甘棗）	改善腹腔靜脈循環
參附湯	附子、炙甘草、乾薑、人參	促進腹腔血脈循環
三物黃芩湯	黃芩、苦參、乾地黃	婦人產後，四肢苦煩熱、頭不痛但煩者
小柴胡湯	柴胡、黃芩、人參、半夏、甘草、生薑、大棗	頭痛
枳實芍藥散	枳實、白芍	產後腹痛，煩滿不得臥與癰膿，先清理腹腔瘀滯，尤其是下腸間膜靜脈的栓塞
芍藥甘草湯	白芍、甘草	促進腹腔血脈循環，尤其是下腸間膜靜脈
枳實白朮湯	枳實、白朮	心下堅，大如盤，邊如旋杯，水飲所作
四逆散	柴胡、芍藥、枳實、甘草	兼治枳實芍藥散與芍藥甘草湯的症狀
枳實薤白桂枝湯	枳實、厚朴、薤白、桂枝、栝蔞實	加強腹腔血脈循環，激活上食道括約肌、食道及下食道括約肌
抵當湯加四物湯	抵當湯：水蛭、豬脂、蝱蟲、桃仁、大黃 四物湯：當歸、川芎、熟地黃、白芍	清理腹腔靜脈栓塞
當歸建中湯	當歸、桂枝、芍藥、生薑、甘草、大棗，若大虛加飴糖，若去血過多加地黃與阿膠	唐朝月子餐，治產後虛羸不足，腹中刺痛不止，吸吸少氣，或苦少腹急，痛引腰背，不能食飲，產後一月，日得服，令人強壯
當歸生薑羊肉湯	當歸、生薑、羊肉	漢朝坐月子方
麻油老薑母雞湯	麻油、老薑、母雞、米酒	現代坐月子方

21-8 婦人乳中虛，煩亂嘔逆之治

360.婦人乳中虛，煩亂嘔逆，安中益氣，竹皮大丸主之。

竹皮大丸治「婦人乳中虛，煩亂嘔逆，安中益氣」，重點在以棗肉為丸，以甘草與紅棗甘美之味養益脾胃，有桂枝甘草湯之降逆氣，使營養更充分地滋養肝臟與心臟，自然百證全消。四逆湯加五苓散，是科學中藥中最適合現代過勞者，為養益至寶，有真武湯之美，卻沒有真武湯之悍，可以更安心的配合勞累程度加減劑量服用，與補中益氣湯各具補虛勞之妙旨。

白薇氣味苦鹹微寒，入足陽明。白薇湯，白薇、當歸、人參(或紫蘇)，治產後胃弱與鬱冒，又名血厥，患者平居無疾，忽然如死，身不動搖，默默不知人，目閉不能開，口噤不能言，或微知人，惡聞人聲，但如眩冒，移時方醒，多汗出過多所致。

「吐後、渴欲得水而貪飲者」最合適的是五苓散或茯苓澤瀉湯，若是失水較多，體內微量礦物質也會失衡，特別是鈣、磷、鉀、鈉，則宜文蛤湯。「吐渴，欲得水而貪飲者，文蛤湯主之。兼主微風、脈緊、頭痛。」文蛤湯是大青龍湯去桂枝加文蛤，屬於發汗之劑，汗出即癒。文蛤與蛤蜊、牡蠣同功，味鹹以軟堅化痰，性濇以收脫固精，為肝腎血分之藥。妊娠養胎宜白朮散(朮芎蜀牡)。《傷寒論》以牡蠣澤瀉散(牡澤商蜀花葶藻)治大病之後，腰以下有水氣；此以上諸方，都有牡蠣調衡體內微量礦物質之功。

吳茱萸湯(吳參薑棗)治足厥陰病，胸滿頭痛或嘔而胸滿者。《傷寒論》278.「少陰病，吐利，手足逆冷，煩躁欲死者，吳茱萸湯主之」、342.「乾嘔吐涎沫，頭痛者，吳茱萸湯主之」，吳茱萸湯治療頭痛，嘔吐涎沫，嘔而胸滿，吐利，手足逆冷，煩躁欲死者。從頭到腳都有症狀出現，病理上，多見於食道黏膜與橫膈膜，以及胃黏膜的運作機能不良，常是體質虛弱者，或因勞累、食飲寒涼過度所造成；針灸太衝穴可彰顯療效。

小博士解說

橫膈膜負責70%的吸氣工作，完全受制於呼氣，與下半身的輔助呼吸肌肉群、相關的臟器關係甚為密切。橫膈膜分左右膨隆，肝臟位於右膨隆，因此呼氣時，右膨隆可高達第五肋骨，左膨隆則達第五、六肋骨間；肺有左三葉右三葉。奇靜脈行走於右胸腔，人體上半身右側占全身四分之一的淋巴系統，右腎靜脈不像左腎靜脈，會異常的與脾靜脈形成非正常的側副路，是以其生理結構與運作，與肝臟密切相關。「煩亂嘔逆」，常肇因於以上結構與功能有狀況。

竹皮大丸之煮服法及治療

藥方	組成	煮服法	治療重點
竹皮大丸	生竹茹二分、石膏二分、桂枝一分、甘草七分、白薇一分（竹膏桂甘薇棗）	末之，棗肉和丸彈子大，以飲服一丸、日三夜二服。有熱者倍白薇，煩喘者加柏實一分	棗肉為丸，甘草與紅棗養益脾胃、降逆氣

竹皮大丸歷代藥方重點

取方來源	重點
《金匱要略》	竹皮大丸中的竹葉一把可以大把或小把，竹葉甘淡而寒，入心、胃、小腸經。清熱除煩，通利小便。最重要為「重用甘草、大棗」
《濟陰綱目》	竹皮大丸以「甘草七分」，配眾藥六分，又以「棗肉為丸」，立方之微，用藥之難，審虛實不易，用此方者當深省
《金匱要略論注》	竹皮大丸以竹茹除煩止嘔；桂、甘扶陽化逆氣；石膏涼上焦虛熱，白薇去表間浮熱。妙加桂於涼劑中，尤妙「生甘草獨多」，安中益氣
《金匱歌括》	竹皮大丸以竹茹降逆止嘔，白薇除熱退煩，石膏通乳定亂，「重用甘草、大棗」定安中焦以生津液，桂枝運氣血奉心通乳
《金匱發微》	竹皮大丸以竹茹、石膏清膽胃之逆，「三倍甘草」和中氣，減半桂枝、白薇輕清裏熱，「棗和丸」以扶脾而建中，令胃熱除而穀食增，生血之源既富，膽胃之上逆自平

21-9 論治產後下利虛極

361.產後下利虛極,白頭翁加甘草阿膠湯主之。

「熱利下重者,白頭翁湯主之」,加甘草、阿膠治「產後下利虛極」,阿膠主要以滋陰補血為功,溫經湯與大黃甘遂湯等治療症狀大不同,卻都需要阿膠。阿膠屬高貴的養生藥材,一般服用機會不多;產後下利虛極,善用清倉調理胃腸的藥方,盡力讓胃腸的蠕動恢復正常,是最重要的。從熱利白頭翁湯(白頭翁、秦皮、黃連、黃柏等分煮湯)來思考,白頭翁湯治濕熱下灌肛門,即清理直腸,特別是其中的肛管。虛冷利宜通脈四逆湯與白通湯等四逆輩,也是清理直腸與肛管,不一樣的是,虛冷利宜促進下直腸動脈與上直腸動脈的循環;實熱利宜促進髂內靜脈、下直腸靜脈和上直腸靜脈的循環,才能獲得止利效果。

膠艾湯和溫經湯養益消化道,這大部分是由第十對腦神經的副交感神經所控制。大黃甘遂湯養益大腸後半部分,此是由骶骨神經叢的副交感神經控制的。溫經湯、大黃甘遂湯、膠艾湯、白頭翁加甘草阿膠湯等,阿膠甘平,滋陰潤燥,含多種胺基酸,促進血中血紅蛋白生成,優於鐵劑,養護副交感神經,使腸道神經系統正常活性化,隨之和諧消化道的分泌與蠕動。

諸嘔吐,穀不得下者,小半夏湯;嘔而腸鳴,心下痞者,半夏瀉心湯,與「柴胡證仍在者,復與柴胡湯。此雖已下之不為逆,必蒸蒸而振,卻發熱、汗出而解。若心下滿而硬痛者,此為結胸也,大陷胸湯主之。但滿而不痛者,此為痞,柴胡不中與之,宜半夏瀉心湯」,多見於食道與橫膈膜之間痙攣,或胃腸黏膜蠕動不良,特別是賁門與胃底部分,常常是飲食習慣偏失所致。嘔吐而思水者宜豬苓散,多見於食道與胃腸的蠕動不良,尤其是幽門與十二指腸部分。太陽與少陽合病,自下利者,與黃芩湯。若嘔者,黃芩加半夏生薑湯,多見於食道與胃腸的蠕動不良,或胸悶腹痛,尤其是降結腸與乙狀結腸部分,常是偶發性的飲食過敏。

小博士解說

非消化機能問題的下利或便秘,一定要順暢循環系統功能,當優先解決汗與尿的問題,其次才清倉調理胃腸,盡快讓胃腸的蠕動恢復正常。「產後下利虛極」可以用柴胡桂枝湯,加強肝膽與自體免疫系統,改善之後,再服用半夏瀉心湯來調理腸胃。仲景藥方即使以科學中藥交替調理,只要掌握大方向,漸漸都能見效,最重要的是依患者需求,醫生給予適度的叮嚀及關懷。「下利虛極」多出現在長期慢性消化道疾病者,多時而腹痛或腹脹;腹痛是胃潰瘍與十二指腸潰瘍等多種消化器官疾病的共通症狀,多起因於生活作息不正常。

白頭翁加甘草阿膠湯之煮服法及治療

藥方	組成	煮服法	治療重點
白頭翁加甘草阿膠湯	白頭翁二兩、甘草二兩、阿膠二兩、秦皮三兩、黃連三兩、柏皮三兩（白秦連柏甘膠）	水七升、煮取二升半，內膠令消盡，分溫三服	阿膠滋陰補血。溫經湯、大黃甘遂湯主症狀雖不同，但都需要阿膠，前者取阿膠養肝血而滋腎陰，具養血止血潤燥之功；後者，因產後多虛，易傷陰血，純用破逐之劑，恐重傷陰血，故佐以阿膠益陰養血，使攻邪而不傷正

消化道病證或大便有血常用藥方分類

部位	症狀	脈象	代表藥方
胃	胃中積熱，口苦口臭，口渴喜冷飲，口舌生瘡，胃脘灼痛，舌紅苔黃而乾。或大便乾結，便血紫暗或紫黑	脈滑數或弦數	瀉心湯群
肝胃	肝胃鬱熱，口苦目赤，胸脅脹滿，心煩易怒，失眠多夢，舌紅苔黃。或便血紫暗或暗紅	脈弦數	柴胡湯群
腸道	瘀血阻絡，脘腹脹痛，面色黧黑，或脅下積塊，腹部刺痛拒按，或見腹部靜脈顯現。或便血紫暗	脈弦細或澀	大黃蟅蟲丸
	熱毒內結，腹痛如絞，肛門灼熱墜脹，便意頻頻，口乾舌燥，口渴喜冷飲。舌紅或紫紅。或大便膿血混雜而下	脈數滑	白頭翁湯
脾	脾虛氣陷，排便無力，肛門墜脹，精神疲倦，語聲低怯，面色無華，眩暈，沒胃口。舌淡苔薄。或大便稀爛，大便下血色淡	脈弱	大建中湯
脾胃	脾胃虛寒，腹脘隱痛，喜溫喜按，神疲乏力，形寒肢冷，面色無華。舌淡苔白潤。或大便稀爛，便血紫暗或黑如柏油樣	脈沉細	桃花湯

第22章
婦人雜病

女性激素（雌激素，Estrogen）來自卵巢，是主要的女性荷爾蒙之一；男性激素（雄激素，Androgen）來自睪丸，全受控於腦垂體，調和陰陽，影響健康及生命。女性停經後，女性激素分泌減少很多，影響健康及壽命甚大，罹患心臟與腦血管疾病的機率大增，養益心、肝、脾經脈、心臟和腦血管是很重要的。

肝經脈起始於大拇趾，上行入陰毛中，過生殖器（腹腔）進入體軀，挾著腸胃，歸屬於肝臟，聯絡著膽囊，上貫橫膈膜，再上行入頏顙（耳鼻咽喉），與督脈交會於巔（腦部），最後注入肺。

「產婦腹痛、腹中臍下有瘀血」與「婦人經水不利下，男子膀胱滿急有瘀血者」，兩者都是小腹有瘀血，腹診石門與關元反應較強烈；如關元與中極反應較強烈，多併見左小腹靜脈問題。腹腔靜脈回流心臟的管道很複雜，陰道黏膜、直腸和膀胱是近鄰，三者有相結合共利害的結構關係，互通有無與支援之外，也有互相障礙的可能性。

「陰吹」是陰道肌肉的問題，「陰中蝕瘡爛」是陰道黏膜的問題，兩個問題在結構上不一樣，但就腹腔靜脈的回流機制而言卻可能是一樣的。

22-1 婦人中風，熱入血室之治

362.婦人中風七、八日，續來寒熱，發作有時，經水適斷，此為熱入血室，其血必結，故使如瘧狀，發作有時，小柴胡湯主之。方見嘔吐中。

「熱入血室，其血必結」，血室不是單一的器官，泛指全身有血液流通的腔室，肝藏血、脾統血、心主血等為血液運輸的主要臟器，五臟六腑心為之主，肝經脈為之導帥。「熱入血室」多是肝經脈初期的問題，「其血必結」影響了腦部的體溫中樞，內分泌或血液出現問題致使「續來寒熱，發作有時」，「血室」幾乎就是「腔室」。

善於調治肝經脈的柴胡湯輩以小柴胡湯為首，「產婦鬱冒，其脈微弱，嘔不能食，大便反堅，小柴胡湯主之」，與「婦人熱入血室，瘧狀發作有時，小柴胡湯主之」，是以小柴胡湯養護肝經脈與膽經脈。「腔室症候群」是體內的脈管問題重重，慢性疾病的「腔室症候群」也是「腔室」逐漸損壞，在「腔室」與「血室」尚未危及生命時，柴胡湯輩是養護新陳代謝功能的調理良方。

桂枝湯養護腎經脈與膀胱經脈，亦是「腔室」與「血室」的養護良方，尤其是服湯後的「熱粥」與「覆汗」，從皮表與末梢開始養護。「婦人得平脈，陰脈小弱，其人不渴，不能食，名妊娠，桂枝湯主之」，與「產後風，頭微痛，心下悶，乾嘔，桂枝湯主之」。《金匱要略》論證婦人疾病的三章篇幅中，小柴胡湯與桂枝湯各出現兩次，產婦之小柴胡湯與桂枝湯，非產婦之小柴胡湯與桂枝湯，小柴胡湯與桂枝湯合之為柴胡桂枝湯，是調理肢節與臟腑循環的要方；藥方有效，貴在對證，不在藥多方眾。

嘔而發熱者，小柴胡湯主之。《傷寒論》222.「陽明病，脅下硬滿，不大便而嘔，舌上白胎者，可與小柴胡湯，上焦得通，津液得下，胃氣因和，身濈然汗出而解。」217.「傷寒五、六日中風，往來寒熱，胸脅苦滿，默默不欲飲食，心煩喜嘔，或胸中煩而不嘔，或渴或腹中痛，或脅下痞硬，或心下悸，小便不利，或不渴，身有微熱，或欬者，小柴胡湯主之。」消化附屬器官如肝臟或膽管或胰臟有問題，多會脅下硬滿或脅下痞硬，肝臟與橫膈膜緊鄰著，正常情況下，各司其職，彼此功能甚少牽扯；但如一方有問題，即會互為牽連，小柴胡湯可改善其間的問題，特別是其所引發的發熱。

小柴胡湯、桂枝湯、柴胡桂枝湯的比較

藥方	組成	煮服法	治療重點
小柴胡湯	柴胡半斤、黃芩三兩、人參三兩、甘草三兩、半夏半斤、生薑三兩、大棗十二枚（柴夏參芩薑甘棗）	去渣，再煮半，溫服	噁心發熱
桂枝湯	桂枝三兩、白芍三兩、炙甘草二兩、生薑切三兩、大棗十二枚（桂芍薑甘棗）	服已須臾，啜熱稀粥一升餘，以助藥力，溫服令一時許，遍身熱熱微似有汗者益佳	婦人得平脈，不能食
柴胡桂枝湯	柴胡四兩、桂枝一兩半、人參一兩半、炙甘草一兩、半夏二合半、黃芩一兩半、芍藥一兩半、大棗擘六枚、生薑切一兩半（柴夏參芩薑甘棗桂芍）	去渣溫服	肢節煩疼

✚ 知識補充站

　　2015年6月28日新北市八里塵爆患者中，有一位全身達55%灼傷的患者，產生嚴重的「腔室症候群」，受傷的第二天遵照醫師建議，即下床走路，從病房走到水療室，每走一步痛一次，痛得淚水直流；用特製湯匙自行吃飯，每每也是痛得淚水直流，但手的復健動作因此大增，超過400次以上。歷經一個月，肱骨與股骨的營養動脈，隨著走路與吃飯而循環系統大為進步，恢復快速。

　　「血室」的生理定義為營養動脈，不只是在子宮或肝臟而已；「腔室症候群」也不只出現在重症糖尿病患者身上，或自體免疫疾病的雷諾氏症候群的末梢腔室而已。經絡是中國醫學理論基礎，聯絡臟腑與肢節，與生理學上動脈、靜脈、微血管、淋巴管等之生命營運，乃殊途同歸，所需求的部位因應營養動脈，隨著活動、勞動、運動的質與量而表現大不同。

22-2 婦人傷寒發熱，經水適來之治

363.婦人傷寒發熱，經水適來，晝日明了，暮則譫語，如見鬼狀者，此為熱入血室，治之無犯胃氣及上二焦，必自愈。

「經水適來，晝日明了，暮則譫語」是自律神經系統失調，併見內分泌系統與血液循環變差。「無犯胃氣」是要副交感神經司其要職，不要讓交感神經來亂序，晝日是交感神經當家，暮晚副交感神經接手。「如見鬼狀者，此為熱入血室」，雖然血室已經出現症狀，初期只要「無犯胃氣」，調理自律神經系統(ANS)即可痊癒。在自律神經系統的神經元控制下，腸道神經系統(ENS)的神經元擁有獨立的機能，除了骶骨神經叢的副交感神經控制大腸的後半部分(排泄)之外，消化道大部分功能(消化與吸收)受控於第十對腦神經(迷走神經)的副交感神經，控制消化道的副交感神經與腸道神經系統之間保持神經性的連絡，副交感神經的刺激令腸道神經系統神經元活性化，消化道的分泌與蠕動隨之亢進。

控制消化道的交感神經來自胸髓與腰髓，也與腸道神經系統之間保持神經性的連絡，控制消化道的交感神經抑制腸道神經系統的神經元，令消化道的分泌與蠕動隨之低下。不要刺激來自胸髓與腰髓「上二焦」的交感神經，就是要輕鬆愉快，不憤怒與恐慌不安。

小博士解說

《傷寒論》241.「熱入血室，無犯胃氣及上二焦，必自愈」是在刺期門之後再論小柴胡湯，《金匱要略》363.延續小柴胡湯而後刺期門，兩者次序相反，是因兩書診治疾病的方向有異，《傷寒論》以急診為主，《金匱要略》治慢性疾病為主，都強調「無犯胃氣及上二焦，必自愈」。第17章嘔吐噦下利病「下利有微熱而渴、脈弱者，令自愈」、「下利脈數、有微熱汗出、令自愈」和「下利脈反弦，發熱身汗者，自愈」，脈弱、脈數和脈反弦都是脈去雖弱卻和緩，都可以自愈，就是要「無犯胃氣」；至於「無犯上二焦」是要「服食節其冷、熱、苦、酸、辛、甘，不遺形體有衰」，注意生活細節，注重飲食之外，也不過勞並避免感冒風寒，看似稀鬆平常事，卻是我們經常掉以輕心的地方。

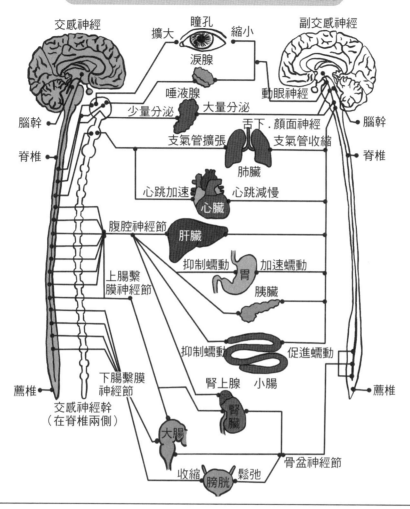

自律神經系統（交感神經與副交感神經）之功能

交感神經　　　瞳孔　　縮小　　副交感神經
　　　　　擴大　　　　　　淚腺
　　　　　　　　　　　動眼神經
腦幹　　　　　　唾液腺　大量分泌　　　腦幹
　　　　少量分泌　　　舌下.顏面神經
脊椎　　　　　　支氣管擴張　支氣管收縮　脊椎
　　　　　　　　　　肺臟
　　　　心跳加速　心跳減慢
　　　　　　　　心臟
腹腔神經節　　肝臟
　　　　　　抑制蠕動　加速蠕動
上腸繫　　　　　　胃
膜神經節　　　　　胰臟
　　　　抑制蠕動　　　促進蠕動
薦椎　　　　　　　　　　　　　薦椎
下腸繫膜　　腎上腺　小腸
神經節
交感神經幹　　　　　腎臟
（在脊椎兩側）　大腸
　　　　　　　　骨盆神經節
　　　收縮　膀胱　鬆弛

✚ 知識補充站

《傷寒論》條文235.「胸脅滿而嘔，日晡所發潮熱，已而微利，……先宜小柴胡湯以解外，後以柴胡加芒硝湯主之」，240.「使如瘧狀，發作有時，小柴胡湯主之」，241.「晝日明了，暮則讝語，如見鬼狀者」，242.「往來寒熱，休作有時，……小柴胡湯主之」，都與時辰、季節及年歲相關。「有時」是時辰與十二經脈，也是四季與五臟六腑，更是幼少青中老年與生老病死；「日晡時煩躁，不食，食則讝語，至夜則癒，宜大承氣湯」。

《傷寒論》六經欲解時分，三陽經負責白天的工作活動，屬生活上的，三陰經負責夜晚的休息睡眠，屬生命上的；「晝日明了」是三陽經負責的活動正常，「暮則讝語，如見鬼狀」是三陰經負責的休息出了狀況，「晝日明了，暮則讝語，如見鬼狀者」可見是自律神經系統功能失調所致。

22-3 婦人中風熱入血室，當刺期門

364.婦人中風，發熱惡寒，經水適來，得之七八日，熱除脈遲，身涼和，胸脅滿，如結胸狀，譫語者，此為熱入血室也，當刺期門，隨其實而取之。

365.陽明病，下血譫語者，此為熱入血室，但頭汗出，當刺期門，隨其實而瀉之，濈然汗出者愈。

《內經‧素問‧血氣形志篇》「治病必先去其血，乃去其所苦，伺之所欲，然後瀉有餘，補不足」，瀉有餘是去靜脈栓塞與瘀滯，促使靜脈順暢回流心臟，並養益肝臟與心臟；補不足是促進動脈運行順暢，讓心臟順暢提供血液予臟腑和肢體。

《傷寒論》是先「熱入血室，刺期門，隨其實而瀉之」，後「熱入血室，小柴胡湯主之」。臨床上，針刺太衝穴以瀉實，醫療效果比期門穴彰顯，吸氣時迅速、逆經脈方向針刺太衝穴三針，從太衝穴往行間穴迅速進針，留針5分鐘以上；再順經脈循行方向，從行間穴往太衝穴依序出針，出針時緩慢呼氣。依條文240.之治，服用小柴胡湯就產生效果，如果先刺太衝，再搭配服用小柴胡湯，效果更好。又如條文7.先刺風池、風府穴，再服桂枝湯，效果更好，正是「審脈陰陽，虛實緊弦；行其針藥，治危得安」之實證。

《金匱要略》是先「熱入血室，小柴胡湯主之」，後「熱入血室，刺期門，隨其實而瀉之」，服小柴胡湯或針灸，何者優先？原則上，要評估病人的接受度，若完全拘泥於條文，反使效果打折，「診有大方，不失人情」、「其雖同病，脈各異源」，臨床診治，人情比病情更重要。

肝乘脾名曰「縱」，是消化問題，刺期門與太衝可以改善。肝臟處理肝門靜脈收集來的營養，脾臟破壞老紅血球成為膽紅素，供給肝臟製造膽汁；肝臟分泌膽汁入膽囊，膽囊濃縮貯藏之；食飲之際，十二指腸開始消化吸收，膽囊的膽汁、胰臟的胰液即進入十二指腸。膽汁經腸肝循環，在迴盲腸部分吸收回歸肝門靜脈，再回肝臟。簡而言之，腸肝循環有問題，會負面影響脾臟的生理作業。

肝乘肺名曰「橫」，是呼吸問題，刺期門與太衝也能改善，尤其是症狀初現之際。期門穴區的肋間內肌、肋間外肌與橫膈膜的虛實觸診也一樣，「獨陷下」是鬆垮塌陷的程度；期門穴在乳下第五、六肋骨縫間，胸大肌覆蓋於胸壁上部，涵蓋了胸骨外側的第七肋軟骨；腹外斜肌覆蓋於胸腔，起始於第五至十二肋骨，因此，期門穴區反應了包括胸大肌與腹外斜肌的活動情形；冰凍三尺，獨陷下必是日漸形成。橫膈膜胸部的起始區在第七肋骨至第十二肋骨，胸大肌、腹外斜肌和橫膈膜的肌肉功能，與所屬靜脈回流心臟關係緊密，肝臟透過肝靜脈將營養送回心臟，心臟透過肺動脈將血液送到肺臟，腸肝循環出問題，也會造成肺臟相關生理作業障礙。

《傷寒論》關於刺期門與熱入血室之治

條文	症狀	治法
123.	腹滿譫語，寸口脈浮而緊，肝乘脾曰縱	刺期門
124.	發熱惡寒，渴欲飲水，腹必滿。自汗出小便利，欲解，肝乘肺曰橫	刺期門
173.	下血、譫語，為熱入血室	頭汗出者，刺期門，隨其實而瀉之，濈然汗出則愈
239.	婦人如結胸狀，讝語者，此為熱入血室	當刺期門，隨其實而瀉之
240.	熱入血室	小柴胡湯
241.	熱入血室	無犯胃氣及上二焦必自愈
354.	頭項強痛或眩冒，如結胸，心下痞硬	刺大椎第一間、肺俞、肝俞
	脈弦，五、六日讝語不止	刺期門
552.	少陰脈不至，腎氣微，少精血，令身不仁，此為尸厥	當刺期門、巨闕

刺期門與太衝改善肝乘肺之證

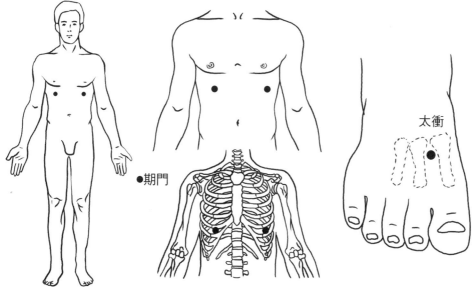

●期門

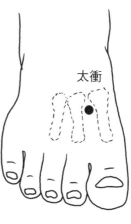

太衝

22-4 婦人咽中有炙臠、臟躁之治

366.婦人咽中如有炙臠，半夏厚朴湯主之。
367.婦人臟躁，喜悲傷欲哭，象如神靈所作，數欠伸，甘麥大棗湯主之。

　　半夏厚朴湯在《醫方集解》名為七氣湯，治梅核氣，一口痰吐不出又嚥不下，是早期吞嚥困難前兆，起因於情緒不穩，影響了吸門(食道與氣管的交接口)功能，吸門就是會厭(吞嚥時蓋住氣管)。吞嚥時是暫時停止呼吸，因此，吞嚥與講話韻律不穩或亂，影響上食道括約肌靜脈回流上腔靜脈，就出現梅核氣；一旦飲食失序，食道與胃受影響，梅核氣症狀更加嚴重。上食道由橫紋肌構成了吞嚥管道，沒有消化和吸收功能，不同於下食道是由平滑肌構成了吞嚥管道，加上下食道括約肌所屬的靜脈，從肝門靜脈回流下腔靜脈，再回肝臟，亦具有消化吸收的功能。

　　厚朴性味「溫」與「辛苦」，對消化道機能障礙有效，以厚朴入藥更有名的藥方是第7章肺痿肺癰咳嗽上氣病之厚朴麻黃湯，專治渴而脈浮，以及第10章腹滿寒疝宿食病之厚朴三物湯，治腹痛而閉者。若宿食或腹滿減不足言，就得用大承氣湯，取厚朴的溫與辛苦，結合枳實的苦寒而功效倍增。

　　「經水適來，晝日明了暮則譫語，如見鬼狀」與「臟躁，喜悲傷欲哭，象如神靈所作」是女性精神層面的問題，憂思過度、恐慌焦慮、歇斯底里、或心陰受損而肝氣失調，都與腦部和子宮卵巢有關，此生理作業所需的營養，與肝、脾、腎經脈息息相關。臟躁就是精神官能症，悲傷欲哭、心中煩亂、精神恍惚、哈欠頻仍、不耐思考、失眠多夢、脈細而數、舌紅苔少，常是更年期症候之一。甘麥大棗湯之甘草甘緩和中、清熱解毒，小麥甘微寒，養心安神、除煩去躁，大棗養血安神、補中益氣，三物合用以甘潤滋養、養心寧神、鎮靜舒眠。

　　甘麥大棗湯治臟躁證，是紓解初期歇斯底里症的要方；酸棗仁湯改善睡眠品質；旋覆花湯治肝著，此湯是治肝、膽、胰臟與胃腸功能初期症狀的良方；甘薑苓朮湯治腎著，改善腰腎功能，都是著重於調理周邊的血液循環，進而改善相關組織器官的症狀。

小博士 解說

　　臟躁始見於《金匱要略》本篇條文358.「婦人臟躁，喜悲傷欲哭，象如神靈所作，數欠伸，甘麥大棗湯主之。」婦女精神憂鬱，煩躁不安，無故悲泣，哭笑無常，喜怒無定，呵欠頻作，不能自控者，為臟躁證，可發生在婦女各個時期，與體質因素息息相關，易發於臟陰不足之體質，以虛證為多。

　　生活步調有規律，飲食多樣化，均衡攝取營養，有適當運動及休閒娛樂，睡眠充足不熬夜，避免緊張和情緒起伏過激，維持開朗愉悅的心情，可防範臟躁發生。

半夏厚朴藥等藥方治炙臠、臟躁等之煮服法及治療

藥方	組成	煮服法	治療重點
半夏厚朴湯	半夏一升、厚朴三兩、茯苓四兩、生薑五兩、乾蘇葉二兩（夏厚苓薑蘇）	水七升，煮取四升，分服四服，日三夜一服	咽中帖帖，如有炙肉，吐之不出，吞之不下
甘麥大棗湯	甘草三兩、小麥一升、大棗十枚（甘麥棗）	水六升，煮取三升，溫分三服，亦補脾氣	喜悲傷欲哭，象如神靈所作
茯苓澤瀉湯	茯苓半斤、澤瀉四兩、甘草二兩、桂枝二兩、白朮三兩、生薑四兩	水一升，煮取三升，納澤瀉，再煮取二升半，溫服八合，日三服	吐後渴欲飲水
苓桂朮甘湯	茯苓四兩、桂枝三兩、白朮二兩、炙甘草二兩	右四味，以水六升，煮取三升，去滓，分溫三服	目眩心悸，短氣而咳
甘薑苓朮湯	乾薑、茯苓四兩、炙甘草、白朮二兩	去渣，溫服	腰溶溶如坐水中

＋ 知識補充站

　　小麥性味甘微寒，益營陰安心神，甘麥大棗湯(甘麥棗)治婦人臟躁，用小麥來加強效果。王燾《外臺》的茯苓澤瀉湯加小麥一升，用來治消渴脈絕，胃反吐。小麥養心血、補脾氣，大益虛者，邪實者不宜常食。

　　男性激素來自睪丸，女性激素來自卵巢，男性與女性荷爾蒙左右陰陽調和，影響生活品質及生命長短；停經後，女性激素分泌減少很多，影響健康及壽命，罹患腦心血管疾病機率升高，甘麥大棗湯與茯苓澤瀉湯從心、脾經脈養益心臟與腦血管，助益下食道括約肌與橫膈膜，以及維護所屬靜脈從肝門靜脈回流下腔靜脈的功能。

　　茯苓澤瀉湯專治吐後渴欲飲水，又稱茯苓湯，兼具苓桂朮甘湯與甘薑苓朮湯的功能。苓桂朮甘湯治胸脅支滿，目眩心悸，短氣而咳；甘薑苓朮湯治腎著，腰溶溶如坐水中。三藥方都可改善下食道括約肌與胃及橫膈膜的脈管問題。人的情緒與生活壓力，都影響腦神經的功能，在此方面之療癒率，茯苓澤瀉湯比甘麥大棗湯更實用。

22-5 婦人吐涎沫，先治其吐涎沫

368.婦人吐涎沫，醫反下之，心下即痞，當先治其吐涎沫，小青龍湯主之，涎沫止，乃治痞，瀉心湯主之。

　　婦人吐涎沫又心下痞，是下食道括約肌與胃及橫膈膜的脈管有問題，吐涎沫是寒證，心下痞是熱證。橫膈膜負責70%的吸氣功能，因為下食道括約肌是橫膈膜腳構成的，下食道括約肌管制胃內容物不逆流到食道，下食道括約肌、胃及橫膈膜的靜脈回流有問題，會出現吐涎沫或心下痞；婦人情緒起伏越大者，影響也越大。

　　小青龍湯(專治心下有水氣)助益主動脈從胸部往腹部(及食道與迷走神經)走的通暢度，改進胸腔脈管循環，包括食道、氣管、奇靜脈系統等，進而治吐涎沫。瀉心湯(專治心下痞，亦治霍亂)助益胸管回流心臟，改進腹腔脈管循環，包括食道、胃、下腔靜脈系統等，進而治痞證。兩者以橫膈膜與下食道括約肌為界，食道裂孔、主動脈裂孔、下腔靜脈裂孔等橫膈膜三大裂孔中，與胸管與主動脈並駕齊驅，只是反其道而行；主動脈(透過心臟的壓力將血液輸送到全身)從胸部往腹部走，胸管也貼著主動脈上行回流心臟，靜脈及淋巴(包括胸管)沒靠血管壓力回流心臟，要靠肌肉幫浦及鄰近的動脈等推擠送回心臟；胸管是橫膈膜以下收集淋巴的管道，包括下肢的淋巴液，及收集腸胃的乳糜(來自乳糜槽的脂質營養)。

　　婦人吐涎沫與口苦咽乾都與肝經脈有關係。相應於「肝經脈最後注入肺」，小青龍湯治療因肝影響肺而併見的乾嘔或咳嗽；瀉心湯因應於「肝經脈挾胃屬肝絡膽上貫膈」，治療因肝影響脾胃而併見的心下悶痛。此二藥方先肺後脾胃，「先治其吐涎沫，小青龍湯主之」與「涎沫止，乃治痞，瀉心湯主之」，取此科學中藥調理，三餐前小青龍湯，三餐後瀉心湯，兼治肺與脾胃之證。

小博士解說

　　「婦人吐涎沫」是上消化道有問題，唇為飛門，齒為戶門，會厭為吸門，三門為消化道入口；唇乾口燥多排泄不順暢，吐涎沫是口腔內唾液多，都是消化問題。口腔黏膜與唾液腺，與下體黏膜，不屬於同一生理系統，但是，在自體免疫系統中，黏膜相關淋巴組織在消化道、肺臟及生殖泌尿器官內，都有關連。在第3章49.和50.「蝕於喉為惑，蝕於陰為狐，……蝕於上部則聲喝，甘草瀉心湯主之」，消化道的黏膜相關淋巴組織與消化功能緊密相關，吐涎沫多消化道機能趨弱，小青龍湯專治心下有水氣，有助下食道括約肌與胃底及橫膈膜的生理作業，讓口腔內的涎沫(唾液)可以正常進入食道與胃，而不吐涎沫。

肝經脈循行路線與病候

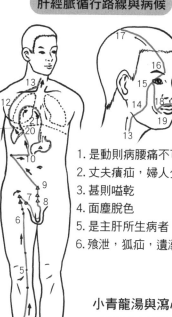

1. 是動則病腰痛不可以俯仰
2. 丈夫瘭疝,婦人少腹腫
3. 甚則嗌乾
4. 面塵脫色
5. 是主肝所生病者,胸滿嘔逆
6. 殮泄,狐疝,遺溺閉癃

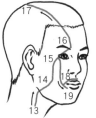

唇為飛門,齒為戶門,會厭為吸門,是人消化道七門的入口

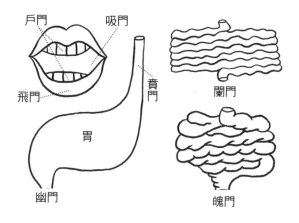

小青龍湯與瀉心湯之煮服法及治療

藥方	組成	煮服法	治療重點
小青龍湯	麻黃三兩、芍藥三兩、五味子半升、乾薑三兩、甘草三兩、細辛三兩、桂枝三兩、半夏半升（桂芍甘薑麻細夏味）	水一斗,先煮麻黃,減二升,去上沫,內諸藥,煮取三升,去滓,溫服一升	心下有水氣,胃蠕動不良
瀉心湯	大黃二兩、黃連、黃芩各一兩（大連芩）	水三升,煮取一升,頓服之	心下痞,下食道括約肌與橫膈膜活動不流暢

+ 知識補充站

　　肝臟負責人體的營養運作,又與橫膈膜休戚與共。膈神經等牽動橫膈膜與肩頸肌肉群,橫膈膜負責70%的吸氣功能,血脈為氣之帥,橫膈膜的靜脈血液回流心臟,其中「上部橫膈膜靜脈」將緊繫著橫膈膜與心包膜的靜脈血送回胸內靜脈,回上腔靜脈進心臟,心臟功能有問題,會影響橫膈膜與心包膜的上部橫膈膜靜脈循環,出現呼吸不順暢現象。

　　「後部橫膈膜靜脈」負責將橫膈膜與緊繫腰方肌和腰大肌筋膜的靜脈血,以及腱中心、下食道括約肌相關的靜脈血,送到奇靜脈系統回上腔靜脈進入心臟。「右下部橫膈膜靜脈」直接入下腔靜脈進入心臟。「左下部橫膈膜靜脈」先注入左副腎靜脈與左腎靜脈,之後再入下腔靜脈進入心臟。橫膈膜靜脈的循環,回上腔靜脈較多,尤其是開始吸氣之際,先啟動「後部橫膈膜靜脈」,這剎那,要先緩慢呼氣(肺臟)來助益靜脈血回流心臟,才可以吸飽氣(心臟)來助益心臟輸出動脈之運轉。

22-6 婦人因虛積冷、結氣諸經水斷絕

369.婦人之病，因虛、積冷、結氣，為諸經水斷絕；至有歷年，血寒積結胞門。寒傷經絡，凝堅在上，嘔吐涎唾，久成肺癰，形體損分；在中盤結，繞臍寒疝，或兩脅疼痛，與臟相連；或結熱中，痛在關元，脈數無瘡，肌若魚鱗，時著男子，非止女身。在下未多，經候不勻，令陰掣痛，少腹惡寒，或引腰脊，下根氣街，氣衝急痛，膝脛疼煩。奄忽眩冒，狀如厥癲；或有憂慘，悲傷多嗔，此皆帶下，非有鬼神。久則羸瘦，脈虛多寒。三十六病，千變萬端，審脈陰陽，虛實緊弦；行其針藥，治危得安。其雖同病，脈各異源，子當辨記，勿謂不然。

　　婦人病，因虛、積冷、結氣，諸經水斷絕，有歷年「血寒積結胞門，寒傷經絡，凝堅在上，嘔吐涎唾，久成肺癰，形體損分」，第7章肺痿與肺癰咳嗽上氣病，甘草乾薑湯治肺痿多涎唾嚴，桔梗湯治肺癰吐膿。藥味簡單而平和，入胃腸之後再入肝門靜脈，進而治療肺痿與肺癰。

　　「血寒積結胞門，寒傷經絡，在中盤結，繞臍寒疝；或兩脅疼痛」，第10章腹滿寒疝宿食病，當歸生薑羊肉湯治寒疝腹中痛，及脅痛裏急者。甘草乾薑湯、桔梗湯和當歸生薑羊肉湯，此三方藥味平和如家常菜，入胃

腸後再入肝門靜脈與胸管，進而治療寒疝腹中痛。

　　「血寒，積結胞門，寒傷經絡，凝堅，與臟相連；或結熱中，痛在關元，脈數無瘡，肌若魚鱗，時著男子，非止女身」，第6章血痺虛勞病，大黃蟅蟲丸治五勞極虛羸瘦、肌膚甲錯、兩目黯黑、緩中補虛。

　　「血寒，積結胞門，寒傷經絡，凝堅在下未多，經候不勻，令陰掣痛」，本章以膠艾湯治婦人陷經，漏下黑不解，亦治妊娠腹中痛。

　　「血寒，積結胞門，寒傷經絡，凝堅少腹，惡寒，或引腰脊，下根氣街，氣衝急痛，膝脛疼煩」，第11章五臟風寒積聚病，甘薑苓朮湯治腎著之病，腰以下冷痛，腹重如帶五千錢。

　　「血寒，積結胞門，寒傷經絡，凝堅，奄忽眩冒，狀如厥癲；或有憂慘，悲傷多嗔，此皆帶下，非有鬼神」，本章的甘麥大棗湯治婦人臟躁，喜悲傷欲哭，象如神靈所作，數欠伸。

　　「血寒，積結胞門，寒傷經絡，凝堅，久則羸瘦，脈虛多寒」，經絡凝堅必然從肝門靜脈與肝動脈兩者的最小分枝開始，肝門靜脈與肝動脈兩者的最小分枝一同開口於血竇。

婦人病之治

婦人之病	症狀	代表藥方
在上	嘔吐涎唾，久成肺癰，形體損分	半夏厚朴湯
在中	盤結，繞臍寒疝；或兩脅疼痛，與臟相連；或結熱中，痛在關元，脈數無瘡，肌若魚鱗，時著男子，非止女身	當歸羊肉湯
在下	未多，經候不勻，令陰掣痛，少腹惡寒；或引腰脊，下根氣街，氣衝急痛，膝脛疼煩。奄忽眩冒，狀如厥癲；或有憂慘，悲傷多嗔，此皆帶下，非有鬼神	大黃蟅蟲丸

✚ 知識補充站

　　肝臟是人體最大的器官，是極精細的化學工廠，肝臟的血竇是最重要的基礎作業單位，任何病氣或疾病都會影響血竇作業，傷害日久，人會羸瘦。中醫論「肝藏血」、「肝主魂」是一體兩面。肝也是人體最大的腺體，居體內代謝的中心地位，隱伏居於體內消化管道，藉血管系統的連繫，間接參與營養物質加工處理；新生嬰兒的肝也參與造血工作。

　　肝經脈起始於大拇趾，上行過生殖器，挾胃屬肝絡膽，上貫膈布脅肋，上出額與督脈會於巔，最後注入肺，從肝經脈審視婦人之病，最重要的是血竇，血竇是變形的微血管，所含血液性質，因肝機能情況而定，或為動脈血，或與靜脈血二者的混合，來自門靜脈的血流不會與之混合。微血管介於肝細胞之間，與近旁的微血管保持最大距離。微血管形成一縱橫多角形網，如一海綿骨架，將肝細胞從各方面包圍，肝微血管能擴張甚大，容納大量血液，使肝臟成為機能性血液貯藏所，因此，熱入血室的血室可說是血竇，也是肝臟，更是全身的腔室。

22-7 婦人年五十所，病屬帶下

370.問曰：「婦人年五十所，病下利數十日不止，暮即發熱，少腹裏急，腹滿，手掌煩熱，唇口乾燥，何也？」師曰：「此病屬帶下，何以故？曾經半產，瘀血在少腹不去。何以知之？其證唇口乾燥，故知之。當以溫經湯主之。」

　　「下利數十日不止」是自律神經系統的神經元控制下的腸道神經系統失控，正常情況下，控制消化道的副交感神經與腸道神經系統應保持良好神經性連絡，副交感神經賦予腸道神經系統的神經元活性化，消化道的分泌與蠕動隨之亢進；消化道的消化與吸收部分，受控於頭頸部的第十對腦神經(迷走神經)的副交感神經，飲食情況又主宰消化道的消化與吸收，人的情緒與生活壓力也會影響腦神經作業，腹腔結構也與之呼應。

　　血管活性腸肽(Vasoactive Intestinal Polypeptide, VIP)存在胃腸道神經、腦和其他自主神經中，刺激腸分泌電解質及水，並抑制胃酸分泌、舒張周邊血管。VIP以乙醯膽素存在於相同神經之中，會加強乙醯膽素在唾液腺中的作用，分泌VIP的腫瘤則會造成病人嚴重腹瀉。女性性興奮時，陰道壁神經分泌VIP，是陰液的重要成分之一。

　　「暮即發熱，少腹裏急，腹滿」為病本所在，多見於婦科腫瘤患者，或流產後遺症。「暮」傍晚時分是自律神經系統發揮功能的關鍵時刻，交感神經將運作更換給副交感神經，少腹亦傾向加強作業；如無法正常加強作業，會產生「少腹裏急，腹滿」狀況，因腦部控制體溫的系統也失調，以致產生「發熱」訊息。大腸與子宮的靜脈回流不良，日久必影響致月經失調，不易受孕，下體肥胖，腹腔內脂肪過剩，多併見嚴重便秘，與受孕率低下。

　　「唇口乾燥」，大腸經脈入下齒中，還出挾口交人中，左之右，右之左，上挾鼻孔。大腸的直腸與子宮為前後鄰居，它們所有的靜脈回流心臟，因為前後鄰近關係，互相交流支援。上唇乾燥即要注意排泄問題，日久上唇乾燥而紫黑，排泄問題已成困惱。「下利數十日不止」與「唇口乾燥」都是腸道問題，溫經湯有益腹腔脈管循環，主要是肝門脈，將營養送回肝臟，並促進下腔靜脈與胸管將所屬血液送回心臟。(地倉穴區在嘴角，當上唇方肌與下唇方肌交接區，是臉部望診僅次於鼻頭的重點區。)

小博士解說

　　溫經湯以桂枝湯與吳茱萸湯去大棗為基底，再加芎藭、當歸、阿膠、半夏、丹皮、麥冬等。吳茱萸、桂枝溫經散寒，通利血脈，合為君。當歸、川芎活血養血；丹皮活血散瘀，清血分虛熱，共為臣。阿膠滋陰潤燥，白芍養血斂陰，麥冬養陰清熱，人參、甘草益氣健脾，半夏、生薑祛瘀調經，共奏溫經散寒、養血祛瘀之功。溫清補消並用，溫補藥配少量寒涼藥，成溫養化瘀之劑，治衝任虛寒有瘀滯，證屬瘀、寒、虛、熱錯雜而月經不調、痛經、崩漏、不孕等。實熱或無瘀血內阻者忌用，忌食生冷之品。

溫經湯與大黃蟅蟲丸的比較

藥方	組成	煮服法	治療重點
溫經湯	吳茱萸三兩、當歸二兩、芎藭二兩、芍藥二兩、人參二兩、桂枝二兩、阿膠二兩、生薑二兩、牡丹皮二兩、甘草二兩、半夏半升、麥門冬一升（吳參桂芍薑甘芎歸膠夏丹麥）	水一斗，煮取三升，分溫三服，亦主婦人少腹寒，久不受胎；兼取崩中去血，或月水來過多，及至期不來	腹腔脈管虛弱
大黃蟅蟲丸	大黃一兩半、黃芩一兩、甘草二兩、桃仁二兩半、杏仁二兩半、白芍二兩半、熟地黃六兩、乾漆半兩、蟅蟲一兩、水蛭一兩、蠐螬一兩、土鱉蟲半兩	蜜製小丸，一次服五克，一日服三次，酒下	腹腔脈管瘀滯

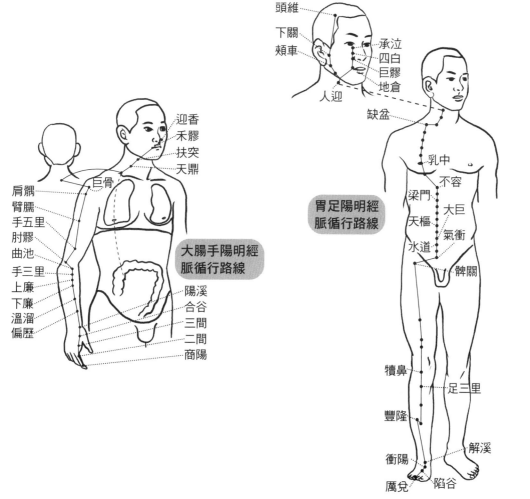

22-8 帶下經水不利，少腹滿痛

371.帶下經水不利，少腹滿痛，經一月再見者，土瓜根散主之。

「少腹滿痛，經一月再見者」月經週期突發延長，月經週期39天以上，多見於更年期停經前兆；如年輕女性出現此情況，多內分泌機能異常，或全身性疾病如自體免疫疾病、肝功能異常、醣代謝異常等。不孕症的年輕女性，多是內分泌機能異常，間腦與腦垂體和性腺等機能障礙，伴隨黃體機能不全症，透過服用土瓜根散或溫經湯等，配合良好生活作息，改善的機會大。少數是器官性的原因造成，就有可能是子宮頸癌、子宮體癌等，除了生理變化外，生活型態與心情的變化太大常常是導火線，手術後服用土瓜根散或溫經湯等以保養，可以調理體況與心情。

土瓜根散沒有大黃，對右小腹的血栓有破血通絡作用，能激發由頸髓送出的副交感神經傳送作業，加上桂枝與芍藥緩和了蟅蟲的強力作用，療程規劃上，晚飯後服用土瓜根散，早飯後與午飯後服用大黃蟅蟲丸，少量服用，對大部分腦心血管疾病的血栓有消減作用。

大黃蟅蟲丸(治虛勞腹滿)與鱉甲煎丸(治久瘧癥瘕)，對嚴重的腹腔瘀血效果最明顯，多是腹腔的靜脈與動脈有嚴重栓塞，下瘀血湯(治產後腹痛)與抵當湯(治熱結膀胱)則次之，土瓜根散(治經水不利)更次之。肝硬化患者，即使食道靜脈曲張，有吐血病史，詳加腹診肚臍與腹股溝，以及脇肋之間的靜脈突顯情形，依輕重緩急下藥，即使一時無法根治痊癒，也可以緩解患者的痛苦。

土瓜根散、抵當湯、瘀血丸、鱉甲煎丸、大黃蟅蟲丸等，都有蟅蟲(地鱉)，其性鹹寒有毒，入心、肝、脾經脈，破血滯通經絡，特別是少腹滿痛，髂靜脈與下腔靜脈部分形成血栓，有大黃的藥方對左小腹血栓有作用，刺激骶髓送出的副交感神經之傳送，促進降結腸、乙狀結腸與直腸的蠕動，並讓左側的腎靜脈與左髂靜脈回流下腔靜脈更順暢，進而改進相關的臟器功能。

小博士解說

「經水不利，少腹滿痛」多是內分泌機能異常，多肇因於生活作息不良。《金匱要略》治婦人疾病，用小柴胡湯與桂枝湯各兩次，小柴胡湯與桂枝湯合為柴胡桂枝湯，和營衛通津液，大益腹腔臟器循環；《金匱要略》桂枝湯治「婦人得平脈，陰脈小弱，其人不渴，不能食，名妊娠」與「產後風，頭微痛，心下悶，乾嘔」，都是養護腸道自體免疫機能，尤其是服桂枝湯後的「熱粥」與「覆汗」，從全身皮表的微血管開始養護。桂枝湯對非產婦具調理身心機能良效，時代婦女經水不利，少腹滿痛者，很高比例是晚睡與不吃早餐者，早晨醒來，服桂枝湯和「熱粥」與「覆汗」，治療與改善生活作息雙管齊下，有一定效果。

土瓜根散、下瘀血湯之煮服法及治療

藥方	組成	煮服法	治療重點
土瓜根散	土瓜根三兩、芍藥三兩、桂枝三兩、蟅蟲三兩（土芍桂蟅）	杵為散，酒服方寸匕，日三服。陰腫亦主之	右小腹血栓
下瘀血湯	炙甘草二兩、附子一枚、乾薑三兩	水三升，煮取一升二合，去滓，分溫再服，其脈即出者愈	左小腹血栓

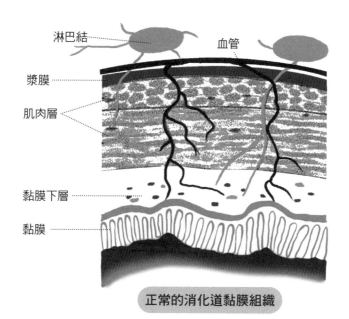

淋巴結
血管
漿膜
肌肉層
黏膜下層
黏膜

正常的消化道黏膜組織

＋ 知識補充站

　　消化道裏面的襯裏是黏膜，第一層是黏膜上皮細胞，此上皮與消化道內容物直接接觸；口腔、咽頭、食道、肛門管的上皮具保護機能(胃與腸才有分泌與吸收功能)的重層扁平上皮細胞，消化道上皮細胞5~7日剝落一次，馬上就再生，對外用藥物的治療過程很重要。上皮細胞間存在著分泌黏液的外分泌細胞，還有多種類的腸道內分泌細胞，負責分泌激素到血液中，最重要的是血管活性腸肽(Vasoactive Intestinal Polypeptide, VIP)。

　　黏膜的第二層是黏膜固有層，分布有血管與淋巴管，負責將吸收的營養送到身體的其他組織，此層擁有黏膜相關淋巴組織(MALT)，其中很多淋巴小結擁有免疫細胞，存在於整個消化道，以扁桃腺、小腸、盲腸與大腸特別多。

　　黏膜的第三層是黏膜肌板，是薄的平滑肌層，在胃與小腸的黏膜消化吸收作用上，為了增加表面積而形成小的皺摺，此肌層的運動讓上皮細胞可以更直接的接觸消化道的內容物。

22-9 寸口脈的弦大、減芤、寒虛

372.寸口脈弦而大,弦則為減,大則為芤,減則為寒,芤則為虛,寒虛相搏,此名曰革,婦人則半產漏下,旋覆花湯主之。

旋覆花湯有蔥白、紅花、茜草(代替新絳)以取汗,新絳是古人官帽子的紅纓子,紅纓子的絲線是茜草和紅花染的。張仲景時代已經沒有新絳,可用茜草和紅花來代替,茜草和紅花都是活血藥。

消化道的寒氣多用蔥白(辛平),呼吸道的寒氣多用蔥葉(辛溫)。《本草綱目》蔥生辛散,熟甘溫,外實中空,肺之菜也,肺病宜食之。取其發散通氣,通氣故能解毒及理血病。蔥的營養成分是蛋白質、醣類、維生素A(綠色蔥葉中較多)、食物纖維以及礦物質磷、鐵、鎂等,生蔥像洋蔥、大蔥,含烯丙基硫醚。

旋覆花湯,旋覆花、蔥、新絳(紅花或茜草),治肝著與婦人半產漏下,旋覆花配菊花治肝陽與肝腎陰虛所致頭痛諸證。旋覆花、紅花、菊花、金銀花、荷花等,都有各自的特別療效,荷花之於開心解暑,菊花之於舒肝解鬱,都是防治過勞聖品。

1.旋覆花配半夏(半夏祛燥濕化痰),治咳嗽氣逆、痰濕壅滯、咳吐稀痰或吐不易等。

2.旋覆花配天麻(天麻平肝通絡),治痰濁、瘀血、氣逆之頭痛。

3.旋覆花配殭蠶(殭蠶散結行經),治肝經風熱,風痰阻絡之頭痛。

4.旋覆花配薄荷(薄荷消散風熱),活血散血,治頭目不清的頭痛。

5.旋覆花配當歸(當歸潤腸),治久病頭痛,纏綿不愈,與大便不通之頭痛,堪稱絕佳。

小博士 解說

旋覆花因花圓而覆下而名,鹹以軟堅,微辛溫散結氣,升而能降,入肝經而氣血兼調,開胃氣,去五臟間寒熱,降肺氣而止欬逆,散風濕療風氣濕痹,消胸中痰結唾如膠漆,除噫氣、心下痞、止嘔逆,祛痞堅、消脅下脹滿,通水道而消腫滿。常用旋覆花與當歸,通暢橫膈膜所有的靜脈系統,改善肝臟功能,進而透過自律神經系統(ANS)的神經元控制,讓腸道神經系統(ENS)擁有良好的獨立機能,讓控制消化道的副交感神經與腸道神經系統(ENS)之間,維持順暢的神經性連絡。惟,陰虛勞嗽、風熱燥咳、虛弱及大便泄瀉者,忌用旋覆花。

旋覆花湯、旋覆代赭石湯、香附旋覆花湯的比較

藥方	特性	治療重點
旋覆花湯	茜草和紅花活血	肝著與婦人半產漏下
旋覆代赭石湯	代赭石平肝瀉熱	心下硬，噯氣頻頻， 呃逆不止，噁心嘔吐
香附旋覆花湯	香附解六鬱	肝氣鬱結及氣血鬱滯之頭痛

✚ 知識補充站

　　排便順暢與否，最關鍵的是排便反射，透過腸蠕動將屎從乙狀結腸送往直腸，直腸壁擴張到刺激伸展受容器，就開始出現清空直腸的排便反射。直腸壁擴張之下，反應在從伸展受容器將感覺性神經衝動送到骶髓；另外，骶骨神經叢的副交感神經控制大腸的後半部分運作，以排泄為主。

　　副交感神經的刺激讓腸道神經系統(ENS)的神經元活性化，消化道的分泌與蠕動隨之亢進，大承氣湯作用於左側腹腔循環，就是要腸道神經系統(ENS)擁有良好的生理作業。從骶髓送出的運動性神經衝動，就是透過副交感神經傳送到降結腸、乙狀結腸、直腸、肛門；結果是，直腸的縱走肌收縮使直腸變短，直腸內壓上升；甚至，橫膈膜與腹肌的隨意性收縮和副交感神經的刺激增加，讓內肛門括約肌弛緩。外肛門括約肌可透過意識調節，如果意識反應要弛緩外肛門括約肌，可引起排便。橫膈膜與腹肌意識要收縮，使腹壓上升，可強化乙狀結腸壁與直腸壁的收縮，幫助排便。

22-10 婦人陷經，漏下黑不解

373.婦人陷經，漏下黑不解，膠艾湯主之。
374.婦人少腹滿如敦狀，小便微難而不渴，生後者，此為水與血俱結血室也，大黃甘遂湯主之。

第15章237.「寸口脈沉而遲，沉則為水，遲則為寒，寒水相搏。趺陽脈伏，水穀不化，脾氣衰則鶩溏，胃氣衰則身腫。少陽脈卑，少陰脈細，男子則小便不利，婦人則經水不通；經為血，血不利則為水，名曰血分」，四脈皆病脈，名為血分，實為血不利，男女皆然，此為飲食營養與腦垂體後葉抗利尿素問題。與238.「經水前斷，後病水，名曰血分；先病水，後經水斷，名曰水分」，此為女性方面的問題，腦垂體前葉雌激素與卵巢問題。血分與水分是機能性月經症候群，與器官性月經症候群相比，機能性月經症候群屬於原發性，是根本的問題。而器官性月經症候群屬於續發性，是非根本的問題衍生的症狀。機能性(原發性)月經症候群多發生於青春期前後，尤其是營養失調、發育不良者。器官性(續發性)月經症候群多發生於更年期之前，特別是勞累過度者。

膠艾湯，阿膠補血滋陰，安胎止血，艾葉溫經止血，安胎止痛，為君藥；當歸、芍藥、地黃、芎藭合之即四物湯，養血和血，為臣佐藥；甘草健脾和中，配芍藥緩急止痛，合阿膠以止血。諸藥配合，養血止血，調經安胎，並治月水過多，淋漓不止，半產後下血不絕，妊娠下血，腹中疼痛者；勞傷胞絡，胞阻漏血，腰痛悶亂；或損動胎上搶心，奔動短氣；及因產乳，經血淋漓不斷，日久漸成羸瘦，此足太陰、厥陰藥，四物以養其血，阿膠以益其陰。艾葉以補其陽，和以甘草，行以酒勢，使血能循經養胎，則無漏下之患。膠艾湯宜機能性(原發性)月經症候群。

大黃甘遂湯治「水與血俱結血室」，婦人少腹滿如敦狀，小便微難而不渴，大黃四兩瀉下攻積，清熱瀉火為君，通利降結腸，骶髓的副交感神經負責激發降結腸、乙狀結腸、直腸、肛門的蠕動與黏膜分泌，令直腸的縱走肌收縮使直腸變短，直腸內壓上升而排出宿滯之物。甘遂二兩通行經隧水濕，促進腎臟與膀胱的尿管順暢。阿膠二兩滋陰潤燥，能促進血中紅細胞和血紅蛋白生成，三者助益腹腔血脈循環，治療水與血俱結血室。大黃甘遂湯宜器官性(續發性)月經症候群。

小博士解說
《金匱要略》條文362.小柴胡湯治「婦人熱入血室，瘧狀發作有時」，與條文352.「產婦鬱冒，其脈微弱，嘔不能食，大便反堅」，都是改善「腔室症候群」的問題，血室泛指全身有血液流通的腔室，肝經脈與督脈會於巔，關係著間腦與腦垂體和性腺等機能運作，控制全身血室的運作。小柴胡湯養益肝臟與心臟功能，促進動脈運行順暢，讓心臟順暢供血予臟腑與肢體，對非產婦的婦女保養效果明顯；只要對證，對產婦也有一定作用。小柴胡湯穩健腦與肝經脈的協調性，能改善稍怕冷又稍怕熱的體質。桂枝湯調節腦與腸道自體免疫機能運作的和諧性，改善怕冷的體質。臨床辨證，小柴胡湯證是手指末梢微冷，手背微熱；桂枝湯證是手指末梢微冷，手心微熱。

膠艾湯與大黃甘遂湯的比較

藥方	組成	煮服法	治療重點
膠艾湯	芎藭二兩、阿膠二兩、甘草二兩、艾葉三兩、當歸三兩、芍藥四兩、地黃四兩（膠艾甘歸芎芍地）	水五升，清酒三升合煮，取三升，去滓，內膠令消盡，溫服一升，日三服；不愈更作	月水過多，淋瀝不止，半產後下血不絕，妊娠下血，腹中疼痛
大黃甘遂湯	大黃四兩、甘遂二兩、阿膠二兩（大甘膠）	水三升，煮取一升，頓服之，其血當下	水與血俱結血室，少腹滿如敦狀，小便微難而不渴

阿膠、大黃、甘遂藥味比較

藥味	性味	功效	治療
阿膠	甘平，入肺、肝、腎經	補血，止血，滋陰潤燥	用於多種出血證。膠艾湯治衝任不固，崩漏及妊娠下血（配生地黃、艾葉等）。黃連阿膠湯治熱病傷陰，虛煩不眠（配白芍、雞子黃等）。大定風珠治熱病傷陰，液消風動，手足瘛瘲（配龜版、牡蠣、白芍、生地黃等）。本品性滋膩，有礙消化，胃弱便溏者慎用
大黃	苦寒，入胃、大腸、肝經	瀉下攻積，清熱瀉火，止血，解毒，活血祛瘀	大承氣湯（加芒硝、枳實、厚朴）增強瀉下作用。瀉心湯（加黃連、黃芩）清熱瀉火而止血。下瘀血湯（加桃仁、蟅蟲）治產後瘀阻腹痛，茵陳蒿湯（加茵陳、梔子）治濕熱黃疸者
甘遂	苦寒、有毒，入肺、腎、大腸經	瀉水逐飲，消腫散結	瀉水逐飲作用峻猛，以甘遂最強，次為大戟，最弱者為芫花。甘遂善行經隧水濕，大戟偏行臟腑水濕，芫花以瀉胸脅水飲。三者均有毒，內服時，多醋製或大棗煎服，以降低其毒性，虛弱者及孕婦忌用。第13章痰飲咳嗽病甘遂半夏湯取甘遂、半夏、芍藥、甘草等，以水煮去滓，以蜜和藥汁，煎取，頓服之

22-11 婦人經水不利下

375.婦人經水不利下，抵當湯主之。(亦治膀胱滿急，有瘀血者。)

抵當湯是下瘀血湯(大黃、桃仁、蟅蟲)加水蛭，水蛭與蟅蟲分別是水、陸棲息生態的吸血蟲，不同成分的蛋白質與脂肪，一起進入小腸吸收後，再從胸管回上腔靜脈，並與同一管道回上腔靜脈的淋巴液交流；另外，它們水陸棲息時提供營養的宿主不同，所含微量礦物質的營養成分也互異，但都彌足珍貴，對清理脈管的瘀滯，與修復其損傷的效果更能互補之。

下瘀血湯治「產婦腹痛、腹中臍下有瘀血」，抵當湯治「婦人經水不利下，男子膀胱滿急有瘀血者」。兩者都治小腹有瘀血，適合下瘀血湯的瘀血情形比抵當湯來得輕微，腹診石門與關元反應較強烈；抵當湯腹診關元與中極反應較強烈，而且抵當湯證多併見左小腹的靜脈問題，兩者之辨證在脈管方面的瘀滯，輕重程度與大小範圍差異很大。

抵當湯搭配四物湯有類似大黃蟅蟲丸的用意，治療「肌膚甲錯，兩目黯黑，緩中補虛」。通常小腹脹滿，不論是否臟器有問題，下腸間膜靜脈回流心臟必然不良，如果可以放血，再服抵當湯加四物湯，效果更好；症狀不嚴重者，抵當湯搭配四物湯，睡前3公克，15天為一療程，可以改善下腹部問題，促進血液循環，優質的動脈血液大可改善皮膚過敏與熊貓眼(黑眼圈)，醫美效果高。

土瓜根散治「帶下經水不利，少腹滿痛，經一月再見者」，土瓜根、芍藥、桂枝、蟅蟲等量為散，酒服方寸，日三服，古方今用，無法全然對證下藥，可取科學中藥之便，逐量開導。「面黑而瘡」多腹腔靜脈瘀血，更嚴重者，就要抵當湯等。土瓜根散治腹腔靜脈瘀血，子宮與卵巢所屬的下腔靜脈有部分栓塞，但未影響及直腸部分。與腹腔靜脈相關的直腸、膀胱、子宮等所屬的下腔靜脈如有部分栓塞現象，適合抵當湯。相較之下，適合抵當湯證的瘀血與栓塞情況，皆比土瓜根散來的嚴重。

小博士 解說

「經水」不正常者，依《內經‧素問‧血氣形志篇》「治病必先去其血，乃去其所苦，伺之所欲，然後瀉有餘，補不足」，瀉有餘去靜脈栓塞與瘀滯，促進靜脈回流順暢；補不足促進動脈運行，瀉補交替治療二至三個月，調理腦垂體與腑臟器生理運作，使「經水」正常。《金匱要略》條文363.「婦人熱入血室，刺期門隨其實而取之」、365.「陽明病熱入血室，刺期門隨其實而瀉之」，針刺太衝穴，再服小柴胡湯，發揮「行其針藥，治危得安」良效。

抵當湯與大黃蟅蟲丸的比較

藥方	組成	煮服法	治療重點
抵當湯	水蛭二十個、蟅蟲三十枚、桃仁二十個、大黃三兩上四味（大桃蛭蟅）	為末，以水五升，煮取三升，去滓，溫服一升	婦人經水不利下，男子膀胱滿急有瘀血
大黃蟅蟲丸	大黃一兩半、黃芩一兩、甘草二兩、桃仁二兩半、杏仁二兩半、白芍二兩半、熟地黃六兩、乾漆半兩、蝱蟲一兩、水蛭一兩、蠐螬一兩、土鱉蟲半兩	蜜製小丸，一次服五克，一日服三次，酒下	以通為補，祛瘀生新，緩中補虛。主要用於五勞虛極、形體羸瘦、肌膚甲錯、兩目黯黑

《傷寒論》論治瘀血之相關條文

條文	內文症狀	適合治法
88.	熱結膀胱，其人如狂，少腹急結者	攻之以桃核承氣湯
89.	其人發狂者，以熱在下焦，少腹當硬滿，瘀熱在裏	下之以抵當湯
90.	身黃，脈沉結，少腹硬滿，其人如狂者，血證諦	抵當湯
91.	少腹滿，小便利者，為有血	下之以抵當丸
173.	下血譫語者，為熱入血室，頭汗出者	刺期門，濈然汗出則愈
176.	其人喜忘，必有畜血；屎雖硬，大便反易，其色必黑	抵當湯下之
177.	脈數，不解合熱則消穀善饑，至六、七日不大便者，有瘀血	抵當湯

＋ 知識補充站

　　抵當丸、抵當湯、桃核承氣湯都治「熱結膀胱，其人如狂」，下直腸的瘀血。熱入血室是腹膜與肝門靜脈循環系出問題，腦下垂體與下視丘也出現狀況，婦女月經不順，男人壓力過大，影響內分泌系統，造成新陳代謝失調，刺期門不如刺太衝，服小柴胡湯不如「無犯胃氣及上二焦」；大陷胸丸、抵當丸、理中丸都要煮開水來化丸成湯汁服用，大陷胸丸一宿即下，抵當丸對證服用以下血。抵當丸靠桃仁的油脂製成藥丸，加水與蜂蜜煮成藥湯飲用，理中丸是人參、白朮、炙甘草、乾薑等以蜜製為丸，以沸湯數合和一丸溫服之。

22-12 婦人經水閉不利，臟堅癖不止

376.婦人經水閉不利，臟堅癖不止，中有乾血，下白物，礬石丸主之。

礬石丸以礬石(酸寒無毒，祛痰燥濕，卻水除熱)與杏仁(辛苦甘溫而利，潤燥消積，破結潤乾血)為末，蜜丸如棗核大，治婦人經閉不利，臟堅癖不止，子臟有乾血，白帶不止，納陰道中，劇者再納之。腹盆腔靜脈瘀滯，靜脈瘀滯則乾血不去，堅凝成癖或腫瘤，則新血不榮而動脈不順利，必然經閉不利；多轉為濕熱所腐，成白帶時時自下。

治陰吹，納豬膏髮煎入陰道裏，治諸黃，納豬膏髮煎入肛門裏(第16章黃疸病)，與迷迭香草藥類外敷治癒陰道鬆弛，一樣都屬於天然療法，有助身體生機盎然，改善陰道乾澀等老化現象。豬膏髮煎導之、豬膏髮煎納之，與迷迭香草藥類外敷，及以礬石、杏仁為丸如棗核大，納入陰道裏(杏仁與豬膏都有潤滑作用)都有異曲同工之妙，都可以改善盆膈膜的黏膜功能，強化血管活性腸肽(Vasoactive Intestinal Polypeptide, VIP)的分泌作用，活化肛門括約肌與陰道括約肌黏膜與脈管的循環，最重要的是下直腸部分；迷迭香草藥、豬膏髮煎和礬石丸，活化黏膜下相關的淋巴組織，改善所屬下腔靜脈回流心臟，進而改善肝臟與心臟功能，促進全身血液循環，特別是子宮與陰道。

「臟堅癖不止，中有乾血」多見於血管的瘀滯問題加重，因為雌激素大量減少，雌激素直接作用於血管內皮而擴張血管，具有保護心臟的作用，停經後靠腎上腺皮質素及皮下脂肪分泌的微量雌激素，不敷以保護心臟；此外，還可能造成原有的子宮肌瘤持續長大。《Harrison內科學》述及，接受冠狀動脈繞道手術的女性，惡化狀態比男性更嚴重，同時手術期死亡率高；此外，手術後狹心症症狀減輕的也不多。更年期後女性的胸悶、胸痛，幾乎都與心臟功能相關。以抵當湯加膠艾湯、溫經湯等從內部著手，治「臟堅癖不止，中有乾血」，再配合礬石丸塞劑治療，改善更年期後的女性心臟循環。

小博士解說

依據第16章黃疸病脈條文268.有關治女勞黑疸，硝石礬石散主之，硝石與礬石等分為散，服以大麥粥汁，治女勞疸，服之後小便正黃，大便正黑，是候也。黃家，日晡所發熱，而反惡寒，得之女勞。膀胱急，少腹滿，腹盆腔靜脈瘀滯，身盡黃，額上黑，足下熱，因作黑疸，其腹脹如水狀，大便必黑，時溏，此女勞之病，非水也。腹滿者難治。

礬石丸與豬膏髮煎的比較

藥方	組成	煮服法	治療重點
礬石丸	礬石三分（燒）、杏仁一分（礬杏）	末之，煉蜜和丸，棗核大，內臟中，劇者再內之	經水閉不利，臟堅癖不止，中有乾血，下白物
豬膏髮煎	豬膏半斤、亂髮如雞子大三枚（豬亂）	和膏中煎之，髮消藥成，分再服。病從小便出	胃氣下泄，陰吹而正喧

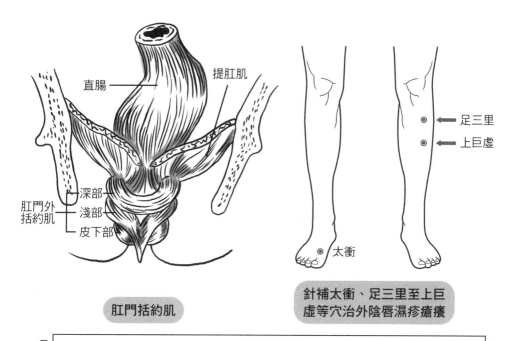

肛門括約肌

針補太衝、足三里至上巨虛等穴治外陰唇濕疹瘡瘍

＋ 知識補充站

癮病、躁鬱症、歇斯底里症，更年期後多漸明顯。下體濕熱，停經之後，子宮韌帶，尤其是圓韌帶及相關的靜脈與淋巴，都處於循環不良狀態，特別是活動量、運動量少者；外陰唇有濕疹瘡瘍，症狀纏綿不絕時，可以選擇針補太衝與足三里至上巨虛等穴區，白天以甘麥大棗湯當茶酌飲，晚上喝滑石代赭石湯（百合、滑石、代赭石）。另外，晚餐後以溫熱水泡腳，加礬石、粗鹽；另外，蛇床子與礬石粉末包裹成陰道塞劑，睡前一劑，助益肝胃經脈，主要可改善陰道的靜脈、淋巴的循環障礙，以7~10天為一個療程。

22-13 婦人六十二種風

377.婦人六十二種風,及腹中血氣刺痛,紅藍花酒主之。
378.婦人腹中諸疾痛,當歸芍藥散主之。

　　紅藍花酒與當歸芍藥散,都有酒助藥力,參與活絡自律神經系統作業。自律神經支配消化道的交感神經,抑制消化道的蠕動與消化腺分泌,使消化功能低下;因此,憤怒、恐慌和擔心的感覺,會刺激交感神經,造成消化道機能低下,紅藍花酒讓人活潑開心,當歸芍藥散讓人息怒安心,調整自律神經失調。

　　紅藍花酒治婦人初期自律神經失調,特別是產後血暈,言語錯亂,惡血不盡,腹中絞痛,或胎死腹中。孕婦忌服紅藍花酒。紅藍花即紅花,性辛溫,通經活血祛瘀滯。紅花也是油料作物,種子含油35~47%,高於大豆,其脂肪酸中,富含高達84%的亞油酸、油酸、豆蔻酸、棕櫚酸及豐富的維生素E,居食用油之冠,有降血脂和血清膽固醇,防止動脈粥樣硬化的作用,是高級營養油和烹飪油。醫藥上紅花油廣泛用作抗氧化劑和維生素A、D的穩定劑。花可提取優良的天然食用色素;同時還含紅花甙、紅花醌甙及新紅花甙,有活血通經、祛瘀止痛的作用,主治痛經閉經、跌打損傷、關節痠痛、冠心病。果

實入藥,功效與花相同。旋覆花湯治肝著,其中的新絳即是用紅花與茜草代之。

　　當歸芍藥散治婦人慢性自律神經失調,當歸芍藥散是川芎、當歸、芍藥、白朮、茯苓、澤瀉等六味藥,兼具四物湯養血與五苓散利水的特質,是四物湯與五苓散去地黃、豬苓、桂枝所組成,個性率直、壓力又大的職業婦女最適宜當歸芍藥散。

　　溫經湯治長期腦神經衰弱,具有吳茱萸湯養肝經脈與桂枝湯益膀胱經脈的特質,是吳茱萸湯與桂枝湯去大棗,再加川芎、當歸、半夏、牡丹皮、麥門冬,共十二味藥,是四平八穩的藥方,對更年期的頭痛、胸悶、腹痛、肢節疼痛有一定的調理效果,尤其是多產婦有腹腔瘀滯,虛不受大補,實又不宜大攻,個性較謹慎、在乎細節者,溫經湯較為妥當。

　　勞累的人適時調理補養,可舒緩諸多小毛病引發的症狀,一出現熊貓眼,薯蕷圓或赤小豆當歸散(赤小豆芽及當歸)可化腹腔血脈;臉色慘白或顏面青黑,要升麻鱉甲湯或抵當湯加四物湯(取代大黃蟅蟲丸),午晚餐後各服一次,10天為一個小療程;《傷寒論》中的炙甘草湯,又稱復脈湯,也有養益效果,對證下藥,搭配得宜順理成章,藥到病癒。

紅藍花酒與當歸芍藥散的比較

藥方	組成	煮服法	治療重點
紅藍花酒	紅藍花一兩（紅酒）	酒一大升，煎減半，頓服一半，未止再服	六十二種風，及腹中血氣刺痛
當歸芍藥散	當歸三兩、芍藥一斤（或六兩）、茯苓四兩、白朮四兩、澤瀉半斤、芎藭半斤（或三兩）（歸芍苓朮瀉芎）	杵為散，取方寸匕，酒和，日三服	腹中諸疾痛

+ 知識補充站

　　錢乙亦曾用藥酒療治身心症患者，所謂「唯酒無量，不及亂。」錢乙則是以「醉酒治病以平亂」。某孕婦因恐悸而得病，病癒之後，卻眼睜睜的無法睡覺，錢乙診斷後，說：「煮郁李酒飲之使醉，即癒，所以然者，目系內連肝膽，恐則氣結，膽橫不下，郁李能去結，隨酒入膽，結去膽下，則目能瞑矣。」依其法治之，果然效驗。用藥處方貴在得法。

　　酒，辛者能散，苦者能降，甘者居中而緩，厚者熱而毒，淡者利小便。用來助行藥勢，通行一身之表，引藥至極高之分。熱飲傷肺，溫飲和中。少飲和血行氣，壯神禦寒，遣興消愁，辟邪逐穢，暖水臟，行藥勢。過飲則傷神耗血，亦能亂血，故飲之身面俱赤，損胃爍精，動火生痰，發怒助慾，酒是色媒人，致生濕熱諸病。

22-14 婦人病轉胞之治

379.問曰:「婦人病,飲食如故,煩熱不得臥,而反倚息者,何也?」師曰:「此名轉胞,不得溺也。以胞系乖戾,故致此病。但利小便則愈,宜腎氣丸主之。」方見虛勞中。

　　第6章血痺虛勞病75.「虛勞腰痛,少腹拘急,小便不利者,八味腎氣丸主之。」與「煩熱不得臥,而反倚息,不得溺,宜腎氣丸主之」,不論是「轉胞」或「虛勞腰痛」都與橫膈膜下的靜脈有關,或是腎靜脈回下腔靜脈出問題,或是奇靜脈再回上腔靜脈出問題,以致輸尿管或膀胱無法正常運作,腎氣丸可以溫暖腰臀部,調節該部位的血液循環,進而改善問題,特別是過勞或太虛造成真陰虧損,幾乎多併見肝臟與腎臟的造血前趨因子不良,如是心跳較慢之虛弱者,心臟血液輸出量不足,會出現全身倦怠、四肢冰冷及呼吸不順暢之現象。

　　第17章嘔吐噦下利病321.「下利清穀,裏寒外熱,汗出而厥者,通脈四逆湯主之」,晚上呼吸不順暢併見多尿,除非已確定重大疾病,否則可能是攝護腺問題,更可能是飲食不當,夜間安靜狀態下,腎臟血流增加,夜間排尿集中,睡前二小時泡熱水澡、泡腳機,多數可以改善,只要是短期一時的過勞,以通脈四逆湯調理可祛勞養元。長期過勞,八味腎氣丸絕對不可少,當然,它也不宜長期大量服用,所以3~7天一個療程,嚴重者則加到14天;總之越勞累就越需要八味腎氣丸,特別是單身女性,忙碌之下,下體生殖系統問題愈多,療程較長時,白天不服用,只要晚上服用,效果好且少有上火的疑慮。

　　仰臥時橫膈膜無法順利吸氣,或呼氣時最常發生肺臟鬱血,引起咳嗽或氣喘,可以參考第7章肺萎肺癰咳嗽上氣病87.「咳逆上氣,時時唾濁,但坐不得眠,皂莢丸主之」、91.「肺癰,喘不得臥,葶藶大棗瀉肺湯主之」、94.「肺脹,咳而上氣,煩躁而喘,脈浮者,心下有水,小青龍加石膏湯主之」,條文中的藥方對證下藥,與「煩熱不得臥而反倚息,腎氣丸」是大不同的。

小博士 解說

　　橫膈膜負責70%的吸氣功能,仰臥呼氣時,橫膈膜可以上升到乳頭附近(第四、五肋骨),吸氣時可以比非仰臥時多下降約10公分。「倚息,不得臥」、「喘不得臥」都是仰臥時橫膈膜無法順利吸氣或呼氣。「倚息,不得臥,又不得溺,宜腎氣丸」,是仰臥時橫膈膜無法順利吸氣,應是輸尿管或膀胱無法正常運作,或橫膈膜下的靜脈與腎靜脈再回下腔靜脈出問題,或是回奇靜脈再回上腔靜脈出問題,因此「不得溺」而「煩熱不得臥,而反倚息」需要腎氣丸。

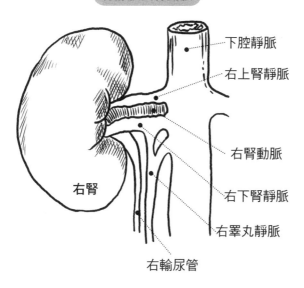

腎靜脈與腎動脈

- 下腔靜脈
- 右上腎靜脈
- 右腎動脈
- 右下腎靜脈
- 右睪丸靜脈
- 右輸尿管

右腎

腎氣丸與通脈四逆湯的比較

藥方	組成	煮服法	治療重點
腎氣丸	乾地黃八兩,山藥、山茱萸各四兩,澤瀉、牡丹皮、茯苓各三兩,桂枝、附子各一兩(地茱藥丹苓瀉桂附)	末之,煉蜜和丸梧子大,酒下十五丸,加至二十五丸,日再服	虛勞腰痛,少腹拘急,小便不利與轉胞
通脈四逆湯	炙甘草二兩、附子一枚、乾薑三兩(甘薑附)	水三升,煮取一升二合,去滓,分溫再服,其脈即出者愈	下利清穀,汗出而厥

✚ 知識補充站

　　左腎靜脈與右腎動脈於養護腎臟方面,觸壓診斷左右志室、腎俞,可以知道較弱、塌或腫的一側是診治目標,苓桂朮甘湯與腎氣丸皆利小便,腎氣丸較注意腎上腺髓質與腎靜脈及下腔靜脈(臟支─腎靜脈與壁支),苓桂朮甘湯則助益上腸間膜靜脈、下腸間膜靜脈及下腔靜脈(臟支─肝靜脈)。臨床上,苓桂朮甘湯、五苓散對腸胃較具效力,療效較快,針對一般病證的初病,多可以立即見效;久病或慢性病證,腎氣丸藥效較長,所以偶而短氣(呼吸不順暢),五苓散、苓桂朮甘湯即已足。

22-15 蛇床子散方，溫陰中坐藥

380.蛇床子散方，溫陰中坐藥。

陰道是體外到子宮頸的通道，是約10公分長的肌纖維性管道，有黏膜覆蓋著；陰道黏膜延續著來自子宮黏膜，陰道的表層外膜是疏性結締組織，聯繫著陰道前方的尿道與膀胱，與後方的直腸與肛門管。陰道的外用藥透過陰道黏膜，可以影響子宮、膀胱和直腸。仲景納陰道的外用藥，從納陰道的部位與藥的大小，可以分析外用部位、方式和藥效處理的關係。因為藥不同的種類與大小形狀差異，影響了藥的處理，棗核大與如棗大同樣納入陰道，治療不一樣的病證。

棗核大的礬石丸蜜丸，放入陰道內部深部，通過盆膈膜(恥骨尾骶骨肌、恥骨陰道肌、腸骨尾骶骨肌、恥骨直腸肌等)進入陰道內部，礬石、杏仁和煉蜜可以直接接觸子宮頸，子宮內的黏膜也可以吸收到藥氣，子宮圓韌帶從子宮起始，經過腹股溝終止於外陰唇和陰蒂，礬石、杏仁和煉蜜的藥效也會及於整個子宮圓韌帶，以及所有黏膜下相

關的淋巴組織；只要不是嚴重的痼疾，多可大獲改善。「劇者再內之」就是反覆的將礬石丸納入陰道內部，以徹底根治疾病。

蛇床子仁末與少許白粉，令和合相得，如棗大又棉裹內之，是乾燥的粉末，與礬石丸帶有濕氣的蜜丸大不同，主要是讓棉裹棗大的蛇床子仁末可以促使盆膈膜的肌肉群活化，盆膈膜的肌肉群(提肛肌)包括了恥骨尾骶骨肌、恥骨陰道肌(男性提前列腺肌)、腸骨尾骶骨肌、恥骨直腸肌等，這是陰道肌肉群最深層的部位，同時也活化了往陰道口方向的深會陰窩脂肪組織、外尿道括約肌、尿道陰道括約肌，及深會陰橫肌等。

陰中蝕瘡爛者，棉纏筯如繭浸狼牙湯瀝陰中，因應體況而可大可小可長可短；陰唇蝕瘡者小而短的棉纏筯如繭，以外陰部及陰道口最淺層的肌肉群(坐骨海綿體肌、球海綿體肌、淺會陰橫肌、外肛門括約肌等)為主要治療對象，濕熱體質可用苦參代狼牙，虛寒體質可用蛇床子代狼牙。

小博士解說

台灣氣候潮濕悶熱，讓女性陰道容易滋生細菌及黴菌致感染發炎，造成衛生護理上的困擾。日常生活中注意一些細節，可以防範陰道感染發炎。

因女性的生理結構，肛門距離陰道不到五公分，排泄後由陰道往肛門方向擦拭，避免排泄物細菌感染到陰道；穿棉質吸汗的內褲，保持外陰部乾爽，不宜常穿緊繃或不透氣的絲襪或牛仔褲等；生理期外儘量不用衛生棉墊，如果用要勤更換；不任意用婦潔液或消毒藥水沖洗陰道，以免破壞陰道內正常菌落，反令其他病菌滋生，平時用溫水清洗即可；避免濫服抗生素及不當的性行為，治療期間暫停性接觸；最重要的是要保持愉快心情，建立正常規律的生活起居作息。

蛇床子散、礬石丸、豬膏髮煎的比較

藥方	組成	煮服法	治療重點
蛇床子散	蛇床子仁	末之,以白粉少許,和合相得,如棗大,棉裏內之,自然溫	溫陰中坐藥
礬石丸	礬石三分(燒)、杏仁一分(礬杏)	末之,煉蜜和丸,棗核大,內臟中,劇者再內之	經水閉不利,臟堅癖不止,中有乾血,下白物
豬膏髮煎	豬膏半斤、亂髮如雞子大三枚(豬亂)	和膏中煎之,髮消藥成,分再服。病從小便出	胃氣下泄,陰吹而正喧

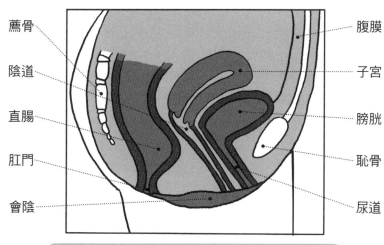

蛇床子散、礬石丸等藥置入陰道中,治陰中蝕瘡爛

＋ 知識補充站

「礬石與杏仁,末之,煉蜜和丸,棗核大,內臟中,劇者再內之。蛇床子仁末之,以白粉少許,和合相得,如棗大,棉裏內之,自然溫。狼牙三以水四升,煮取半升,以綿纏筋如繭浸湯瀝陰中,日四遍。豬膏亂髮,和膏中煎之,髮消藥成,病從小便出」。

「轉胞,不得溺,子宮壓迫膀胱,溫陰中坐藥,陰中蝕瘡爛,陰吹而正喧」,蛇床子與肉桂、熟地、五味子等內服溫腎益精,治陽痿、不孕等症。沒有性關係而常溼疹、陰癢的女性,尤其是更年期後,晚上都該選擇八味腎氣丸、真武湯、四逆湯、乾薑附子湯……等,來調理腹腔循環。豬膏髮煎治「胃氣下泄,陰吹而正喧,此穀氣之實也」,於15章以豬膏髮煎「治諸黃」是內服,對現代人而言,也是不太能夠接受的療法,但病症長期無法痊癒時,還是可以考慮是否使用之。

22-16 陰中生瘡、陰中蝕瘡爛之治

381.少陰脈滑而數者，陰中即生瘡，陰中蝕瘡爛者，狼牙湯洗之。

　　仲景診脈，以橈動脈的寸口脈之小大與遲速為主，其次是腳背動脈的跗陽脈，最後才是脛骨後動脈的少陰脈動脈(太溪穴)，其中以少陰脈的①照海穴②太溪、大鐘穴③復溜、交信穴④築賓穴最實用，脛骨後動脈其次序是由④而③②①。

　　《傷寒論》552條文中最後三條550、551、552是仲景診脈之精粹，以診少陰脈為終結，是非常有道理。從仲景原序「按手不及足……三部不參……多聞博識，知之次也……」來端詳550、551、552，其中的「少陰負跗陽者，為順也」為提綱挈領，讓讀者柳暗花明又一村，豁然而開，只有「默而識之，學而不厭」，才能更加心領神會。

　　551.「少陰脈弱而濇，弱者微煩，濇者厥逆」、552.「少陰脈不至，腎氣微，少精血，奔氣促迫，上入胸膈，宗氣反聚，血結心下，陽氣退下，熱歸陰股，與陰相動，令身不仁，此為尸厥。當刺期門、巨闕」，尸厥是身體麻木不仁，或是休克，或是昏迷，或是末梢動脈、靜脈栓塞漸漸形成，由小病變大病，譫

語、夢囈、胡言亂語、咬牙、睡覺時翻來覆去……等，都是尸厥的前兆，配合針灸太衝更有效益，臨床上，可取太衝代期門，亦可太衝、期門同時配合用來診治。

　　少陰脈是來自腹腔的髂總動脈的分枝脛骨後動脈，它再往前走的動脈是腓骨動脈及腳底內側動脈，以腎經脈為主(湧泉、然谷、照海、大鐘、太溪、築賓等穴)，膀胱經脈為輔(承山、承筋穴)，從膝窩動脈以下就分成脛骨前動脈與少陰脈的脛骨後動脈；脛骨前動脈往前走就是腳背動脈(包括腳趾動脈)與腳底外側動脈，最重要的就是胃經脈(衝陽穴)與膽經脈(坵墟、俠溪穴)。少陰脈與大隱靜脈及脛骨後靜脈有關，跗陽脈、小隱靜脈及脛骨前靜脈關係密切，大隱靜脈及脛骨後靜脈回流心臟越順暢，少陰脈與脛骨後動脈血液才得以通暢無礙。

　　「陰中蝕瘡爛」與「陰吹」都是陰道的問題，不一樣的是，陰中蝕瘡爛屬陰道黏膜病症，陰道黏膜鄰近直腸與膀胱，三者有相結合的結構關係，與靜脈回流心臟的關係密切，除互為支援之外，一旦有病症也都互為影響，發生互相阻礙的可能。陰吹則是陰道肌肉的問題。

小博士 解說

　　「陰吹」除了是產後分娩後遺症之外，特別是多產婦，因產道反覆損傷，陰道較鬆弛開張，使空氣能進入陰道內；還有不容忽視的是陰道感染也會產生陰吹現象，陰道感染時微生物在繁殖過程中會產生氣體，當體位改變或腹壓增加時，這些氣體即會從陰道排出而發出響聲。

狼牙湯的煮服法及治療

藥方	組成	煮服法	治療重點
狼牙湯	狼牙三兩	水四升，煮取半升，以綿纏筋如繭浸湯瀝陰中，日四遍	陰中蝕瘡爛

尸厥針灸太衝療效好　　　　　尸厥當刺期門、巨闕

太衝

巨闕
期門

+ 知識補充站

　　狼牙味酸苦而寒，除邪熱氣、疥瘙惡瘡，去白蟲、濕熱不潔、前陰生瘡蝕爛，或云狼牙草，或云狼毒，今日而言，取藥不便，藥效不是很清楚，建議以蛇床子散方作藥較妥當。蛇床子辛苦而溫，入腎經脈，殺蟲止癢，溫腎壯陽，多用於陰部濕癢、濕疹、疥癬等，可單用外洗，泡澡沐浴，有藥膏栓劑用來治滴蟲性陰道炎。蛇床子散以蛇床子粉末，少許白粉或礬石粉相合，納入陰道中，蛇床子(或苦參)是常見中藥，大家較能夠接受。一日納藥四遍，清潔陰道口與保養陰道黏膜組織，進而改善下腔靜脈回流心臟，也有助淋巴液經胸管回流心臟，心臟的動脈也會隨之優化，產生「去乾血，生新血」效果。

22-17 胃氣下泄，陰吹正喧

382.胃氣下泄，陰吹而正喧，此穀氣之實也，豬膏髮煎導之。

「陰吹」是陰道常有氣排出，狀如放屁，時而簌簌有聲，是陰道壁和盆底組織鬆弛及神經官能症，常發生於身體虛弱、精神抑鬱、氣機不暢的經產婦。由於自然產甚至人工流產，會引起彈性纖維斷裂，萎縮與鬆弛，容易在摩擦的過程中產生大量氣體，特別是行房過。便秘會加重陰吹症狀。便秘使得患者腹壓升高，腹部像一個充氣的氣球般擠壓陰道。如果患者陰道中本來就有少量氣體，這時就會被擠壓出來並發出明顯的聲響。

「胃氣下泄，陰吹而正喧，此穀氣之實也，豬膏髮煎導之」，陰吹是穀氣之實與脾虛的症狀，產後失調的婦女，陰道肌肉恢復也較慢。當陰道形成腹壓(如仰臥、吸氣等)時，空氣即進入陰道最深處，起身或增加腹壓時，空氣從陰道排出，並有響聲，宜大建中湯、溫經湯、補中益氣湯，或因肝氣鬱結引起，宜大黃蟅蟲丸、半夏瀉心湯、加味消遙散。

目前治愈陰道鬆弛較有效的，是用迷迭香草藥類外敷，草藥具有天然性，對身體基本無害，非萬不得已不建議採用手術方式，去縮陰或治癒陰道乾澀等，豬膏髮煎導之治陰吹，與第16章黃疸病「諸黃，豬膏髮煎主之」藥一樣，治療的部位不同，豬膏髮煎納入陰道與納入肛門，都有異曲同工之妙，豬油有強化腸道黏膜分泌血管活性腸肽(VIP)的效果，直接影響肛門括約肌與陰道括約肌的黏膜與脈管循環，助益下腔靜脈回流心臟，進而改善肝臟與心臟功能，助益全身血液循環，包括子宮、陰道及肛門的肌肉群，進而治癒陰吹與諸黃。

小博士解說

女性陰道的伸縮能力很強，能適應陰莖大小不同的變化，陰道的神經末梢幾乎全部集中在入口的1/3部分(長3~5厘米左右)，該部位在交歡的興奮期會顯著充血並腫脹，產生對陰莖的「緊握」作用，進一步加強了對雙方的性刺激，整個肛門括約肌與陰道括約肌隨之興奮。相對的，陰道深處2/3部分缺乏充足的神經末梢，所以即使大的陰莖在這一部位抽動，對女性的最終性滿足意義不大，正常情況下，陰莖勃起後能超過7厘米就足以使女方獲得性快感。因為爽快度與舒癢度呈正比高漲，豬膏髮煎與迷迭香草藥類外敷，特具養護陰道良效。

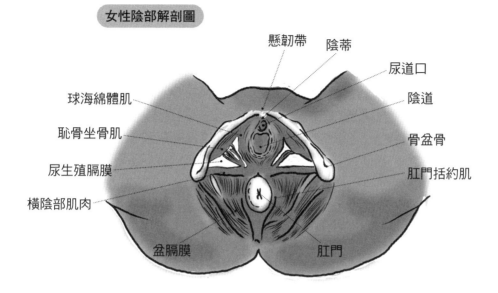

女性陰部解剖圖

懸韌帶　陰蒂

尿道口

球海綿體肌

陰道

恥骨坐骨肌

骨盆骨

尿生殖膈膜

肛門括約肌

橫陰部肌肉

盆膈膜　肛門

＋ 知識補充站

　　陰道感染慢性厭氧菌、滴蟲或桿菌後，出現「陰吹」症狀，陰道排出的氣流雖然微弱，但造成白帶增多、外陰搔癢或陰道不適感覺，蛇床子粉末加少許礬石粉，納入陰道中，一日納藥四遍，可以清潔陰道與保養陰道黏膜組織。

　　微生物繁殖會產生氣體存於陰道內，當體位改變或增加腹壓，氣體即從陰道排出，應及時看婦科醫生進行治療，陰吹復健治療，只要持恆操作，都可以改善慢性陰道感染疾病的再發生。

　　陰吹復健鍛鍊骨盆肌肉，強化盆底肌肉（陰道括約肌與肛門括約肌）的收縮力，每天做2次以上，每次至少15分鐘。深吸氣時緊縮肛門（肛門括約肌與陰道括約肌）10秒以上，再慢慢呼氣而放鬆肛門與腹部的肌肉群。吸氣要漸漸加深，讓橫膈膜逐漸更下降，務必要有吸飽氣的感覺；呼氣要慢慢加強，要有完全吐盡的感覺，讓腹部肌肉群儘可能收縮，最重要的是維持穩定的呼吸韻律。復建之初早晚在床上仰臥操作，醒來了馬上操作，睡覺前操作到睡著，至少15分鐘以上；熟悉之後改趴在床上操作，並漸漸翹臀操作，日久即可習以為常隨時操作，配合腳大拇趾捲縮或用力抓地，促進大隱靜脈血液循環，並強化肝經脈氣血循環。行走、站立和正坐之際是最佳操作時機，經常操作必然如意歡娛，適當配合迷迭香草藥類外敷，或豬膏髮煎導引之，可以改善陰道乾縮與陰道乾澀，對女性下體有醫美效果。

後記

　　《圖解金匱要略》延續《圖解內經》、《圖解傷寒論》，到《圖解溫病學》四本著作其間諸多互為牽動的關係，合之是為中國醫學的根基。

　　《傷寒論》有「桂枝湯食粥卻病」與「禁食重濁肥膩」之指標，乃是古人善治勞者都以仲景方為導航，孫思邈、王燾與李東垣，之後吳鞠通，以及後學如筆者均從此處著手。

　　《圖解金匱要略》的 17-5 與 17-6 唐朝醫聖孫思邈（約西元 581～682 年）自幼多病，王燾（西元 670～755 年）從小體弱多病，都以中醫學養生延壽。此外，《圖解金匱要略》推薦序的趙湘台醫師與林宜信醫師，與筆者都年過六十，我們三人的有氧運動量比同年齡的多數人大，趙醫師與林醫師是筆者亦步亦趨學習的「賢輩」，個人的觀點與著作角度亦受上揭前輩與賢輩之影響。

　　中國醫者屠呦呦聲稱「傳統課程引導我找到中藥的完美寶藏」，屠醫師鑽研古書文獻，發現西元 340 年醫學家葛洪在其著作《肘後備急方》中寫到「以兩公升的水加入一點青蒿，擰出汁一口喝下去」，隨即了解加熱萃取可能會破壞植物原有的活性成分，改用低溫製程。根據諾貝爾獎頒獎單位聲明，屠呦呦的發現每年拯救非洲 10 萬人性命，世界衛生組織表示現代瘧疾療法包括青蒿素，自 2000 年以來拯救了超過 300 萬人。2004 年 5 月，世衛組織正式將青蒿素複方藥物列為治療瘧疾的首選藥物，根據英國權威醫學刊物《柳葉刀》的統計顯示，青蒿素複方藥物對惡性瘧疾的治癒率達到 97%，據此，世衛組織當年就要求採購和分發 100 萬劑青蒿素複方藥物，施用在瘧疾高發的非洲地區，同時不再採購無效藥。而她也因發現青蒿素，2011 年榮獲美國拉斯克獎，2015 年榮獲諾貝爾獎。

　　複方用得巧，功效更好。小柴胡湯與桂枝湯合之為柴胡桂枝湯；抵當湯搭配四物湯有大黃䗪蟲丸的用意，改善「肌膚甲錯，兩目黯黑，緩中補虛」。通常小腹脹滿，不論是否臟器有問題，下腸間膜靜脈回流心臟必然不良，採取放血，再服抵當湯加四物湯，效果更好；不嚴重者，抵當湯搭配四物湯，睡前 3 公克，15 天為一療程，確實可以改善下腹部問題，促進血液循環，優質的動脈血液大可改善皮膚過敏與熊貓眼，兼具醫美效果。

　　孕婦胎動不安，多會出現太衝穴區較鬆垮塌陷，症狀很嚴重者，針砭異側委中、委陽、陰谷、承山穴區最突顯的靜脈血絡，多能一針見血噴。膝膕區是腳背

小隱靜脈上行，匯入大隱靜脈的區域，也是人體靜脈瓣最多的部位，若是壓迫嚴重的孕婦，脇腹部帶脈、五樞、維道、大橫、腹結、府舍、衝門等靜脈曲張會較明顯。孕婦要充沛體力，多活動腳大拇趾，強化肝經脈太衝穴區，養益肝臟與護衛胎兒。

針灸腳部穴道，促使腳部靜脈與淋巴回流心臟更順暢；特別是砭，有緩中補虛的效益，砭淺層的皮靜脈，砭出鬱滯的血液，激活好的靜脈血順暢回流腹腔；此乃以表面上的放血瀉實，已達到補虛之實。

針則以深層的深靜脈為主，啟動穴區的脈管與神經的生化作業，產生或補或瀉之不同作用。長時間坐辦公室吹冷氣，生育過小孩與久站久坐，都會造成下腹腔氣血循環滯礙，以針砭放血可改善；晚上泡腳或按摩腳底、腳縫半小時，必然能調節腹腔的下腸間膜靜脈與髂靜脈循環，對輕度糖尿病、高血壓患者特別有效，持之以恆，更助益全身血液循環與新陳代謝。

《圖解金匱要略》即是透過針、灸、砭、藥、導引按蹻諸法之闡釋，延續《圖解內經》和《圖解傷寒論》，一脈相承、一本初衷傳遞給有緣的讀者。

國家圖書館出版品預行編目資料

圖解金匱要略/李家雄著. -- 3版. -- 臺北市
：五南圖書出版股份有限公司, 2023.09
　面；　公分
　ISBN 978-626-366-394-7(平裝)

1.CST: 金匱要略　2.CST: 中醫典籍

413.31　　　　　　　　　112012264

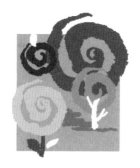

5L08

圖解金匱要略

作　　　者 ― 李家雄(92.1)

企劃主編 ― 王俐文

責任編輯 ― 金明芬

封面設計 ― 陳亭瑋

出 版 者 ― 五南圖書出版股份有限公司

發 行 人 ― 楊榮川

總 經 理 ― 楊士清

總 編 輯 ― 楊秀麗

地　　　址：106臺北市大安區和平東路二段339號4樓

電　　　話：(02)2705-5066　　傳　　　真：(02)2706-6100

網　　　址：https://www.wunan.com.tw

電子郵件：wunan@wunan.com.tw

劃撥帳號：01068953

戶　　　名：五南圖書出版股份有限公司

法律顧問　林勝安律師

出版日期　2017年 7 月初版一刷
　　　　　2021年12月二版一刷
　　　　　2023年 9 月三版一刷
　　　　　2024年 9 月三版二刷

定　　　價　新臺幣500元

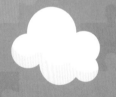
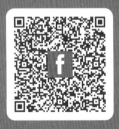
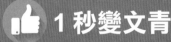

經典永恆・名著常在

五十週年的獻禮 —— 經典名著文庫

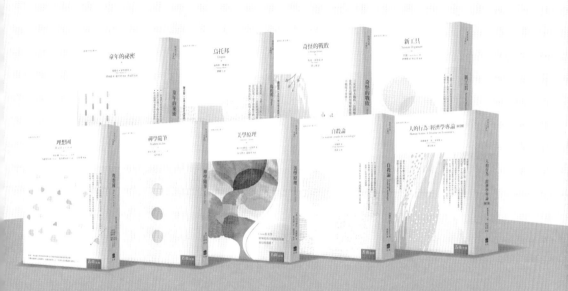

五南，五十年了，半個世紀，人生旅程的一大半，走過來了。
思索著，邁向百年的未來歷程，能為知識界、文化學術界作些什麼？
在速食文化的生態下，有什麼值得讓人雋永品味的？

歷代經典・當今名著，經過時間的洗禮，千錘百鍊，流傳至今，光芒耀人；
不僅使我們能領悟前人的智慧，同時也增深加廣我們思考的深度與視野。
我們決心投入巨資，有計畫的系統梳選，成立「經典名著文庫」，
希望收入古今中外思想性的、充滿睿智與獨見的經典、名著。
這是一項理想性的、永續性的巨大出版工程。
不在意讀者的眾寡，只考慮它的學術價值，力求完整展現先哲思想的軌跡；
為知識界開啟一片智慧之窗，營造一座百花綻放的世界文明公園，
任君遨遊、取菁吸蜜、嘉惠學子！